李佩文教授
治疗肿瘤经验集

程志强 李 园 主编

北京出版集团公司
北京出版社

图书在版编目（CIP）数据

李佩文教授治疗肿瘤经验集／程志强，李园主编. —
北京：北京出版社，2011.12
ISBN 978-7-200-08978-3

Ⅰ. ①李… Ⅱ. ①程… ②李… Ⅲ. ①肿瘤—治疗
Ⅳ. ①R730.5

中国版本图书馆 CIP 数据核字（2011）第 238712 号

李佩文教授治疗肿瘤经验集
LI PEIWEN JIAOSHOU ZHILIAO ZHONGLIU JINGYANJI

程志强 李 园 主编

*

北 京 出 版 集 团 公 司 出版
北 京 出 版 社

（北京北三环中路 6 号）

邮政编码：100120

网 址：www.bph.com.cn

北 京 出 版 集 团 公 司 总 发 行
新 华 书 店 经 销
北京同文印刷有限责任公司印刷

*

787 毫米×1092 毫米 16 开本 26.25 印张 340 千字
2011 年 12 月第 1 版 2011 年 12 月第 1 次印刷
ISBN 978-7-200-08978-3
定价：58.00 元

质量监督电话：010-58572393

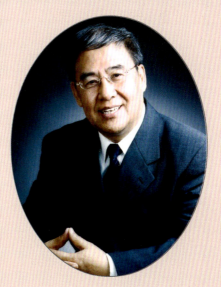

　　李佩文，博士生导师，著名中西医结合肿瘤治疗专家，国家药品监督管理局新药评审委员，中华医学会医疗事故技术鉴定专家，中央保健委员会中央保健会诊专家，卫生部高级专业技术资格评审委员，国家基本医疗保险药品目录中药组咨询专家，中日友好医院中西医结合肿瘤首席专家，享受国务院政府特殊津贴。第十届及十一届全国政协委员。从医40余年，发表论文60余篇，主编专著18部，任《中国中西医结合外科》、《实用中西医结合临床》、《北京中医》、《中华癌症姑息医学杂志》、《中华中西医临床杂志》等杂志副主编或编委。

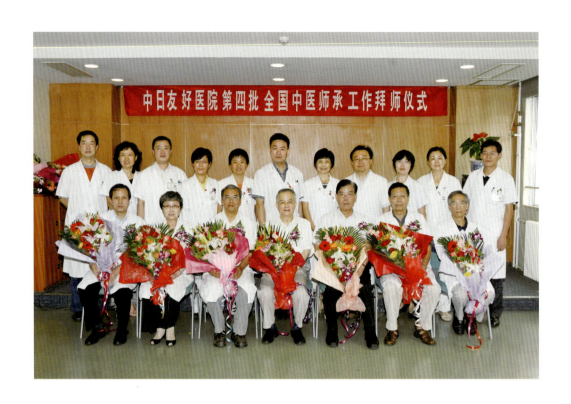

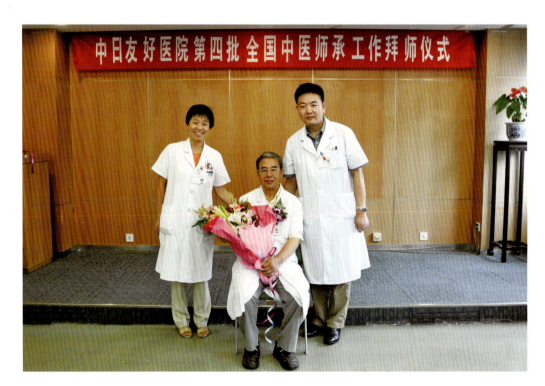

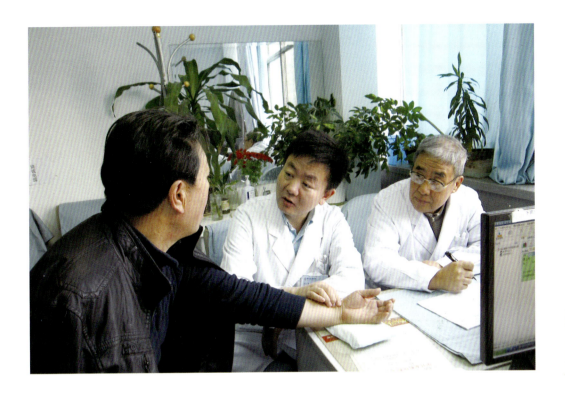

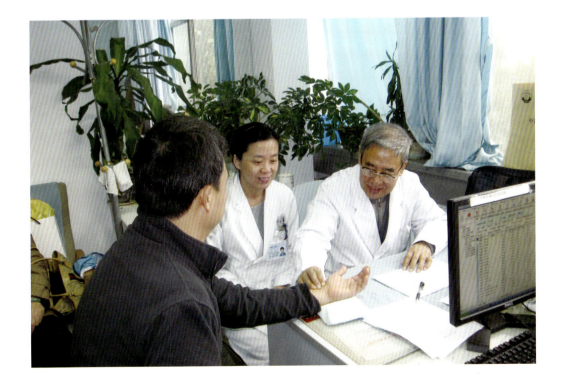

李佩文文教授处方手迹

医疗机构名称： 　　　　　　　　　　　　科

就诊日期： 　　　年　　月　　日　时　分

2011年3月25日

胰腺Ca 2010.8.16 术后病理 "胰体尾癌 Ca I-II级"

灌注化疗 共9次 结束II个月 腹背酸胀

饮食尚可 不吐 小便可 偶便秘

脉细 舌略红 薄黄苔

中医：补肾壮骨 利水通淋治法

（处方药味，字迹难辨）

李佩文

李佩文文教授处方手迹

医疗机构名称： 中日友好医院中西医结合肿瘤内科特需专家　科
就诊日期： 　　年　月　日　时　分

2011年2月25日

血化验义4十 11/70 wttg, 心里比较好，饮食睡眠还可.

浮肿减，脐周痛，咳嗽，勇利中的量也恢复，仍是乏力

中药：建脾养胃 降逆利尿 病稳定 方法守基不变

　　　　党参 茯苓 20 陈皮 白术 10

　　　　旋花10 赭石20 猪苓 泽泻10 竹茹10

　　　　泽兰20 藕节 葶苈子10

　　　　瓜蒌 鸡血藤30 枇杷叶 旋覆花 绛香20 15剂水煎服

　　　　　　　　　　　　　　　　　　　每日剂分2次

李佩文

《李佩文教授治疗肿瘤经验集》
编委会

主　　编	程志强　　李　园		
副主编	万冬桂　　李　学		
参编人员	程志强　　李　园	贾立群	朱世杰
	万冬桂　　李利亚	谭煌英	崔慧娟
	黄金昶　　李　学	娄彦妮	王红岩
	刘　猛　　刘姝晨	刘婉君	郝志晔
	闫　迪　　李　丽	曾江琴	蔡光蓉

序一

　　恶性肿瘤是严重危害人们健康的重大疾病，也是常见病，加强对恶性肿瘤的防治是一项重要任务。随着医学的发展，一些新疗法、新药物不断用于临床，疗效也不断提高，但当前如何提高肿瘤的有效治疗率及如何减轻肿瘤治疗药物的副反应，仍是每一位肿瘤科临床医生面临的问题。

　　中医学对恶性肿瘤病因病机的认识、诊断和治疗等方面，有着与现代医学不同的思路与方法。中医学强调从整体观念出发、审证求因、考虑机体的正邪关系、辨证论治等，在改善肿瘤患者症状、延缓肿瘤发展、治疗肿瘤并发症、防治放化疗副反应等方面具有特色和优势。中西医结合治疗恶性肿瘤是目前临床常用的方法，对提高患者生活质量、延长生存期发挥着重要作用。

　　李佩文教授是我国中西医结合肿瘤内科著名专家，全国名老中医经验继承工作（师带徒）指导老师，在40多年的临床实践中，救死扶伤，关心病人，不畏困难，潜心研究，积累了大量中医及中西医结合治疗恶性肿瘤的丰富经验，并主持及参加国家级、部级、院级课题10余项，曾多项获奖，主编《中西医临床肿瘤学》等十几部专著。李佩文教授在肺癌、肝癌等恶性肿瘤的治疗，恶性积液、癌性疼痛的治疗，中医舌诊，中药外治等方面有较深的造诣。对放化疗患者，用药时以扶正为主，兼顾祛邪法，以减轻毒副反应并探讨其增加疗效作用；对于放化疗结束的患者，以软坚散结、活血化瘀法，以控制肿瘤，减少转移复发机会，或者延长带瘤生存时间；对于中晚期的肿瘤患者，应用中药缓解症状，维持和提高其生活质量，延长寿命。

李佩文教授的研究生和徒弟，多年跟随教授门诊、查房，直接得到教授的教导与传授，在系统总结了李教授的学术思想和临床经验的基础上编辑出版了《李佩文教授治疗肿瘤经验集》。这部著作的问世是老中医学术思想继承的成果，也是新时代中医药在治疗难治病上新发展的重要体现。这部书的出版可以使肿瘤临床医师学习借鉴李佩文教授宝贵经验，用以造福更多的肿瘤患者，同时它可使我们进一步认识中医药在治疗恶性肿瘤中的作用，激励我们在实践中努力继承发展中医药，为保障人民健康服务。

我与李佩文教授认识多年，对教授高尚的医德，精湛的医术，严谨的学风深为敬佩，值此书付梓之际，应教授之约，爰之为序。

佘　靖

序二

恶性肿瘤一直是严重威胁人类生命和健康的大敌，因此，如何采取有效的方法治疗它，延长寿命，这是摆在人类面前共同关心的课题。

中医学在恶性肿瘤的病因病机、诊断和辨证论治等方面具有系统的理论和认识，积累了较为丰富的经验，在肿瘤的治疗及防治放化疗毒副反应、治疗肿瘤常见并发症、提高肿瘤患者生存质量等方面有着独特的方法和令人鼓舞的效果，为攻克肿瘤恶疾进行了不懈的努力、作出了较大贡献。

李佩文教授从事中西医结合肿瘤临床工作40余年，注重在化疗及放疗时配合应用中药以减轻毒副反应、增加疗效，达到控制肿瘤生长、减少转移复发、延长带瘤生存时间的目的；对于中晚期肿瘤患者，应用中西药物互相配合，以控制肿瘤发展，起到缓解症状、减轻痛苦、提高生活质量、延长患者寿命的作用。在长期的临床及科研工作中尤其对恶性积液、癌性疼痛以及中医舌诊和中药外治等方面有较深入的研究，取得了突出的成果。因此，有必要将李佩文教授治疗肿瘤的方法和临床经验做出总结，促进中西医结合肿瘤防治的研究，以造福于更多癌症患者。

本书系统总结了李佩文教授从事中西医结合肿瘤临床工作40多年来的治疗常见肿瘤的临床经验、典型病例以及肿瘤的康复治疗观点等内容，对临床一线的医生有一定的指导意义。

姚乃礼

目　录

李佩文教授

治疗肿瘤经验集

李佩文教授

治疗肿瘤经验集

4

第一章
对肿瘤发病的认识

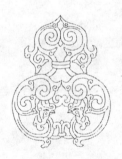

李佩文教授始终贯彻整体观念来认识肿瘤。他认为：人体是内在环境的统一，局部疾病是整体环境改变的具体表现，即人是一个有机的整体，人体的皮肉筋骨、五官七窍都通过经络与五脏六腑紧密相连，任何局部疾病都可以影响全身；反之，内脏病变也可以反映到局部和体表。因而肿瘤疾病的诊疗必须遵循整体观念，对四诊收集的材料，结合天时、地理、人文等诸多因素，辨证分析，判别病变部位所在脏腑，病变性质寒热虚实，再根据肿瘤特点，结合个人情况，辨证论治。在治疗期间，分析矛盾的主次，选择治标治本的侧重。

第一节　对肿瘤病因的认识

肿瘤的病因是指引起肿瘤发生和发展的原因和条件。肿瘤是由于人体各部分之间、各因素之间或人与外界环境之间的协调平衡遭到破坏而引起脏腑、气血、津液等功能和结构发生难以恢复的改变。李教授认为，临床上没有无原因的证候，任何证候都是在某些致病因素影响和作用下，患病机体所产生的一种病理反映。在认识病因的时候，除了解可能作为致病因素的客观条件，还要根据病证的临床表现，结合天时、地理等多种因素综合分析，求得病因。这种方法称之为"辨证求因"，也是中医学治疗用药的依据，是中医学病因学的精髓。因此，正确认识肿瘤的病因特点，将有助于更好地发挥中医防治肿瘤的优势。

根据历代医家对肿瘤病因的认识，李教授结合临床实践，将肿瘤的病因概括为六淫致病、饮食不当，劳逸失调、痰湿不化、七情内伤、脏腑虚亏等几个方面。肿瘤就是在这些因素综合作用下产生的一类疾病，而且正气虚弱是其中最基本病因。现分述如下。

一、六淫致病

六淫是风、寒、暑、湿、燥、火六种外感病邪的统称。在正常情况下，风、寒、暑、湿、燥、火是自然界六种不同气候变化，与四时相应，对人体无害，称为"六气"。人体生长在自然界，对六气产生了一定的适应能力，所以正常的六气不易使人致病。只有当六气发生太过或不及，或非其时而有其气，以及气候变化过于急骤，在人体的正气不足，抵抗力下降时，六气才能成为致病因素。《素问·至真要大论》曰："夫百病之始生也，皆生于风、寒、暑、湿、燥、火，以气化之变也。"六淫致病与季节气候和居处环境有关，既可单独致病，又可两种或两种以上同时侵袭人体而致病，并且可彼此影响，相互转化。中医很早就认识到肿瘤的发生与六淫邪气侵袭有关，认为人体被外邪所侵，都能影响脏腑功能，阻碍气血运行，导致气滞血瘀，痰湿凝聚，积久而为肿瘤。六淫邪气在肿瘤的发病中，是外界主要的致病因素。

1. 风邪犯肺

风邪在六淫外邪中居于首位，有"风为百病之长"之说，寒湿燥热等邪多依附于风而侵犯人体，所以风邪为外因致病的先导。风为阳邪，其性开泄，风邪善行而数变，具有升发、向上、向外的特性。风邪常首先侵犯人体上部，易伤肺经，传变周身。常因风温化热，热极生风，互相转化，郁积不散而成毒热，侵袭机体、经络、脏腑，发生各种病变。如《灵枢·九针论》说："四时八风之客于经脉之中，为瘤病者也。"提出了外邪"八风"停留在经络之中而成瘤病。《诸病源候论·卷二十一·恶核肿候》中曰："恶核者，肉里忽有核，累累如梅李，小如豆粒……此风邪挟毒所成。"在《诸病源候论·卷四十·石痈候》中提到："有下于乳者，其经虚，为风寒气客下，则血涩结成痈肿，而寒多热少者，则无大热，但结核如石。"又在《小儿杂病诸候六·恶核候》中指出："恶核者，是风热毒气与血气相搏结成核，生颈边，又遇风寒所折，遂不消不溃。"肿瘤由于外因引起发病者种类繁多，风邪可能包括诸如环境、空气污染等致癌因素。

2. 寒邪为患

寒邪侵袭，首伤肌表，也可直中脏腑。寒为阴邪，损伤阳气，积久不散，阴盛阳衰，机体失去温煦气化之功，则出现机能衰退之阴寒证。若寒中脾胃，脾阳必伤，便有脘腹冷痛，呕吐腹泻；若寒伤脾肾，脾肾阳衰，温运无力，腰脊冷痛，腹水浮肿。《灵枢·百病始生》篇曰："积之所生，得寒乃生，厥乃成积也。"《灵枢·刺节真邪》篇又载："虚邪之入于身也深，寒与热相搏，久留而肉着……邪气居其间而不反，发为筋瘤……肠瘤……昔瘤。"说明寒邪为患可以导致肿瘤的发生。寒性凝滞，收引主痛。所以经脉稽迟、泣而不行、不通、短缩、绌急等，概为经脉气血寒凝闭阻的缘故。这种病理变化与某些肿瘤的疼痛机理有相似之处。临床常以散寒止痛治之即属此理。寒邪外淫侵袭肌表，毛窍收缩，卫阳闭塞，可致恶寒发热，晚期肿瘤，高热难退，有时从寒治之，可收良效。寒邪客于关节，经脉拘急，可使肢体屈伸利，或冷厥不仁，脊髓肿瘤或晚期肿瘤侵犯神经而致类似上述症状时，用散寒温阳显效。这说明寒邪是导致肿瘤的因素之一。

3. 暑邪伤气

暑为阳邪，伤津耗气，其性炎热。暑多挟湿，湿蒸生热，热极化火，火毒侵犯机体，杂病丛生。有些肿瘤病人，常以高烧毒热面目出现，如白血病高烧大汗，用人参白虎益气生津，清热凉血，可收到一定疗效。暑邪伤人，耗气伤津，津伤则阴液亏虚，致气血流通不畅，气滞血瘀，而致肿瘤形成。

4. 湿毒侵淫

湿为阴邪，阻遏气机，损伤阳气，湿邪重浊黏腻，侵及人体，留滞脏腑经络，出现胸闷脘痞，小便短涩，大便不爽；侵及脾土，脾阳不振，运化无权，水湿停聚，发为腹泻、水肿、腹水，所以《素问·六元正纪大论》说："湿胜则濡泄，甚则水肿附肿。"若湿邪侵于肌表，清阳不升，营卫不和，而见头重如裹，身体困乏，四肢酸楚；若湿邪留滞经络关节，则阳气不布，肌肤麻木不仁，关节疼痛重着，又称"湿痹"。湿邪秽浊，侵入脾肾，则见小便浑浊，甚至尿痛、尿频、妇女白带过多。湿浊黏腻难化，缠绵难愈。蕴而生热生痰。痰热毒聚，难化难消。晚期肿瘤病人往往有类似上述的病机，酿成预后不良。

5. 燥热伤津

燥热敛肃之气，其性干涩，侵袭人体最易耗伤津液，造成阴津亏虚的病变。燥易伤肺阴，肺主皮毛，主宣发肃降。肺阴耗伤，亡其津液，肺络娇脆，动其血脉，故肺癌患者常见刺激性干咳和痰中带血等症。另外肺癌及乳腺癌、食管癌放疗所产生的放射性肺炎，也属燥热伤津所致。

6. 火毒烁阴

火邪外袭，也可内生，如心火上炎，肝火亢盛，胆火横逆，均可损伤人体之正气，即所谓："气有余便是火。"此外也有"五气化火"、"五志化火"之说，火热之性，燔灼焚焰，升腾上炎，其伤于人，多见高热、烦渴、汗出、脉洪数等症，甚至火扰神明，狂躁妄动，神昏谵语。或火热动血，迫血妄行，肿瘤常见大出血，多依此清热降火，凉血止血。同时可见火毒邪壅聚于局部，腐蚀血肉而发痈疽疮疡。临床乳腺癌、皮肤癌、宫颈癌等常以泻火败毒法治之。如：金代刘元素就提出："疮疡者，火之属。"窦汉卿在《疮疡经验全书》提出："妇人阴蚀疮、阴茄、疽疮、翻花疮、匿疮等皆由湿热与心火相击而生。"清代吴谦在《医宗金鉴》中认为唇癌（茧唇）由"痰火积聚而成"。也都说明火毒外邪是癌瘤形成不可忽视的原因。

李佩文教授指出肿瘤病因中的外感六淫，实际包括了现代的一些物理、化学和生物等方面的环境因素。据近几十年的医学研究报道和流行病学调查，已经证明人类癌症中至少有85%是由环境因素所引起。其中物理因素主要指职业性或医源性接触的辐射、创伤及某些相关异物和纤维性物质等；化学因素包括已经确认的致癌物质如苯并芘类、亚硝胺类、煤焦油等和一些对人类疑有致癌作用的化学物质以及有潜在致癌作用的物质；生物因素主要指一些病毒（如 EB 病毒）、真菌（如黄曲霉素）和寄生虫（如肝吸虫）等。外邪六淫致病，一方面是环境因素直接作用于人体产生病理变化的反映；另一方面六气的异常变化，又为细菌、病毒等生物致病因子繁殖、传播、流行提供了条件。

二、饮食不当

饮食是机体摄取营养的主要来源，是维持机体生命活动的必要条件，但如果饮食不当。又可成为一种致病因素。饮食与脾胃的关系最密切，因此饮食致病往往直接影响脾胃升降运化机能，继而出现聚湿生痰、化热或累及其他脏腑。饮食因素对肿瘤发病的影响，可以从以下 3 个方面来看：

1. 饮食不节

饮食应以适量适时为宜，过饥过饱，失其节制，或进食缺乏规律，失于调摄，均可导致疾病。过饥则摄食不足，以致气血生化之源缺乏，气血得不到足够的补充，久之则衰少，而致正气虚弱，抵抗力下降，易感外邪；过饱则饮食过量，暴饮暴食，可导致饮食积滞，脾胃损伤。如《素问·痹论》曰："饮食自倍，肠胃乃伤。"脾胃受伤，可致水谷精微消化输布失调，脏腑经络功能失调，气血循行障碍、瘀滞不通，留而不去，聚集一起，结成瘤块；饮食留滞，可郁而化热，助湿生痰，正虚邪实而致病。《素问·生气通天论》中有对饮食不节致病的朴素记载："膏粱之变，足生大疔。"这些"膏粱之变"可泛指饮食异常，说明饮食失宜，易于郁阻气血，产生痈疽疮毒等症，痈疽疮毒可见于一些外科肿瘤。如《济生方》认为症瘕的形成是："过餐五味，鱼腥乳酪，强食生冷果菜，停蓄胃脘……久则积结为症瘕。"《妇人良方》也明确指出："妇人症瘕，由饮食失节，脾胃亏虚，邪正相搏，积于腹中，牢固不动，故名曰症。"《景岳全书》也认为积的生成是"饮食之滞，留蓄于中，或结聚成块，或胀满硬痛，不化不行，有所阻隔者，乃为之积"。

2. 饮食不洁

多因缺乏良好的卫生习惯造成，往往引起胃肠道和全身的损害。饮食不洁致癌多见于食用腐烂变质（以霉变为多）的食物，或腌制熏烤之品，这些食物往往被疫毒之邪所污染。如《金匮要略·禽兽鱼虫禁忌并治》曰："秽饭、馁肉、臭鱼，食之皆伤人……有毒，不可食之。"这些污染的食物一旦进入胃肠，必然壅结不化，一方面败坏胃气，另一方面也会致邪伏体内，久留而致恶变。

3. 饮食偏嗜

正常饮食，应合理搭配，冷热适度，才不致损伤脾胃，起到营养人体的作用。若饮食内容有所偏颇，择食偏嗜，或喜食过热过冷之食物，寒热失常，日久不仅引起某些营养成分的缺乏或平衡失调，也会导致机体阴阳脏腑的偏盛偏衰。《素问·阴阳应象大论》篇曰："酸生肝"、"苦生心"、"甘生脾"、"辛生肺"、"咸生肾"。又《素问·生气通天论》篇曰："阴之五官，伤在五味，是故味过于酸，肝气以津，脾气乃绝；味过于咸，大骨气劳，短肌，心气抑；味过于苦，心气喘满，色黑，肾气不衡；味过于甘，脾气不濡，胃气乃厚；味过于辛，筋脉沮弛，精神乃央。"这些均说明饮食五味与脏腑的关系。在肿瘤病因中，饮食偏嗜主要指饮酒，吃硬、冷、热、炙、煿之物，或多食鱼腥、乳酪肥甘厚味，及某些不良的进食习惯，如进食过快、蹲食等。如《医学统者》提到"酒面炙煿，黏滑难化之物，滞于中宫，损伤脾胃，渐成痞满吞酸，甚则为噎膈反胃"。《医碥》也认为："酒客多噎膈，饮热酒者尤多，以热伤津液，咽管干涩，食不得入也。"又说："好热饮者，多患膈证。"《咽喉脉证通论》曰："（喉菌）因食膏粱炙煿厚味过多，热毒积于心脾二经，上蒸于喉，结成如菌。"《外科正宗》指出："茧唇乃阳明胃经症也。"其成因是："因食煎炒，过餐炙煿，又兼思虑暴急，痰随火行，留注于唇。"《景岳全书》谓："（反胃）或以酷饮无度，伤于酒湿，或以纵食生冷，败其真阳……致损胃气而然。"《青囊秘诀》载谓肺痿见于"膏粱子弟，多食浓厚气味，燔炙煎炒之物，时时吞嚼，或美酝香醪，乘兴酣饮者"。以上都说明饮酒、嗜食生冷、炙煿、膏粱可损伤脾胃，蓄毒体内，郁热伤津凝痰，从而导致各种癌瘤的发生。饮食不当实际包括现代医学中认为的食物本身存在的致癌物质，如亚硝胺类等物质；还包括一些不良饮食习惯，如长期过量饮酒，或吃过度滚烫和煎烤、粗硬黏腻又难以消化的食物；还有进食过快、蹲食等引起消化功能紊乱所造成的诱癌条件。另一方面也认为过食肥甘厚味、蛋白质、脂肪食物，或营养失调，均与肿瘤的诱发有关。这些与中医对饮食因素与肿瘤发病相关的认识都相当吻合。

三、劳逸失调

劳逸也是人类生存和保持健康的必要条件，但劳逸要适度，否则会影响人体生理功能，导致气机紊乱或正气损伤，产生包括肿瘤在内的疾病。无论劳力、劳神，还是房劳过度，皆能耗伤正气，导致正虚。如《素问·举痛论》所说："劳则气耗。"《金匮要略·血痹虚劳病》记载："五劳虚极羸瘦，腹满不能饮食、食伤、忧伤、饮伤、房室伤、饥伤、劳伤、经络营卫气伤，内有干血，肌肤甲错，两目黯黑。缓中补虚，大黄䗪虫丸主之。"指出五劳七伤导致正虚，日久成瘀，正虚血瘀，成为症瘕肿块，故用大黄䗪虫丸破血逐瘀，养血扶正。《景岳全书》认为噎膈"必以扰愁思虑，积劳积郁，或酒色过度，损伤而成"。可见劳伤导致机体气血失调，阴阳失衡，最终气滞血瘀，津枯痰结，形成肿瘤。相反过逸则可引起肥胖行动不便，全身虚弱，抵抗力下降，脂肪堆积，气血流行不畅，导致气滞血瘀，日久易发肿瘤。现代医学也证实房事不节、妇女多胎多产等也与某些肿瘤的发病有一定的关系。

四、痰湿不化

水湿痰饮是机体水液代谢障碍所形成的病理产物，但同时又是直接或间接地作用于机体的某些脏腑组织，引起各种疾病的致病因素。水湿痰饮同源而异流，一般认为湿聚为水，积水成饮，饮凝成痰。就性质而言，稠浊者为痰，清稀者为饮，更清者为水，而湿乃水液弥散浸渍于人体组织中的状态，其性质不如痰饮和水明显。水湿痰饮多由于外感六淫、内伤七情或饮食劳逸不适等，使肺、脾、肾三焦及膀胱等脏腑气化功能失常，水液代谢障碍，以致水湿停聚，内至脏腑，外至筋骨皮肉，无所不至，从而引起各种有关的痰饮病变，故有"百病多由痰作祟"的说法。

1. 痰饮留滞

如痰壅于肺，可见咳喘咯痰；痰迷心窍，可见胸闷心悸，神错癫狂；痰停在胃，可见恶心呕吐，痞满不舒；痰饮上犯于头，可使眩晕昏冒；饮泛于肌肤，则成水肿；饮停胸胁，则见咳嗽胸胁引痛；饮在膈上，常见咳喘不能平卧；饮在肠间，每致肠鸣沥沥有水声，腹满食少。总之，痰饮生成，停滞体内，可导致多种疾病。如《疡科心得集》谓："癌瘤者，非阴阳正气所结肿，乃五脏瘀血，浊气痰滞而成。"临床对痰盛、咳喘、体腔肿块积液以及某些实体瘤和晚期昏迷病人，在进行病因治疗时常结合化痰、消痰、涤痰、豁痰等治法。

2. 痰注经络

痰饮久蓄不消，流窜经络不散，郁久化毒，形成痰凝毒聚，阻塞经络，三焦气化不利，结于颈下而成瘿瘤；结于项间而成瘰疬、失荣；结于咽喉而成梅核气；结于腑下、鼠蹊、全身皮肉内外名曰痰核、石疽、恶核等病。如《丹溪心法》曰："凡人身上、中、下有块者，多是痰"，"痰之为有物，随气升降，无外不到"。肿瘤临床常见的良恶性浅表肿瘤以及原发、继发的恶性淋巴系统肿瘤，多从痰着手论治。

五、七情内伤

情志，即人体的精神活动，中医概括为喜、怒、忧、思、悲、恐、惊，称为"七情"。在一般情况下，属于人体正常的情志活动，但如果长期的精神刺激或突然受到剧烈的精神创伤，超出了生理活动所能调节的正常范围，造成人体内在的阴、阳、气、血、脏腑、经络的功能失调，就会导致疾病的发生。人的正常情志活动是以脏腑气血作为物质基础的，《素问·阴阳应象大论》曰："人有五脏化五气，以生喜、怒、悲、忧、恐。"因此，情志致病有二：一是直接造成某脏腑和与之密切相关脏腑的严重损害，如《素问·阴阳应象大论》曰："喜伤心，怒伤肝，思伤脾，悲伤肺，恐伤肾。"二是影响脏腑气机，如《素问·举痛论》曰："百病生于气也，怒则气上，喜则气缓，悲则气消，恐则气下，惊则气乱，思则气结矣。"在日常生活中，影响情志的因素很多，诸如工作环境，居处条件，生活遭遇等，都可能造成精神紧张，情绪异常。因此，中医学认为七情内伤是导致癌瘤形成的一个重要原因。早在《素问·通评虚实论》篇就对噎膈的发病有所认识："膈塞闭绝，上下不通，则暴忧之病也。"《医学必读》认为噎膈"大抵气血亏损。因悲思忧虑，则脾胃受伤、血液渐耗，郁气生痰，痰则塞而不通，气则上而不下，妨碍道路，饮食难进，噎塞所由成也"。《订补明医指掌》亦指出："（噎膈）多起于忧郁，忧郁则气结于胸，臆而生痰，久则痰结成结，胶于上焦……而病已成矣。"对于乳岩病因，《妇人良方》认为："此属肝脾郁怒，气血亏损。"《丹溪心法》曰："妇人忧郁愁遇，时日积累，脾气消阻，肝气横逆，遂成隐核。"并认为"惟不得于失者有之，妇以夫为天，失于所天，乃生乳岩"。《格致余论》谓："……忧怒抑郁，朝夕积累，脾气消阻，肝气积滞，遂成隐核……又名乳岩。"《外科正宗》则认为："忧郁伤肝，思虑伤脾，积想在心，所愿不得达者，致经络痞涩，聚结成痰核。"《医宗金鉴》也认为："乳岩由肝脾两伤，气郁凝结而成。"《外科证治全生集》归纳乳岩的病因是"阴寒结痰，此因哀哭忧愁，患难惊恐所致"。对于失荣病因，《外科正宗》曰："失荣者，或因六欲不遂，损伤中气，郁火相凝，隧痰失道，停结而成。"《外科真诠》认为失荣证由"忧思哀怒，气郁血逆，与火凝结而成"。《疮疡经验全书》载："茧唇皆由六气、七情相感而成，或忧思太过，忧思过深则火心焦炽……"《疡科心得集》曰："舌疳者……由心绪烦扰则生火，思虑伤脾则气郁，郁甚而成斯痰，其证最恶。"《图位喉科杓指》曰："（喉菌）此症属忧郁血热气滞，妇人多患之……"《外科问答》曰："筋瘤……此症得自郁怒伤肝，忧虑伤脾伤肺。""翻花岩，与乳岩仿佛，由肝郁不舒，木火鸥张而得，甚不易治"。这些论述都说明了癌瘤的发生与精神情志密切相关。

现代研究认为人体是一个生理和心理紧密结合的有机整体，主要通过神经、体液系统来调节机体的动态平衡。情志改变易引起神经系统的兴奋性增高或抑制，内分泌系统中某些激素增多或减少，体液平衡紊乱，代谢产物积聚，内环境遭到破坏，从而易形成细胞癌变和发展的病理环境。另一方面，情志异常又可抑制免疫系统的功能，增强癌症易感性。临床调查和研究发现，妄想型精神病人的癌症发病率高于正常人群，内向不稳定型个性的病人也容易患癌。主要因为这些人个性内向不稳定，易引起紧张状态和心理冲突，造成恶劣情绪，且对外界刺激的敏感性高而不易外露，心理状态经常受压抑所致。这些都是中医情志致病的有力佐证。

六、脏腑虚亏

脏腑是指以精、气血、津液等为物质基础，以经络为交通，以五脏（心、肝、脾、肺、肾）为中心，包括六腑（胆、胃、小肠、大肠、膀胱、三焦）及奇恒之腑（脑、髓、骨、脉、女子胞、胆）在内的脏腑系统。脏腑虚亏不仅包括先天禀赋不足或后天失养之体质素虚者，也包括由于外感六淫，内伤七情及饮食失调等各种因素所致的脏腑功能的损伤。在正常情况下，五脏功能之间互相促进和制约，六腑之间互相合作，脏与腑表里相关，五脏与肢体、五官、九窍主属相归，各部分功能健全，相互协调，从而维持人体处于健康的状态，抵御外邪的侵袭，不致发病。正如《内经》所说："正气存内，邪不可干"，"邪之所凑，其气必虚"。可见只有在脏腑虚亏，功能紊乱时，各种致病因素才能乘虚而入，导致肿瘤的发生。如《诸病源候论》曰："积聚由阴阳不和，脏腑虚弱，受于风邪，搏于脏腑之气所为也。"《景岳全书》认为："脾胃不足及虚弱失调之人，都有积聚之病。"《治法机要》论积证时亦指出："壮人无积，虚人则有之，脾胃虚弱，气血两衰，四时有感，皆能成积。"这些都说明脏腑虚亏是肿瘤发生的内在因素，也是其他各种致病因素导致癌瘤的前提条件。一般来说，脏腑虚亏与年龄和性别有一定关系。就年龄而言，年龄愈大，"肾气"愈衰，脏腑愈弱，癌瘤发生的可能性就越大；就性别而言，妇人与男子在体质上有明显差异。故癌瘤的种类、发生的部位也有所不同。如《灵枢·水肿》篇载："岐伯曰：石瘕生于胞中……皆生于女子……"《仁斋直指方》谓："癌者……男则多发于脾，女则多发于乳……"《景岳全书》论噎膈指出："少年少见此症，而唯中年丧耗伤者多有之。"《外科启玄》更是明确指出："癌发四十岁以上，血亏气衰，厚味过多所生，十全一、二。"《医贯》论噎膈也认为："唯男子年高者有之，少无噎膈。"《图注喉科杓指》指出："（喉菌）妇人多数……小儿亦有之，因胎毒所致……"《外科真诠》论失荣证曰："妇人久居塞室者患此。"由此可见，探讨癌瘤发生的原因，应考虑能引起和影响脏腑虚亏的有关体质、年龄、性别等各方面的因素。

脏腑虚亏实际概括了先天缺陷、遗传因素、免疫功能低下、年老体弱、年幼易感等"先天性"致癌因素。在临床实际中，已经发现癌症患者一般免疫功能都较低下。许多肿瘤如多发性神经纤维瘤、视网膜母细胞瘤、肾母细胞瘤、多发性脂肪瘤、肝癌、乳腺癌、胃癌、大肠癌和宫颈癌等都有不同程度的家族或遗传倾向，先天免疫缺损者较正常人更易产生癌症。在流行病学调查方面也证实不同的种族，不同的个体对某些肿瘤存在遗传易感性。另外，癌肿发病率与年龄增长之间有密切关系。在不同年龄阶段，男性与女性发病率有明显差异。这些表明了中医学脏腑虚亏致病理论在肿瘤病因认识方面的独到之处，值得我们继承和进一步探索。

综上所述，李教授认为与肿瘤发病密切相关的因素主要有外邪因素，饮食因素，情志因素，劳逸失度，痰湿不化和脏腑虚亏等。这些因素往往不是单独致病，而是由于人体在内外多种致病因素作用下，机体阴阳失衡、气血失调、脏腑功能紊乱、毒邪聚在局部的反映。尤其是脏腑虚亏，它是多种致病因素的必然结果，也是肿瘤发病的先决条件。因此，正气虚的学说，应用于防癌及扶正培本，调整脏腑功能，重建机体的阴阳平衡，对于治疗肿瘤，具有十分重要的意义。

第二节　对肿瘤病机的认识

李教授认为恶性肿瘤的发生、发展、变化与患病机体的体质强弱和致病邪气的性质有关。在临床上症情复杂，变化多端，在疾病的发生发展过程中，每个患者的病情又不尽相同，即使是同一患者，在疾病的各个阶段，情况也在不断地变化，所以上述几种病理机制并不是孤立的或单纯的，常常是互相关连和复合在一起的。尽管病情复杂，证候不同，但是总是离不开阴阳失衡、脏腑功能失调、气血失常及其相互影响等病机变化的一般规律。故必须根据中医理论加以辨证，"审证求因"，抓住每个患者的临床病理表现特点，根据患者的具体情况给予治疗，才能提高疗效。

一、正虚邪实

正气即是真气，是由先天元气及后天饮食之气结合而成。它是人体生命活动的原动力，是抵御外邪侵犯，防止疾病的发生的基础。即所谓"正气存内，邪不可干"。正气虚弱，不能抵御外邪，则易于受外邪侵犯，产生疾病，李教授认为这是中医发病学的最基本的原因。即所谓"邪之所凑，其气必虚"。肿瘤的发病与其他疾病一样，正气虚弱在肿瘤的发生发展中有重要地位。如《外证医案汇编·乳岩论》认为："正气虚则成岩。"邪实即对人体感受外邪，或体内病理产物蓄积而产生的各种临床表现的病理概括。无论外感六淫，内伤七情，还是饮食劳伤，皆可导致机体脏腑功能失调，阴阳失和，气血紊乱，或为痰凝、湿停，或为血瘀。而瘀血、痰湿又反过来作为致病因素，在正虚的条件下，内外合邪，毒邪留滞，而形成肿瘤。早在《灵枢·百病始生》篇就指出："风雨寒热，不得虚，不能独伤人。卒然逢疾风暴雨而不病者，盖无虚，故邪不能独伤人。……其中于虚邪也，因于天时亏其身形，参与虚实，大病乃成。"并认为："卒然外中于寒，若内伤于忧怒，则气上逆，气上逆则六输不通，湿气不行，凝血蕴裹而不散，津液涩渗，著而不去，而积皆成矣。"《诸病源候论》也指出："症瘕者，皆由寒温不调，饮食不化，与脏器相搏结所生也。"《景岳全书·肿胀》篇论肿胀为："此惟不善调摄，而凡七情、劳倦、饮食、房闱，一有过伤，皆能戕贼脏气，致脾土受亏，转输失职，正气不行，清浊相混，乃成此证。"说明肾气愈衰，肾藏精功能减退，机体脏腑功能容易失调，防御功能降低，免疫功能减弱，导致正气内虚；毒邪内结，发生肿瘤。脾肾两脏对固护人体正气十分重要，脾为后天之本，气血生化之源，肾为先天之本，真阴真阳所藏之处。若脾肾不固，先后天失调，最易导致癌瘤的发生。因此，《景岳全书·噎膈》强调："凡治噎膈大法，当以脾肾为主，治脾者宜从温养，治肾者宜从滋润。"李教授认为恶性肿瘤患者大多有脾虚气亏或肾虚等证，或有免疫功能低下、神经内分泌功能失调等。通过中药健脾补肾，或重点以健脾益气，均能提高机体的免疫功能和调整神经内分泌失调状态，使正气得以恢复，抗癌能力得到增强。李教授认为晚期恶性肿瘤患者，由于病邪日久，耗精伤血，损及元气，气血双亏，致面削形瘦，削骨而立；或肿瘤患者经手术、放疗、化疗之后，大伤气阴，正气不支，亦表现为大肉陷下，大骨枯槁，形成恶病质；或因虚致病，又因病致虚，形成恶性循环，这是晚期癌瘤治疗中的一大问题。故在临床上采用扶正与祛邪相结合，调补先后天功能，增强和调动机体自身抗癌能力，是当前恶性肿瘤治疗中发展起来的一种最常用的法则，对治疗癌瘤、带病延年，有着十分重要的意义。

二、气滞血瘀

气血是人体生命活动不可缺少的基本物质，也是脏腑、经络等组织器官进行生理活动的物质基础。故《难经·八难》说："气者，人之根本也。"《类经·摄生类》也认为："人之有生，全赖此气。"气的功用主要为推动、温煦、防御、固摄、气化等，而气的升降出入运动形式是人体生命活动的根本。《素问·六微旨大论》说："非出入则无以生长壮老已；非升降则无以生长化收藏。是以升降出入无器不有。"血的作用主要为营养和滋润全身，内至脏腑，外达皮肉筋骨，是人体精神活动的主要物质基础。故《素问·八正神明论》说："血气者，人之神，不可不谨养。"气血之间相互依存，相互制约，二者既有区别，如《难经·二十二难》所说："气主呴之，血主濡之。"又存在着"气为血之帅"、"血为气之母"的密切关系，也就是说存在着气能生血、行血、摄血和血为气母的关系。而气血失调，常表现气滞血瘀。气郁不舒，血行不畅，导致气滞血瘀，瘀结日久，必成症瘕积聚。故《内经》曰："百病皆生于气"，"喜怒不适……寒温不时……积聚以留"。《古今医统》认为："凡食下有碍，觉屈曲而下，微作痛，此必有死血。"指出了食管癌的病理是瘀血作祟。《医林改错》也指出"肚腹结块，必有形之血"。历代文献认为，乳癌的发病多与肝脾有关，由于郁怒伤肝，肝气不舒，思虑伤脾，脾失健运，痰湿内停，痰气互结，气滞血瘀而成。如《医宗金鉴·外科心法要诀》说："乳房结核坚硬……由肝脾二经气郁结滞而成。……轻则成乳莲，重成乳岩。"故李教授在乳腺肿瘤初期，多以疏肝理气为治，随着结块的坚硬长大，常配以活血化瘀之药。臌胀多为黄疸、积聚等病，迁延日久所致。黄疸则由湿热或寒湿停聚中焦，久则肝脾俱伤。气血凝滞，脉络瘀阻，升降失常，终至肝脾肾三脏俱病而成臌胀。积聚是由气郁与痰瘀凝结，久则气血壅滞更甚，脾失健运，肾失开合，逐渐形成肿胀。正如《医门法律·胀病论》说："胀病亦不外水裹、气结、血瘀。"也如《景岳全书·气分诸胀论治》所说："或以血气结聚，不可解散，其毒如蛊。"故李教授在治疗上，常于扶正药中配合理气活血之药。凡是癌瘤形见肿块，伴有疼痛，多因气滞血瘀所致，故参合调理气机、活血化瘀的方法，是治疗癌瘤不可忽略的主要法则之一。

三、脏腑失调

李教授认为脏腑功能失调也是导致肿瘤的一大因素。脏腑是指五脏六腑。五脏即心、肝、脾、肺、肾，具有化生和贮藏精气的作用；六腑为胆、胃、小肠、大肠、膀胱、三焦，具有受盛和传化水谷的作用。脏与腑存在着功能上的区别，如《素问·五藏别论》说："所谓五脏者，藏精气而不泻也，故满而不能实。六腑者，传化物而不藏，故实而不能满也。"脏腑之间，通过经络的联系，互为表里，分属阴阳，共同协调地完成各项生理功能；若脏腑失调，则引起气血紊乱，或先天脏腑禀赋不足，皆为肿瘤发生的内在因素。中医学对此早有文献记载，如《难经·五十五难》说："故积者，五脏所生；聚者，六腑所成也。"肯定了积聚的产生是因脏腑功能失调所致。《诸病源候论·卷十九·积聚候》指出："积聚者，由阴阳不和，脏腑虚弱，受于风邪，搏于腑脏之气所为也。"将积聚的产生归之于脏腑虚弱，阴阳不和，感受外邪，外内合邪所致。《医学入门·卷五》还认为："郁结伤脾，肌肉消薄，外部搏而为肿曰肉瘤。"说明脾主肌肉，七情内伤，外邪搏结，外内合邪，脾脏受伤，脾不运精微，濡养肌肉，停痰留瘀，毒邪停聚，致生肉瘤。《疡科心得集·辨瘰疬瘿瘤论》说："瘿瘤者，非阴阳正气所结肿，乃五脏瘀血浊气痰滞而成。"指出了五脏功能失调，导致瘀血浊气痰滞内生，毒邪凝滞，变生肿块，而为瘿瘤。《疡科心得集·辨肾岩翻花绝症论》在论述肾岩翻花病因病机中说："由其人肝肾素亏，或又郁虑忧思，相火内灼，水不涵木，肝经血燥……阴精消涸，火邪郁结。"将五脏亏虚，或七情内伤，使脏腑功能失调导致正气内伤，阴精枯涸，毒邪积聚而产生肿瘤，描述得十分精当。脏腑失调在肿瘤的病变过程中，起着十分重要的作用。如心主火，七情内伤易致心火亢盛，毒热内结，痰火流注，发为茧唇。肺主气，主治节，通调水道，肺的功能失调，常见气机紊乱，水津停聚，而为臌胀；或阴虚水亏，发为噎膈。脾主肌肉，主运化，既为气血生化之源，又为生痰之源，脾的功能失调，易致气血生化亏乏，大肉下陷，多表现为肿瘤病人的恶病质，或痰湿内生，变生肿块，发为瘿瘤瘰疬。肝主流泄，藏血，肝的功能失调，多为情志变化，七情内伤，气机紊乱，血不归肝，气滞血瘀，发为乳癖。肾藏精，内寓真阴真阳，肾的功能失调则相火内炽，阴津枯涸，发为噎膈，或气化功能失司。水湿泛滥，气滞血瘀，而为臌胀。脏腑功能之间密切相关，一脏有病，常他脏受累，终至正气亏虚，邪气亢盛。因此，李教授认为正气虚的学说，应用于防癌及扶正培本，调整脏腑功能，重建机体的阴阳平衡，对于治疗肿瘤，具有十分重要的意义。

四、痰湿凝聚

痰湿均属水湿为患。凡感受外邪、情志过极、饮食不节、劳倦过度等皆使脏腑功能失调，水液代谢障碍，以致水津停滞而成。痰既是病理产物，又是致病因素。《丹溪心法·痰》说："痰之为物，随气升降，无处不到。"痰随气机升降流行，内至脏腑，外至筋骨皮肉，形成多种病证，因此有"百病多由痰作祟"之说。湿有内湿外湿之分，外湿为感受六淫邪气中之外湿，内湿主要为脾不健运所产生。中医学对痰凝肌腠，结于身体各处大小不等的颗粒肿块（如痰核、瘰疬等）多有记述。如《金匮要略·血痹虚劳病》说："人年五六十……马刀侠瘿者，皆为劳得之。"指出人体年事已高，肾精亏虚，阴虚阳浮，虚火上炎，与痰相搏成瘿瘤之病。《外科正宗·瘰疬论》云："夫瘰疬者，有风毒、热毒之异，又有瘰疬、筋疬、痰疬之殊。……痰疬者，饮食冷热不调，饥饱喜怒不常，多致脾气不能传运，遂成痰结。"总结了饮食情志损伤脾主运化功能，脾虚生痰，结为痰核，而成肿块。《外科正宗·瘿瘤论》指出瘤的病因病机："又一种粉瘤，红粉色，多生耳项前后，亦有生于下体者，全是痰气凝结而成。"《明医指掌·瘿瘤》进一步阐述为："若人之元气循环周流；脉络清顺流通，焉有瘿瘤之患也，必因气滞痰凝，隧道中有所留止故也。"对于发于项部的岩肿——失荣，《外科正宗·失荣症》对其病因病机也作了较系统的论述："失荣者，先得后失，始富终贫，亦有虽居富贵，其心或因六欲不遂，损伤中气，郁火相凝，隧痰失道停结而成。"《外科证治全生集·阴疽治法》指出："夫色之不明而散漫者，乃气血两虚也，患之不痛而平塌者，毒痰凝结也。"说明失荣毒发五脏，乃毒痰深瘤所为也。总之，痰湿为患，多因外感邪气，内伤七情，脏腑功能失调，脾不健运，难运水津，聚湿生痰，肺不敷布，停痰留饮，水湿不化，津液不布，升降失常，气塞不通，血壅不流，凝血蕴里，津液凝涩，渗着不去，凝结成痰，痰湿凝聚，着于脏腑形成阴毒，结于体表则为瘰疬、瘿瘤。临床上把体表或皮下不痛不痒，经久不消的肿物，均按痰核施治，多以消痰散结，化痰通络法来治疗。而对湿毒多以祛湿解毒法来治疗，常能取效。现代研究证明，许多有化痰散结作用的中药，均有抗肿瘤活性作用，如半夏、山慈姑、瓜蒌、前胡、马兜铃、杏仁等，而祛湿中药中具有抗癌作用的则更多。可见，痰湿凝聚是肿瘤形成过程中不可忽视的病理。在治疗上，切莫忘记应用化痰散结、祛湿解毒法治疗肿瘤。

五、热毒内结

火热为阳盛所生，热多为外淫，火常自内生，但火热多为阳盛所生，热易伤津动血，耗气灼阴，常局致肿疡。实火有明显的火盛症状，阴伤症状不明显，如高烧，渴喜冷饮，面目红赤，便秘尿赤等；

虚火则以阴伤为主，有虚热证，如午后低热，五心烦热，盗汗，咽干，舌尖红赤等。火热入于血分，可滞于局部，腐蚀血肉，发为痈肿疮疡。《灵枢·痈疽》说："大热不止，热胜则肉腐，肉腐则为脓，故名曰痈。"《素问·至真要大论》又说："诸痛痒疮，皆属于心。"心即指心经火热。因此《医宗金鉴·痈疽总论歌》说："痈疽原是火毒生。"刘河间认为："疮疡者，火之属。"指出疮、疡、痒、肿都与火毒有关。《外科正宗·瘟病论》云："热毒者，天时亢热，暑中三阳，或内食膏粱厚味，酿结成患。"总结瘟病所生，是外感热毒。或内伤饮食，毒热内结，痰阻气滞，酿结而成。《疡科心得集·辨肾岩翻花绝症论》认为："由其女人肝肾素亏，或又郁虑忧思，相火内灼，水不涵木，肝经血燥……阴精消涸，火邪郁结。"精确论述了内生火邪，毒热结肿的病机。《杂病源流犀烛·口齿唇舌病源流》记载了有关"舌菌"的病机。"舌生芒刺，皆由热会之故，或因心劳火盛，而生舌菌。"《医宗金鉴·外科心法要诀·舌部》论舌形："此证由心脾毒火所致。其证最恶……舌本属心，舌连属脾，因心绪烦扰则生火，思虑伤脾则气郁，郁甚而成斯疾。"将舌疳的病理由为心脾毒火所为。并在失荣证中记载："失荣证，生于耳之前后及肩项。其证初起，状如痰核，推之不动，坚硬如石，皮色如常，日渐长大。由忧思、恚怒、气郁、血逆与火凝结而成。"可见中医文献中认为许多肿瘤是由感情抑郁，郁而生火，郁火挟痰血凝结而成。血遇火则凝，津液遇火则灼液成痰，气血痰浊壅阻经络脏腑，结成肿瘤。临床上多见癌瘤患者呈热郁火毒之证，如邪热鸱张，呈实热证候，表示肿瘤正在进展。如系病久体虚、毒邪内陷，病情由阳转阴，成为阴毒之邪，则形成阴疮恶疽，翻花溃烂，胬肉高突，渗流血水。治实热阳证火毒之邪应投大剂清热解毒，滋阴降火之品，而对阴毒之邪，则需温补托里，扶正祛邪以调和气血，祛除阴毒之邪。

第三节 诊疗肿瘤的基本特点

中医诊断治疗疾病是从整体出发，强调人、病、证三者结合，运用望、闻、问、切四种诊断方法，收集临床资料，进行精确的辨证分析，从而指导临床治疗。中医诊疗肿瘤具有以下基本特点。

一、整体观念

人是一个有机的整体，内在脏腑与外在体表、四肢、五官是统一的，而整个机体与外界环境也是统一的。人体以脏腑为中心，通过经络沟通内外，联络皮肉脉筋骨。人体一旦发生病变、局部病变可以影响全身，全身病变也可以反映于某一局部；外部有病可以内传入里、内脏有病也可以反映于外；精神刺激可以影响脏腑功能，脏腑有病也可以造成精神活动的异常。如肿瘤虽为局部的病变，但可引起发热、头痛，甚则消瘦、乏力等全身症状。脏腑的肿瘤可以通过转移，表现为体表的淋巴结肿大，血虚为全身病变，但可出现心悸、头晕等局部的病变表现。情志刺激可以造成肝气郁结的病变，而肝脏有病也可出现善怒、多愁的精神改变。所以，身体某处出现病变，无不体现人体整体功能的失调。同时，人生活在自然环境中，时刻受到气候及外界环境的影响，当外界环境发生急剧变化或人体机能对外界环境不能适应时，疾病就容易发生、发展及复发。总之，中医在诊察疾病时，首先要把疾病看成是机体整体的病变，进行全面的检查和分析，并且把病人与自然环境结合起来综合考虑，才能作出正确的诊断，这就是中医的整体察病观，是中医诊断疾病的一个基本原则。

整体观念也是指导中医辨证论治治疗肿瘤的主要方法之一。中医学十分强调人体本身的统一性、完整性及其与自然界的相互关系。在癌症的诊治中，中医往往能从患者全身特点加以考虑，并不只是考虑癌肿病灶和疾病症状本身。按照中医学认识，引起癌肿及各种相关症状的病因，不外乎外因和内因两个方面。外因主要指外感六淫（风、寒、暑、湿、燥、火）之邪，内因主要指七情失常、脏腑功能失调和正气虚弱3个方面。中医古籍中有"百病皆生于气"，"盖五积者，因喜怒忧思七情之气，以伤五脏……而成病也"。"积之成者，正气不足，而后邪气踞之"等记载。强调了癌症发病乃内外因综合作用的结果，即"邪之所凑，其气必虚"。关于癌症发病的病机，大多数学者认为气血瘀滞、热毒蕴结和正气虚弱是肿瘤发病的关键，所以在肿瘤临床治疗中，逐步形成了扶正培本、活血化瘀和清热解毒3个主要流派。在晚期癌症中，扶正培本为主占据了重要的地位。此外，痰湿凝聚之说，在肿瘤发病中也颇为重要，"百病皆生于痰"，"凡人身上中下有块物者，多属痰症"。故又有人将活血化瘀、清热解毒、化痰软坚和扶正培本列为中医肿瘤治疗的四大法则。中医肿瘤的整体治疗，一般多根据上述认识辨证论治。要求辨明病位所在，辨明寒热、虚实、标本，因人、因地、因时而诊治疾病。在晚期癌症中，由于患者正气日衰，人体免疫功能、全身体力状况均低下，往往难以耐受较强的抗癌治疗方法。中医扶正培本治疗在此阶段就显得相当重要，因为人体内正邪之间盛衰强弱，决定着疾病的进退变化。"正胜则邪退，邪盛则正衰"。临床有少数患者疾病已属晚期，并未得到现代医学的有效治疗手段如手术、放疗和化疗等治疗，而癌灶不再发展，甚至缩小或消失，就是"正胜邪退"的具体表现。现代研究也提示，扶正培本药不仅具有改善肿瘤患者免疫功能、调控癌细胞生长等作用，还对癌细胞有直接的杀伤作用（当然，这种杀灭癌细胞作用在通常情况下是较弱的，但有时也表现出较强的作用，值得深入研究）。这均肯定了整体治疗的重要性。

癌症是全身疾病的局部表现的这一认识，已经得到了公认。大量证据表明，局部的癌肿可以对全身各系统产生广泛的影响，并产生相应的各种症状。在晚期癌症中，中医局部治疗是可行的，有时甚至是必需的。当然，中医的局部治疗主要是姑息性的，是全身整体治疗的补充。中医局部治疗属于外治法范畴。在古代的医疗方法中，汤、熨、针、石四大疗法是并列的。以往的肿瘤局部疗法以贴敷疗法最常用，其余方法应用较少。近年来，由于现代科学技术广泛应用于中药制药业中，许多高纯度的中药注射液相继诞生。中药局部介入疗法也正在兴起，它开拓了中医药的新的治疗领域，相应的理论研究也在开展。中医药的局部治疗日益引起肿瘤工作者的重视。

在肿瘤疾病过程中，尤其强调瘤体局部与机体整体的辨证关系。瘤体病灶的存在使受侵脏腑器官组织经脉受到损伤，并影响到全身各脏腑功能的改变，产生了全身各系统功能变化，对机体整体产生巨大影响；反之，全身整体机能状况的好坏不仅直接关系到肿瘤病灶的发生与发展，而且也直接影响到对肿瘤局部的治疗效果。因此，我们在肿瘤辨证治疗时，既要注重机体在整体上的临床表现与体征，又要强调肿瘤局部瘤体的客观存在。要从整体观念出发，全面考虑问题。

李教授认为中医药治疗肿瘤的整体性体现在以下方面：

1. 中药的多层次、多环节、多靶点的作用机制符合整体治疗原则

李教授认为中医学整体观符合现代医学的生物学模式，中医的哲学思想支持有科学基础的整体医学发展。现代中医所强调的整体观，一方面是把人与自然融为一体，注意四季变化及生存对机体的影响，另一方面是把疾病看成是全身失调的局部表现，把肿瘤看成是全身疾病的局部表现。用单一成分、单一作用靶点治疗手段往往难以达到彻底根治的效果。因此应强调治病求本、整体调整、多方入手及全身治疗。中药的组方复杂，一味中药也由多种成分组成，本身也就是一个"复方"，一个中药方剂往往由更多的成分组成，从而达到多层次、多环节、多靶点的综合治疗作用。以单味人参为例，其中成分含三萜类近 30 种，以及有机酸、氨基酸、多肽生物碱、微量元素等多种成分，除了补益作用外，尚治疗多种疾病。近年来又发现人参苷 Rg3 具有抗肿瘤作用，实验研究证实其功能包括癌化学预防、抗氧化作用、参与受损伤细胞修复和再生、肿瘤生物学逆转等，可见应用之广泛。近年

研制的抗肿瘤中成药含有人参者甚多，如参一胶囊、康赛迪胶囊、参芪注射液、艾迪注射液等。

2. 中药的双向调节作用有利于全身调节

中药的双向调节作用表现在两个方面：一方面它不同于某些西药，要么"升高"，要么"降低"的单向作用。中药的双向调节是具有升高和降低的双重作用，以便把"不足"和"过剩"调整到正常水平。例如 DIC 的患者，在出血期应该用止血药，在凝血阶段用抗凝药，如果判断有误则会起相反作用。中药则无此担忧，中药三七、当归、云南白药等为活血止血药，通过活血作用治疗瘀血而达到止血作用，对于常见恶性肿瘤瘀血性出血也同样适用。另一方面，中医强调"扶正"和"祛邪"兼顾，即抗肿瘤和支持治疗无严格区分。所谓"扶正"，即扶助正气，提高抗病能力。"祛邪"则为祛除病邪，抗御肿瘤，使邪去正安。扶正和祛邪，相互作用，相辅相成，在肿瘤姑息治疗阶段有利于控制肿瘤及维持机体"正气"不衰。以单味药为例，润肺安神的百合具有益智、养五脏等补虚损作用，现代研究也证实有增强免疫功能、抗疲劳、耐缺氧等强壮作用；但是同时百合含有秋水仙碱，具有较强的抗肿瘤作用，临床也常常用于肿瘤治疗。以复方中药为例，许多制剂往往把扶正药和祛邪药共同组方，并注重"祛邪不伤正"和"扶正不助邪"的治疗原则。如艾迪注射液中含有人参、黄芪用以扶正，刺五加、斑蝥抗肿瘤。又如莪术提取物榄香烯注射液对多种肿瘤有抑制作用，同时也具有免疫调节、提升白细胞、改善微循环功能，本品制成脂类乳剂也有提供营养作用。这种具有双向调节作用的中药制剂为肿瘤患者手术后及放化疗后的姑息治疗阶段提供了良好的继续治疗手段。

3. 补气养血类中药具有增强机体免疫功能的作用

祖国医学认为"积之成者，正气不足，而后邪气踞之"。把正气虚损看成是形成肿瘤内在因素之一，这与免疫失调与肿瘤病因的现代论述是相似的。免疫增强剂的某些治疗效果也与补气养血类中药相似，并对延长生存时间显示一定苗头。如以黄芪、女贞子组成的贞芪扶正胶囊，黄芪、珍珠组成的芪珍胶囊，人参、黄芪组成的参芪注射液以及多糖类制剂，灵芝以及银杏叶提取物等。这些补益中药多具有促进细胞免疫功能，保护造血干细胞，减轻放化疗的毒副作用，稳定肿瘤，延长患者寿命等功能。李教授自拟的以益气养阴为处方的平肺口服液，延长 Lewis 肺癌荷瘤小鼠平均生存期和生命延长率。又以该药治疗 109 例非小细胞肺癌患者，治疗后平均生存期 13.7 个月，优于单纯化疗的 9.2 个月，生存质量也有明显提高。补气养血类中药与西药胸腺肽、干扰素、转移因子等免疫增强剂相比，提高免疫力速度不如西药迅速，其作用强度也不如西药，但是中药作用持久，价格便宜，也不存在发热、卡他样改变等副作用，患者容易接受。

二、四诊并重

诊断既要整体察病，那么，就要对病人进行全面的检查和了解，望、闻、问、切，四诊并重，正是这一原则的具体体现。《医门法律》曰："望、闻、问、切，医之不可缺一。"症状是辨证的基础，若症状出现偏差，或医生和患者的主观感觉与自述不符合实际情况，或症状短缺，辨证必然产生问题与困难，因而，可能作出错误诊断。为了进行正确的诊断，特别对于那些症状复杂的疑难重症，必须充分搜集尽可能全面与详尽的资料，才能减少偏差。详细收集临床资料的根本办法是四诊合参。四诊之间只能相互补充，不能彼此取代。所以，只有全面收集四诊资料，才不致遗漏辨证所需要的内容，为正确的诊断创造良好的条件。然而，四诊并重，并不等于面面俱到，由于接触病人的时间有限，只有抓住主要矛盾，有目的有系统地重点收集临床资料，才不致浪费时间。《素问·脉要精微论》说："善诊者，察色按脉，先别阴阳。"望诊和切诊的印象往往是对疾病辨证诊断提供"顺藤摸瓜"的线索，也可围绕主诉，逐步深入检查，考虑正、反两个方面的证据，逐级作出是与否的判断，尽可能用一个诊断解释全部临床表现。在辨病的基础上进行辨证，是中医学固有的独特内容。在全面收集病人所有临床资料基础上，还必须以中医的基础理论为指导，进行由表及里，去粗取精，去伪存真的归纳、分析，找出病因，识别病性，确定病位，分清病势，判别邪正盛衰，抓住疾病的本质和内在联系，也就是作出正确的疾病诊断和证候鉴别，才能为临床的立法施治提供可靠的依据。

肿瘤的诊断，不同于一般内科疾病的诊断，大多具有病势较急、病程发展快、病情险恶、早期诊断困难、病期与预后密切相关等特点。因此，只有在辨别疾病、诊断出何种肿瘤的基础上再进行辨证论治，更切合于临床实际。

现代医学研究证明，各种肿瘤都有它自己的生物学特性，其发生、发展、病理变化等虽具有某些共同规律，也有其个性。但由于受历史的限制，中医在肿瘤的诊断上是一个薄弱环节，往往不能及时作出正确、明确的诊断。而随着现代科技的发展，多种先进的物理化学诊断方法相继问世，如B超、CT、磁共振、放射免疫、穿刺活检等，对于肿瘤的早期诊断、治疗效果的评价等有积极的作用。现代医学可以从微观的角度比较准确和具体地对肿瘤进行诊断。然而西医忽视了全身生理病理的动态变化所反映出来的各种不同的表现，也忽视了患者的个体情况差异。而中医治疗疾病，注重强调患者的个体差异及疾病所表现出来的不同症状及体征。因此，只有将两者有机地结合，才能更切合临床实际进行辨证。

三、辨证求因

所谓辨证，就是分析、辨认疾病的证候，是把四诊所得的资料进行分析和综合，辨别疾病本质，从而判断、辨别出证候名称和疾病名称。中医学中的"症"与"证"、"病"的概念是不同的。"症"是指疾病的单个症状以及舌象、脉象等，如疼痛、便秘、纳差、苔黄、脉弦、肿块等，各代表一个症状。而"证"是指证候，即疾病发展过程中，在某一阶段出现若干症状的概括，例如，肿瘤病人有气滞证与血瘀证的不同，所谓气滞证，是对病人出现胀痛、肿物时聚时散、游走、部位不固定、苔薄、脉弦等症状的概括。"病"即指各个疾病。辨证是中医临床的重要环节之一，直接指导着临床治则与用药。全面收集符合实际的四诊资料，并求助于现代科技的各种理化检查，在肿瘤确诊中尤为重要，这是全面分析病情，取得正确辨证和诊断的客观依据，片面和不符合实际的四诊资料，往往是辨证的误诊原因。肿瘤病证复杂，有时其临床显现的脉证，有真象也有假象，故临诊时应仔细鉴别和辨识。

在全面分析病情的基础上，应抓住肿瘤疾病特殊本质性的主要矛盾。一般来说，肿瘤病人都有一个瘤体或肿块的客观存在，即中医所说的"症瘕"、"积聚"等。李教授认为，虽同为"瘤体"或"肿块"，但其所形成的病因病机是不同的。因此，辨证时，就要根据肿瘤患者的临床表现，来"辨证求因"，抓住肿瘤形成的本质，为治疗提供依据。

此外，全面分析病情还应体现在与现代医学检查方面上的结合，如某些肿瘤，根据中医辨证论治治疗后临床症状消失，但经现代检查，并未真正治愈，客观瘤体仍然存在，而仅仅是其外在表现消失。对待这类病例，则应尊重客观，全面分析病情，根据客观存在进行辨证。

在诊疗肿瘤疾病时，应从其临床表现的复杂症候群中，首先辨明其主证，这是辨证中的技术关键及要点。判断主证不能单从症状出现的多少和明显与否来决定，而是要从病因病机来分析比较，看哪个证是反映其病理本质的，对病情发展起关键作用的，它就是主证。例如：某些晚期肿瘤病人，病情比较复杂，既有肿块的存在，又有倦怠、纳呆、体瘦等脾虚状，甚至还有其他兼症。若按病机分析，抓住脾虚为其主证，治以调理脾胃为主，随证加减，往往可使临床症状好转或改善。而有些病人可表现为肿块疼痛、口苦、腹胀满、便秘等，虽见其他兼证，但按病机分析，应以瘀毒内结为主证，治以解毒祛瘀为主，就有可能收到预期的效果。因此，辨明主证，抓住主证，即能抓住主要矛盾，有助于制定主要和次要的治疗原则。

此外，必须注意，一个主证并不是始终不变的，有的是主证发生了根本的转化，有的则是非主证发生了转化，变成了主要矛盾。如胃癌，证见胃脘疼痛、拒按、胀满不适、腹部肿块、纳少等，此乃瘀血内停证，但在治疗过程中，出现便血或吐血较甚，体倦面色苍白，此乃主证由瘀血证转化为出血证，当用止血补益法。因此，必须充分注意观察和辨证分析，若主证一旦转化，就应及时采取相应的治疗措施。

四、同病异治与异病同治

相同的疾病，由于其病因病机不同，则临床表现也不同，因而采用不同的治疗方法和措施，此即为同病异治法。在临床上常遇到一些相同的肿瘤疾病，甚至是同一个患者而在不同时期，不同阶段所反映出的疾病的性质不同，根据中医辨证即为不同的证型，因此，也就采用不同的治疗方法，此为同病异治。例如，同为肺癌患者，由于癌症患者个体体质差异或处在不同分期，有的为早期，有的为中期，有的为晚期，或分型不同，有的为鳞癌，有的为腺癌等等。因此，有的临床表现以干咳、少痰、胸痛、口干、咽燥、低热、少气乏力，则治疗以养阴为主；有的就以咳嗽痰多、胸闷、胸痛、口不干等为主，此即为痰湿阻肺型，治疗就以化痰宣肺为主。因此，肿瘤治疗时就必须要辨证求因，审因论治。另外，不同的疾病，由于其病因病机相同，则临床表现也相同，因而采取相同的治疗方法和措施，此即异病同治。在肿瘤治疗中，常遇到不同的肿瘤病，却有相同的症状表现。例如，无论是肝癌或肺癌，或其他肿瘤都可以有毒邪内结的病理改变，而有相同的临床表现，因此，治疗都可以采用祛邪解毒法。又如多数中晚期癌症患者可见到舌上瘀斑，机体内肿块等，这都是"血瘀证"的表现，也就都可以用活血化瘀来治疗。

五、"三因" 制宜

治疗肿瘤同治疗其他疾病一样，主要遵循"三因"制宜的原则。"三因"制宜即因时、因地、因人制宜，指治疗肿瘤要结合季节、地区以及人的体质、年龄等不同而制定适宜的方法。

1. 因人制宜

根据病人年龄、性别、体质、生活习惯等不同特点，来考虑治疗用药的原则，叫做"因人制宜"。例如，男女性别不同，各有其生理、病理特点，治疗用药时亦有不同。

女性在解剖上有胞宫（女子胞），在生理上有经、带、胎、产，以血为用。易患子宫肿瘤、阴道癌、输卵管癌、滋养叶细胞癌、卵巢肿瘤等。治疗时则应结合女子的特点进行辨证论治。如经期慎用破血化瘀之品，以防造成出血不止；女性以肝为天，肝气易郁易结，肝血易虚易滞。治疗时注意用疏肝理气之品及养血柔肝之品。

男性以精为主，男性特有的肿瘤有前列腺癌、睾丸肿瘤等，治疗亦当以辨证论治结合性别差异的不同生理病理特点来治疗。

年龄不同，生理机能及病变特点亦不同，因而治疗用药也应有区别。老年人气血不足，脏腑亏损，机体逐渐衰退，肿瘤的发病率以中老年较高，且多以正虚为本，因此在辨证施治中应充分注意扶正。而小儿气血未充，病机变化易寒易热，易虚易实，病情变化较快。儿童肿瘤多与遗传因素有关，治疗则多以滋补肾阴、健脾益气之法扶正，以清热、化痰等法祛邪。

体质有强弱与寒热之偏，如《灵枢·通天》指出："凡五人（金形人、木形人、土形人、水形人、火形人）者，其态不同，其筋骨气血各不等。"体质反映了个体的脏腑气血功能特点和病理特征，因而治疗亦异。有人归纳为六型：正常质，即机能协调，机体强健质，一旦生病易治愈，且恢复快，很少有后遗症，故此型治疗宜早攻邪，使邪祛而正复。晦滞质，气血易滞，治疗应注意行气活血化瘀。倦怠质，气血易损易衰，治疗就注意益气养血（尤其是补益脾肾）。腻滞质，痰湿易盛易滞，治疗应注意祛湿、燥湿、涤痰。热燥质，阴津易亏，治疗应注意滋阴养液，生津润燥。冷静质，阳气易衰，治疗应注意温补阳气。另外不论在治疗任何疾病的过程中，都应注意患者的精神状态、性格特点、喜怒好恶，及由于各种外界社会因素所导致心理失衡等等，从而采取说理开导、安慰鼓励、转移思考、心理暗示以及适当的药物来消除心理障碍，尤其对癌症病人更为重要。其他如患者的职业、生活习惯，工作条件等亦与某些疾病的发生有关，在诊治时也应注意。

2. 因地、因时制宜

根据不同地区的地理环境特点，来考虑治疗用药的原则，即为"因地制宜"；而根据不同季节气候的特点，来考虑治疗用药的原则，就是"因时制宜"。不同地区，不同季节，由于气候条件及生活习惯、饮食习惯、环境等不同，人的生理活动和病变特点也不尽相同，可以产生不同的肿瘤，所以治疗用药亦应有所差异。有资料表明，胃癌以日本为最多，其次为智利，再次是芬兰，美国则为第 24 位。而结肠、直肠癌以欧美国家为常见。有报告旅美日侨的胃癌发病率降低，而结肠、直肠癌，前列腺癌等发病率增加。这种移民的肿瘤发病率与定居地区人民相似的情况，说明地区环境因素对肿瘤的产生是有一定影响的。在我国北方食管癌多见，有报道在河南林县死亡率始终停留在较高水平，平均每年死亡率为 130.3/10 万人口。同时在林县还发现家鸡亦有咽、食管癌。通过对 3 万多只鸡的普查，患病率显著高于食管癌低发区。在我国南方鼻咽癌发病率较高，有人在广东省开展了多次调查，发现全省均有鼻咽癌发生，据 1970～1972 年由东至西沿海的 3 县 1 市 43 万人口的普查，鼻咽癌患者发病率为 27.44/10 万人口。这些调查结果表明肿瘤的发病与地区及生活环境等有着密切的关系。

肿瘤的这种"因地"的不同而高发的现象，对于因地、因时制宜原则的运用就显得更为重要了。一方面对某种癌的高发区通过普查，早期发现，采取早期治疗，则可大大降低病死率，提高人口素质。另一方面在针对肿瘤治疗的同时，还应注意地区、季节气候与环境等不同而选用不同的治法。如我国西北地区，地势高而寒冷少雨，故其病多燥寒，治宜辛润。东南地区地势低而温热多雨，故其病多湿热，治宜清化。再如春夏季节，气候由温渐热，阳气升发，腠理疏松开泄，即使患外感风寒，也不宜过用辛温发散之品，以免开泄太过，耗伤气阴。而秋冬季节，气候由凉变寒，阴盛阳衰，腠理致密，阳气敛藏于内，此时若病非大热，就当慎用寒凉之品，以防苦寒伤阳。即使在同一季节，所患病证完全相同，由于地理条件不同，用药亦有较大差别，如西北地区大寒之证，多用附子、肉桂，用量较大；东南地区大寒之证，则多选用巴戟天、淫羊藿等等。另外，许多对人类有害的元素如汞、镉、铝、砷、磷、氟、硒等，严重污染了土壤和大气，以致出现了某些特定地区性疾病，以及某些癌的高发。这些治疗时都需考虑进去，采取相应的治疗原则。

总之，因人、因地、因时制宜的治疗原则，充分体现了中医的整体观、辨证观。对肿瘤的治疗，同样有着指导意义。临床治疗肿瘤时，不能孤立地看待某一病证，而应全面地去分析问题，善于因人、因地、因时，制定相适宜的治疗原则，才能获得较好的疗效。

六、扶正祛邪

除上述治疗原则外，中医还认为，疾病的发生发展都是由正邪双方力量的消长而决定的。正胜邪却，则疾病逐渐转愈；邪胜正却，则病情加重。因此，治疗的根本目标是改变邪正双方力量对比，从而使邪去正复、疾病向痊愈的方向转化。

扶正，就是使用扶助正气的药物和治疗方法，即通常所说的补法，扶正治疗适用于以正虚为主的肿瘤患者。祛邪，就是使用攻逐毒邪的药物和治疗方法，即通常所说的泻法，祛邪治疗适用于邪盛毒深的肿瘤患者。

在肿瘤治疗中，用于扶正的补法常有养血、助阳、滋阴、益气、健脾、润肺、补肾等；用于祛邪的泻法常有清热、解毒、活血、化瘀、软坚、散结、逐水、化痰、消导、疏肝、泻肺等。扶正与祛邪，两者又是相辅相成的。扶正，使正气加强，机体自身免疫力提高，有助于抗毒抗癌而祛邪，排除病邪；祛邪，杀灭癌细胞或抑制癌细胞生长，则有利于保存正气和正气恢复。

一般来说，在肿瘤之初期或中期，或患者体质较好，正气尚未虚弱时，多以祛邪为主，即祛逐癌毒法，如《医学心悟》说："当其邪气初客，所积未坚，则先消之而后和之。"随着病情发展，肿瘤至中期或晚期，患者已正气虚弱，此时用攻补兼施，即扶助正气，祛逐癌毒，根据病情或以补虚为主，兼以祛邪，或以祛邪为主，兼以补虚，或以攻补并重，兼顾治疗。若肿瘤至晚期，正气已大衰，不任攻伐，则当以扶正为主的治疗，稍佐以祛邪抗癌之药物。肿瘤患者已经手术切除肿瘤，或放、化疗之后，此时肿瘤虽已经消除或控制，但机体亦受到一定程度的损伤，故治疗上应以扶正调理为主。但要特别注意，除早期肿瘤手术彻底切除外，往往一些手术或放、化疗后余邪未尽，癌毒尚存，易于复发和转移，故仍以扶正与祛邪相结合治疗为宜。此外，肿瘤患者在化疗时，最好还应配合扶正调理措施，这些措施不仅可以尽量减轻放、化疗的毒副反应，而且也可以加强和保护机体抗病力，提高免疫功能，若再加少量解毒之品，还可增强抗癌效果。实践证明，中医药在这方面确有较好的作用。

七、治疗老年肿瘤的特点

恶性肿瘤已成为危害人类健康和生命的第一位死因，且发病率呈现逐年上升的趋势。癌症是与衰老有关的疾病，其死亡率随年龄增加而升高，在发达国家中，60%以上的肿瘤患者为65岁以上的老年人，老年人发生肿瘤的危险是中青年人的11倍，而肺癌、大肠癌、乳腺癌和前列腺癌是这些国家老年人最常见的恶性肿瘤。老年人肿瘤本质上与其他年龄并无差异。但由于老年人身体的内环境出现了变化，其特征是机体实质脏器的萎缩伴有功能降低，还表现为免疫衰退，免疫功能缺陷等。所以老年人易患感染、肿瘤和自身免疫病等疾病。因此，老年期恶性肿瘤具有自身的临床特点：

（1）发展相对缓慢：老年人的恶性肿瘤多为高分化型、恶性程度较低，临床实践表明老年人恶性肿瘤发展比年轻人缓慢，研究发现老年恶性肿瘤的倍增时间随年龄老化而延长。尤其是75岁以后肺腺癌的这一变化更为明显，平均倍增时间为340天。

（2）癌的转移机会比年轻人少：老年人癌的转移发生率随年龄增加有减少倾向，超高龄者这种倾向更为突出。

（3）临床症状轻：老年肿瘤临床症状复杂、不典型，肿瘤本身引起的症状常不突出。

（4）多原发癌较多：多原发癌增多，可能与其免疫功能低下、免疫监视紊乱等因素有关。

（5）死于并发症者多：机体在衰老过程中出现各种内分泌腺的萎缩和功能下降，当肾上腺皮质激素分泌减少时，机体应激能力显著下降，必然导致感染性疾病的增多，容易发生呼吸道和泌尿系统感染。因此老年肿瘤患者很多并不是死于原发肿瘤本身，而是大多死于并发症和合并症。

目前中西医结合综合治疗肿瘤中，尤其是以手术、放疗、化疗为主的综合使用时，最易伤津耗液，导致气虚，血虚，肺、胃、肝、肾阴虚亏损不足；又老年患者素体阳虚，而最易成阴阳两虚之证。所以老年肿瘤患者经放、化疗后的病机特点为虚实夹杂、虚多实少、阴阳两虚。中医可以积极配合，减轻并发症和毒副反应，提高患者免疫功能，促进恢复，预防复发和转移，增进远期疗效，主要目的是延长生存期，提高生活质量。

李教授认为中医药治疗应该根据患者正、邪、虚、实程度决定"扶正祛邪"治疗的主、次、轻、重。西医的许多治疗（如手术，放、化疗）可视为中医的"祛邪"作用，其强度甚至更强，故在手术后不久或放、化疗期间，中医药治疗应以扶正为主，减轻毒副反应、恢复脏腑功能，不宜使用太多的祛邪药物。对病期偏早，或未用过手术，放、化疗者，"邪实"多于"正虚"，中医重在祛邪为主，扶正为辅；中期手术，放、化疗后机体功能得到恢复患者，邪衰正渐复，则祛邪扶正兼顾，且攻且补；病期晚者或手术或多次放、化疗，正虚邪实或正虚邪衰，脏腑功能低下者，应以扶正为主，祛邪为次。

扶正药有调整人体气血阴阳、增强组织器官功能、提高免疫功能、改善症状、提高生活质量、延长生命的作用，即通过补气、养血、消阴、助阳，达到气血调和、阴平阳秘。野山参补气作用最强，如属阳虚寒性体质可选用别直参、红参之类。一般常用黄芪、党参、太子参之类，滋阴养血则多选用北沙参、西洋参、生熟地、石斛、黄精、阿胶、首乌之类。

放疗为"热毒"，易伤津耗液，早期宜养阴清热，太子参、北沙参或西洋参、天麦冬、生地、山萸肉、玉竹、石斛、仙鹤草、白花蛇舌草等以益气养阴、清热解毒；后期宜加强滋补肝肾。

化疗后常见脾胃功能不调，脾肾两亏，气血不足，首先以调和肠胃为主，用党参、白术、茯苓、陈皮、丹参、米仁、竹茹等药，再健脾补肾，养血抗癌，如黄芪、党参、白术、茯苓、熟地、当归、肉苁蓉等。

由于老年人本身体质情况，阴阳气血多有亏虚。多次化疗后，往往出现肾阴阳两虚症状，如腰酸乏力、畏寒或潮热、自汗或盗汗、面色㿠白、小便清长、大便溏泻、舌质淡等。治疗时不仅要注重肾阴，还应兼顾温补肾阳。温补肾阳药物的作用力量依次为鹿角片，肉桂，淡附子，鹿角霜，仙茅，仙灵脾等。

八、注重肿瘤患者心理及饮食调护

李教授认为：现在恶性肿瘤已经超过心脑血管疾病，成为我国导致死亡的第一大疾病，所以恶性肿瘤已经是常见病、多发病。要告诉患者正确对待疾病，有一个良好的心态，配合治疗，不要谈癌色变。伴随着衰老过程，总是会有疾病的发生。就连有些植物也长肿瘤，动物园中的金丝猴、无尾熊，甚至家养的鸡、鸭也会患癌。所以从大自然循环的规律分析，得了癌症也并非什么稀奇古怪的事。而且癌症多由于不良的生活环境、生活习惯和精神状态而诱发。肺癌、乳腺癌、前列腺癌等诸多肿瘤的发病率都有上升的趋势。

得了癌症怎么办，人们有着各种不同的表现。有的人先是大哭一场，痛定之后便开始料理后事，他们相信癌是不治之症，"得癌不能治，能治不是癌"。想到自己肯定是不久于人世，便对医生的治疗也不抱什么希望，对继续生存不抱什么信心。他们精神萎靡、食欲不振、彻夜不眠、消瘦迅速，本来还远没到不治之症的程度，却也搞得悲恸欲绝，气息奄奄，于是他们使自己过早地辞别了人世。

有的人发现自己得了癌症，起初痛苦自然是人皆有之，但他们镇静、开朗、抱希望、有信心。他们相信这种病难治但并非不治，于是他们积极治疗、精心调养、起居有常、健身得法。在这些人身上经常见到异乎寻常的治疗效果，寿命自然也明显地延长了。

癌症难治，但难治的病却不止癌症一种。中年以后，人很难一病不染，得了病也并非全都能治疗。就内科疾患而言，许多病都很难彻底根治，如高血压、冠心病、慢性肾炎、慢性肝炎、慢性气管炎等都常是几十年和人为伴，人们在缓解症状中求生存，孜孜不倦地工作着，和这些疾病斗争着。最终，还是常被这些常见病夺走了生命。从某种意义上讲，癌症也和这些常见病类似，更何况许多地区死亡率最高的并非癌症而是心脑血管病。随着医学的进步，癌症患者的生存期也在不断延长。据资料记载，癌症患者 5 年生存率由 1930 年的 20%提高到 1979 年的 40%，欧美有些地区已达 80%。这不仅使人联想到20 世纪初，结核病的生存时间还不及癌症生存时间长，而如今结核病已不是什么危及生命的重要疾患了。

随着治疗手段的进步，许多癌症的疗效都有提高。例如绒毛膜上皮癌，在 20 世纪 50 年代初期治疗效果很差，死亡率大于 90%；而现在随着化学治疗手段的进步，绝大多数病人可以获得长期生存，许多伴有远处转移扩散的病人也可以长期缓解。又如食管癌和宫颈癌的病人，以前发现时多属晚期，生存时间很难超过一年；而近年来在高发区采取普查普治，发现了很大一批早期患者，及早进行治疗，许多人生存时间已延长到 10 年以上。癌症是"不治之症"，得了癌症就"宣判死刑"的传统观念正在被日益发展的医疗卫生事业所打破。加上中国特有的中医药治疗，中西医结合的处治，对提高疗效、延长寿命、维护生活质量发挥了巨大作用。

得了癌症首先应当振作，精神的好坏与治疗效果有直接关系。已有资料提出，许多癌症发生于亲人死亡、自然灾害等引起精神创伤的 3 年之内，足见精神状况和癌症有着甚为密切的关系。许多动物实验也证明了这一点，让受试动物长期处于精神紧张、恐惧、不安、失眠等状态下，就比安静自如的动物容易患癌。对人来说，患癌以后精神过于悲观、苦闷、绝望，必然有害于神经体液的调节功能；而神经体液的调节又是人体代谢的生命线，指挥不利，代谢紊乱，则人体与癌症抗争的各种力量便会下降。就拿消化系统来说吧，不良的精神刺激很容易引起自主神经系统紊乱，消化液减少，肠蠕动下降，消化无力、食欲不振，这样连饭都不想吃，还谈什么战胜疾病呢？

得了癌症还要拿出毅力来配合医生治疗。治疗癌症一般副作用很大，需要有精神准备，也需要有毅力，例如手术要流血、有疼痛，放射治疗和化学治疗会有头晕、乏力、恶心、呕吐、脱发等全身不适。没有坚强的意志、没有充足的信心，会使治疗半途而废，无疑是制伏不了癌症的。

癌症不等于死亡，癌症患者中不乏长寿的人。我们治疗的一位身患 3 种原发癌 10 多年的患者仍健在；原美国总统里根也身患两种癌症，最后死于老年痴呆。如果把癌症看作是伴随衰老的过程的自然产物，那么远离致癌因素，科学养生，积极处治，照样可以获得长寿。

肿瘤患者多存在一定程度的心理障碍，诸如焦虑、烦躁等。曾有人对乳腺癌患者用症状自评量表进行心理评定，认为年龄、生活环境、病情程度、病程长短等诸多因素与心理障碍相关。随着社会现象的复杂化，自杀现象有增高的趋势，有的肿瘤患者局部获得缓解，但是却死于精神心理障碍；加之高龄肿瘤患者老年抑郁症的高发，因此肿瘤临床工作必须十分关注心理障碍的治疗。随着医学模式由生物学模式转向生物—心理—社会模式，治疗中心已由"治病"发展为"治人"，心理精神状况已成为重要的疗效评价指标。《医宗金鉴》曰："若病人能清心涤虑，静养调理……治疗得法，可带病终天。"提示患者心情豁达，便可延长带瘤生存的时间。

中医药调节心理障碍的治疗原则有多种，李教授根据个人的临床经验有不同的用药。如舒肝解郁的中药有郁金、菊花、合欢皮等。益智养心的中药有分心木、百合、莲子、娑罗子等。传统方剂有些也可供选择，如由酸枣仁、茯苓、知母、川芎、甘草组成的酸枣仁汤，具有养血安神、清热除烦作用。由人参、茯苓、茯神、菖蒲、远志、朱砂组成的定志丸，具有补心益智、安定心神的功能。由甘草、大枣、小麦组成的甘麦大枣汤，可以宁心、安神、和中缓急，治疗神不守舍、心失所养的心理障碍。

得了癌症要安排好自己的饮食起居，生活安排得好的人和消极熬时间的人大不相同。患了癌症生活更要规律、睡眠要充足，但要按时起床、按时参加锻炼，如做操、散步、练气功、打太极拳等，注意锻炼而不过劳，运动时间不能过久却要持之以恒。实践和理论都证明经常锻炼的人精神状态要比不锻炼的人好得多。一个埋头发奋工作几十年的人要改变自己的生活规律，转而为康复去斗争，确实需要一段适应过程，但是每个人都会适应这种生活的，只不过是时间早晚罢了。患者居住的房屋要整洁安静、空气新鲜、阳光充足、温度适宜，每天还应尽量参加文化娱乐活动。

饮食方面要多吃营养丰富、易消化、好吸收的食物，如鸡蛋、牛奶、瘦肉、蔬菜、水果等。有人担心吃得太好会使肿瘤夺走更多的营养而生长太快，这种想法是片面的。如果营养不足，全身抵抗力下降，不能坚持治疗，肿瘤便会乘虚而入，岂不更糟。注意营养当然也是指适当安排，饮食适度。要经常测量体重，不要偏食，因为体重过快增加和迅速下降都对治疗不利。

肿瘤患者的饮食是否要做严格规定也都不尽然。饮食不是药物，过于挑剔显然没有必要，适当注意一些饮食种类是有好处的。古书上有记载：肝病忌辛、心病忌咸、脾病忌酸、肾病忌甘、肺病忌苦等禁忌法则可供参考。有人主张肿瘤病人应当"忌口"，医生根据各自的临床经验提出了内容不同的忌口内容，如：有的医生主张忌食猪头肉、动物内脏、无鳞鱼、虾蟹等。有的医生主张牛羊肉是高蛋白低脂肪应当多吃，有的医生则认为牛羊肉属于"发物"不应多用。公鸡、甲鱼等也存在一定争议。脾胃虚寒的人应当少吃梨、西瓜、黄瓜等性寒的食品，头颈部肿瘤放疗的病人常有"热毒伤阴"的症状，饮食中应减少葱、姜、大蒜、花椒的用量，也应当禁酒等辛辣之品。胃肠手术后的病人也应少吃荤腥厚味或过咸过硬的食品，以减轻胃肠道的负担，早日恢复健康。

九、 中医药提高肿瘤患者生活质量

生活质量（QOL）是近年医学领域颇受重视的课题。以往生活质量作为一个社会学概念，反映了人类为提高生存水平和提高生存机会所进行的活动能力，引入到医学领域，生活质量则成为对躯体、精神及社会适应能力的综合健康评价指标。在肿瘤临床中注重生活质量的评价，对评估治疗效果和治疗方法都是有益的。例如对肿瘤的治疗疗效评价时，常十分强调肿瘤的缓解率。如果只过度强调肿瘤局部大小的变化，往往会对患者整体关注不够，有的患者肿瘤局部缩小了，甚至达到了完全缓解的程度，但是全身状况很差，生活质量很低，结果寿命并不延长，使个人或社会并不真正受益。随着医学的发展，医学的重心从以"病"为中心，转向以"人"为中心。临床医生在关注肿瘤局部的同时，更应顾全整个机体，其中包括患者的心理、精神及其社会适应能力，从而使治疗效果具有更加全面、实用的综合价值。

我国目前诸多的肿瘤患者尚不能具有行根治性手术的机会。许多患者一经发现，已不是早期癌，加之在治疗中病情的进展，社会上存在大量的中晚期癌症患者需要处治。对这些不具有再次放化疗指标的患者，去追求肿瘤局部的完全消退是不现实的，况且常规治疗又不可能全部杀死癌细胞。早有人指出，肿瘤是自身长期慢性的病理产物，有效的治疗不一定要让癌细胞全部消失。例如小细胞肺癌较容易使瘤体消失，但寿命并不一定长久。甲状腺癌、前列腺癌却可长期带瘤生存，甚至患者未必死于本病。加之一些老年患者合并症多，自然生存期短，肿瘤恶性程度又多偏低，若过度开展攻击性治疗，患者则会难以承受毒副反应，缩短生存时间。故李教授在恶性肿瘤的治疗中更加强调顾全整体，维护患者生存质量。

延长生存时间也是提高治疗效果的目的之一，包括治后生存时间、中位生存时间、无症带瘤生存时间以及用1、3、5年或更长时间来衡量的生存率。延长生存时间则应以生活质量为基础，没有满意的生活质量，片面强调生存时间的延长是没有价值的。如果让患者饱受病痛折磨而苦度时光，则最终将导致对安乐死的渴望。一些攻击性治疗是换取延长生存时间的必要手段，但需要严格掌握其治疗指征，否则，会长久影响生活质量，甚至出现玉石俱焚的后果。目前国内已引进和修订诸多的生活质量指数量表，足见对维护患者生活质量的重视。维护患者生活质量、延长患者生存时间，在肿瘤治疗的不同阶段应采用不同的治疗手段。例如对中晚期患者，支持疗法及免疫治疗常可收到一定效果，在此方面，中医药对于提高肿瘤患者的生活质量具有明显疗效。中医肿瘤临床用药一般不产生明显的毒副作用，注重顾全整体及纠正患者的脏腑、气血等诸多失衡，并且强调治病求本，对维护患者的生活质量可发挥较大作用。

1. 中医药的双向调节功能对维护生活质量的作用

李教授认为中医药的双向调节作用表现为两方面：一是对某些生化及免疫指标的过高或过低起到平衡作用，纠正机体的失调，从而对维护生活质量有益；二是扶正与祛邪相结合，既有支持强壮作用，又有抗瘤效果。虽然中药作用缓慢，缩小肿瘤效果一般不如放化疗，但是中药多不具有较大毒性，并能做到祛邪不伤正及扶正不助邪。例如人参是常用的补益气血药，人参提取物人参皂甙 Rg3 对裸鼠移植性肿瘤的生长有明显抑制作用。实验证实，该药可把大量癌细胞阻滞在G1 期，使 S 期的细胞明显减少，并有增加细胞凋亡、诱导基因 p53、bcl－2 蛋白的作用。人参皂甙 Rg3 现已开发成抗肿瘤用药。又如益气健脾、补肾安神的刺五加也是补虚的中药，其动物实验也证明有明显的抗疲劳、耐缺氧、提高免疫的功能。近年发现，刺五加的根和刺五加总甙对动物移植或药物诱发肿瘤以及小鼠自发白血病都有抑制作用，刺五加多糖对小鼠 S180、人白血病 K562 细胞的体外增殖也有强烈抑制作用。以刺五加和人参为主要成分的艾迪注射液，已在肿瘤临床抗瘤及维护生活质量中发挥了重要作用。再如中药薏苡仁具有甘补淡渗健脾的作用，其酯类提取物又具有类似脂肪乳的静脉高营养效果。但是其静脉制剂康莱特在动物实验与临床研究中均显示有抗瘤作用，现已广泛用于肝癌和肺癌的治疗，并对稳定瘤体、延长带瘤生存时间、提高生活质量、升高血象有一定作用。

2. 扶正中药对调节免疫功能、恢复患者体力的作用

扶正中药是一大组具有补益作用的药物，有益气、养血、滋阴、助阳的功能，对虚弱的患者可提高生活质量。临床研究和动物实验均证实，这类药具有对放化疗减毒、保护骨髓、提高食欲、增强体力、改善睡眠及精神状况以及预防恶液质、延缓终末期肿瘤患者衰竭等效果。例如，我国和日本已报道人参养荣汤、六味地黄汤、十全大补汤等有提高血象、调整免疫功能、改善生活质量的功效。这些证明扶正中药能改善患者的恶液质状态，提高生活质量。我们曾观察以人参、黄芪为成分的参芪扶正注射液配合化疗治疗恶性肿瘤 279 例，症状改善率达 82.8%，NK 细胞及 T 细胞亚群也明显优于单纯化疗组。同时我们还总结了扶正培本中药治疗消化道肿瘤患者化疗副反应 2205 例，以单纯化疗组 500 例为对照，结果显示，中药加化疗组在化疗完成率、血象、生活质量及 3 年生存率方面均优于单纯化疗组。

3. 中医药对症处理可以提高生活质量

肿瘤患者经常伴有诸多临床症状而影响其身心健康，而生活质量量表都是以患者的主观感觉为依据总结的。因此，临床症状的多少，已成为影响生活质量的重要因素。而临床医生如单纯以肿物大小变化为疗效评价依据，则这种评价有时会与生活质量不相一致，甚至与生存时间也不会完全一致。即在某种情况下，毒副反应会降低生活质量或缩短生存时间，因而临床医生也应关注对症处理以及姑息治疗的必要性。例如乳腺癌患者经过手术及放化疗，肿物可以达到完全缓解，但是患者却因缺少一侧乳房而苦恼；加之治疗带来的脱发、萎黄、乏力、疼痛、厌食、上肢水肿等，患者精神上蒙受着患病的焦虑和治疗损伤带来的双重打击，有时会引起严重的心理障碍，从而影响生活质量，甚至会产生轻生的念头，使医生的救治效果毁于一旦。曾有人对乳腺癌患者用症状自评量表进行心理评定，认为有 9 个因素高于对照组，有显著性差异，其心理障碍与年龄、生活环境、病情程度、病程长短存在密切关系。中晚期肿瘤患者诸多的临床症状是影响生活质量的重要因素，包括躯体和精神的各种表现，而中医药在对症处理方面有较好的疗效。例如养心、安神、疏肝的中药可以调解患者的精神状态，改善睡眠，减少抑郁症的发生；活血、通络、行气的中药具有止痛效果；有补肾养血功能的黄精、何首乌、女贞子等中药有促进头发再生的作用；党参、白术、山药等益气健脾中药可促进食欲，缓解消化道症状；人参、当归、黄芪等益气养血中药有保护骨髓、恢复血象的功能等等。李教授曾以元胡、地鳖虫等制成祛痛灵膏外用，治疗癌痛 144 例，有效率达 79.2%，平均作用时间 6.42h，从而缓解了癌痛症状，提高了生存质量。

十、提倡中医药对肿瘤的长期伴随治疗

李教授认为随着社会的发展，细菌感染和寄生虫病日渐减少，而与不良的生活习惯、生活环境及精神状态相关的所谓现代疾病增多。

这些疾病的特点是长期缓慢形成的，多与衰老相关，一般很难彻底根治，例如高血压、糖尿病、心脑血管病等。其治疗策略是如何维护和提高生活质量，延长寿命，而治疗手段多是长期伴随治疗，甚至终生用药。真是"得病如山倒，治病如抽丝"。近年来，随着恶性肿瘤发病增多的趋势及寿命相对的延长，肿瘤疾病也被视为慢性疾病，肿瘤患者长期伴随治疗的必要性和社会需求也日渐突出。

（一）肿瘤患者长期伴随治疗的必要性

1. 恶性肿瘤属于长期慢性病的范畴

以往认为，恶性肿瘤等于宣判死刑，这与早年刚出现天花、结核病时的恐惧一致。随着科技的发展和认识的提高，肿瘤不等于死亡已受到公认。一方面，发现许多恶性肿瘤与自然的衰老过程有关，其自然属性表现为发展缓慢及生存期长，如甲状腺癌、前列腺癌、部分肾癌等。甚至有人称，国外80岁以上者100%患有前列腺癌，而并不危及生命。另一方面，随着诊断及治疗手段的提高，会发现更多的早期病人及更有效的治疗病人，而使生存时间有所延长。如介入治疗的应用使肝癌患者延长了寿命。双膦酸盐的应用救治了大量多发骨转移的乳腺癌患者，有效率达90%以上。据美国癌症协会资料，1995～2000年各类癌症的5年存活率已达64%，较10年前的53%提高了11%。带病生存期的提高及人类自然寿命的延长增加了治疗、康复、疗养的时间，从而加大了伴随治疗的需求。

2. 伴随治疗的临床作用

恶性肿瘤的病理过程是机体"正"与"邪"相争，彼此抗衡的过程。中医认为肿瘤多属"正虚邪实"的证候，需要"扶正"与"祛邪"长期调理的过程，这一过程不应以是否有肿瘤存在而决定取舍，而应以"治病求本"不断调理机体的气血阴阳等诸多平衡为目标。肿瘤的发生常表现为正气虚损，而使病邪侵入，表现为瘀血、气滞、痰湿等表现，这一过程多是旷日持久的失衡引起的。中医治疗多是长期慢性调理过程，如软坚散结、活血化瘀、化痰理气等方法，需要比西医更长久的治疗。其次，肿瘤疾病的发展过程会随时发生变化。例如正邪相争的盛衰，合并症、并发症的发生，外界环境变化对机体的影响，患者精神心理因素的变化等，都需要随时调整脏腑功能，因时、因地制宜，纠正不平衡，从而实现中医"标本兼顾"的治疗，防止病情变化，这也需要伴随治疗。

3. 配合西医短期速效治疗

西医的某些治疗时间短、见效快，立竿见影，如手术、放疗、化疗都需要不长的时间。对一些细胞倍增时间偏长的肿瘤，如乳腺癌、胃肠道癌、非小细胞肺癌也多是半年内完成化疗，放射治疗也多在5～6周内完成，而在同一部位也多不再重复放疗，这样多数肿瘤患者在半年内已结束治疗。而在日后漫长的时间中，在正规专科医院则再难找到求医处治的机会。但是肿瘤需要长期治疗，患者求医无门，常为虚假广告迷惑而上当受骗。肿瘤需要综合治疗，中医及中西医结合医师应充分利用中医中药，为肿瘤长期伴随治疗创造条件，为肿瘤综合治疗发挥作用。

（二）中医药长期伴随治疗的优势

1. 充分发挥中药双向调节作用

中药的双向作用避免了机体的某些失衡，顾全了整体调理，其双向作用表现在"标本兼顾"、"防治结合"。以扶正与祛邪相结合为例，应用中药抗癌治疗的同时，应用补益气血、滋补肝肾、养阴助阳等"扶正"方法避免了肿瘤的长期慢性消耗，预防恶液质的发生，也可纠正因放化疗引起的骨髓抑制，使降低的血象和细胞免疫功能得以恢复。参一胶囊为人参制剂，人参大补元气，却分离出抗癌成分。艾迪注射液、康艾注射液等为复方成分的抗癌药，都含有人参、黄芪补益成分。康莱特注射液为抗癌药，但其原料药薏苡仁可健脾，其酯类成分有类似脂肪乳的营养作用，这些有抗癌和营养双重作用的中药很适合长期应用。

2．剂型多种，处治灵活

肿瘤患者的病情会随时发生变化，中医可发挥辨证论治的特点，根据病性，随时更改处方，针对性强。中药给药途径多种，传统的丸、散、膏、丹可根据病情随时调换。症状明显时多用汤剂或注射剂，病情稳定全身状况良好时可用口服胶囊、口服液、水丸、蜜丸、冲剂等，使用方便，便于携带，利于长期应用。传统中药与现代制剂工艺结合，已生产出许多现代剂型，方便了患者长期伴随治疗，例如中药的颗粒剂、滴剂、外用巴布剂等。有时，还可根据适合自己的中药方剂，根据辨证论治的原则，加工配制成水丸或蜜丸，一次可用2~3个月，既体现了个体化治疗，又达到长期伴随治疗。而且一般口服中药价格便宜，极少有进口药材，符合药物经济的倡导。当患者症状较明显，随时需要调治时，可以口服水煎汤剂为主，煎药机已广泛用于临床，可以减少煎汤熬药的麻烦。对病程已久，症状不明显的患者，可有诸多的口服中成药选择以供患者长期调理使用。另外，大多数治疗无明显毒副作用，除少数以毒攻毒的药物外，许多制剂在毒理学试验中高出临床用药剂量几十倍也无法测出动物的 LD50，因此一般不会因长期用药引起骨髓抑制、蓄积中毒及肝肾功能障碍。

3．中医药的给药方式适合于肿瘤恢复期的长期伴随治疗

随着老龄社会的到来，中老年人的慢性疾病日渐突出，包括肿瘤、心脑血管病等多种疾病。这些疾病的形成，多是由于不良生活习惯、精神状态、生活环境等多种因素长期缓慢作用的结果。其治疗方法也不像手术切除阑尾治疗阑尾炎或用抗生素治疗小儿肺炎那样能在短期内得以根治，这些病人多数需要长期、缓慢综合调理。评价这些疾病的治疗效果也不是求得全部、彻底地消灭癌细胞以达到根治的程

度，特别是那些已经无手术及放化疗指征的中晚期患者，治疗的目标应是在如何提高生存质量、减轻痛苦的基础上延长生存时间，甚至寻求长期带瘤生存，这也是中药治疗的任务之一。

多数肿瘤患者一经确诊已经并非早期，加之治疗过程病情发展，使社会上现存有大量的中晚期患者需要救治。他们的病程相对漫长，而手术及放化疗治疗过程所需要时间较短，在治疗后较长时间需要不断用药，以便随时调整、纠正机体的某些失调，去除肿瘤复发因素、减少转移的机会，从而显示长期伴随治疗的必要，这也是中药治疗的组成部分。

4. 维护和提高生活质量

评价肿瘤的治疗效果，已不单看肿瘤的大小，近年来越来越多的学者致力于如何提高生活质量，延长生存时间。其中生活质量是基础，是前提。只有存在良好的生活质量，延长寿命才有意义。中药毒副作用轻微，又可缓解许多临床症状，如处理厌食、便秘、多汗、失眠、抑郁等都有较多的处治手段。李教授曾回顾性统计了312例肝癌患者，长期服用中药的146例患者应用强吗啡类止痛剂占4.11%，而非中药组为34.91%。长期服用中药者，即使到了临终阶段，其疼痛也较不用中药者轻微，提示了应用中药长期伴随治疗对疼痛有预防的苗头，这正与国际上"超前镇痛"及中医的"未病先防"观点一致。目前，对诸多长期慢性疾患都不以根治性治疗为目标，而追求如何活得好，活得久为医疗终点，中医中药的伴随治疗恰是理想的治疗手段。

（三）中医药长期伴随治疗的方法

1. 长期计划与短期安排相结合

中医有"急则治标"、"缓则治本"一说，长期伴随治疗不是说在较长的时间内天天用药，而是应当在相对集中的时间内，科学、合理而有计划地安排。有人提出："中医用药，一般包括辨证用药、对症用药、特效用药 3 类。"中药功效实际上有对病、对证、对症 3 个层次的功效。在总体上应针对肿瘤疾病辨证论治，整体调理，调节机体失衡，并积极采用软坚散结，活血化瘀等祛邪的方法治疗肿瘤，同时着眼于"既病防变"的原则。对症状明显的阶段，应积极用药，维护和提高生活质量，但注意中病即止。对肿瘤的稳定期，则酌情减少用药，定期调理，以维护机体长期稳定或延长带瘤生存时间。

2. 伴随治疗与定期复查相结合

肿瘤患者的定期复查并不能变成消极等待。影像学及化验指标有时稍见异常，如甲胎蛋白、癌胚抗原等轻度上升，医生一时难以肯定肿瘤是否复发转移，不能贸然采用攻击性治疗，常嘱咐定期复查随访而拖延数月。这时伴随治疗应用中药则可把扶正为主改为祛邪为主，实现"邪去正自安"，这样可减少贻误病情的机会。还有的病人白细胞低下靠注射粒细胞集落刺激因子而完成化疗，但出院后复查白细胞则日渐低下，很容易发生感染而发生危险，长期伴随治疗则可应用补气养血、滋补肝肾等"扶正"方法，来提升血象。中药升血不如西药迅速，但中药作用缓慢而持久，不发生白细胞计数"大起大落"的现象，避免了出院后血象迅速下降的现象。

3. 关注中药毒性及药物经济学

一般中药毒性小于放化疗，但并非无毒，长期应用必须关注其潜在的毒性，如：马钱子、干漆、黄药子、了哥王、斑蝥等及一些含有马兜铃酸的中药。一则应定期复查肝肾功能，及早发现引起毒性的指标和症状；二则应定期更换处方，在加减化裁中，随时掉换毒性中药，防止发生蓄积中毒；三则在长期伴随治疗中，少用一些含有重金属或化学刺激性药物。中药有"以毒攻毒"的方法，多性峻力猛，要应用适度，毒性可控，在用药时间和剂量方面不过超限，注意"无使过之，伤其正也"。

长期用药应关注药物经济学指标。肿瘤用药价格偏贵，时间偏长，少则数月、多则数年，应留心国家及患者负担，中药处方少用稀有贵重药材及动植物保护品种。医生应熟悉可替代药材，尽量选择安全、有效、资源丰富而价廉的品种，以保证广大患者长期伴随用药。

第四节 治疗肿瘤常用方法

中医药恶性肿瘤，有其独特的治疗方法——辨证论治。辨证就是运用四诊收集病史、临床症状与体征，以八纲结合脏腑等辨证纲领来分析归纳肿瘤的病因病机、发病部位、性质及转归等，从而明确疾病的本质，掌握其变化规律。施治阶段，是根据辨证的结果，拟定相应的治疗原则、组方用药，解决肿瘤的治疗问题。

肿瘤的治疗原则，是在中医整体观念和辨证论治精神指导下，结合肿瘤的病因发病特点而制定的。历代医家治疗肿瘤不外"坚者消之，结者散之，留者攻之，损者益之"四法。随着肿瘤医学的不断发展，经过长期的临床实践，使肿瘤的中医治疗不断丰富、具体，并逐渐形成较系统的治则和治法。以下为李教授应用中医药对肿瘤辨证论治的基本原则、常用治则、治法。

一、扶正培本法

扶正培本法是指用扶助正气、培植本源的中医药调节阴阳平衡，气血、脏腑、经络功能的平衡，以及增强机体抗癌能力的方法。中医理论认为："正气存内，邪不可干。"正气充沛，脏腑气血功能健旺，能抵御外邪侵袭，防止疾病发生。若正气虚弱，不能抵御邪气，则发病，即"邪之所凑，其气必虚"。肿瘤的发生与正气虚同样有着密切的关系。如《外证医案汇编·乳岩附论》认为："正气虚则成岩。"《医宗必读》说："积之成也，正气不足，而后邪气踞之。"都指出肿瘤的形成是因虚而发病。就是说人体内部环境稳定性及机体内外相对平衡性遭到破坏，则导致肿瘤的形成，并使肿瘤得以浸润、扩散和转移。另一方面，癌毒耗伤气血，更伤正气，日久必致正气衰败。而肿瘤在体内能否控制、恶化、扩散及转移，也都决定于邪正力量的对比。扶正培本法是本着"虚则补之"、"损者益之"的原则而立法。临床和实验研究已证实，补虚扶正能预防肿瘤的发生和发展。

1. 补气养血法

（1）气血是构成人体和维持人体生命活动的基本物质，气又指脏腑组织的生理功能。《难经·二十二难》中说："气主煦之，血主濡之。"气的主要功能有推动、温煦、防御、固摄、气化作用；血的主要功能为营养和滋润作用，是人体精神活动的主要物质基础。二者同源于水谷精微和肾中精气，生理上互为依存，"气为血之帅"，"血为气之母"。气血调和，共同维持人体正常活动；反之则如《素问·调经论》所说："血气不和，百病乃变化而生。"气虚无以推动，血必因之而瘀阻，瘀结日久，必成症瘕积聚。张元素在《治法机要》中说："壮人无积，虚人则有之。脾胃虚弱，气血两衰，四时有感皆能成积。"而一旦恶性肿瘤形成又将不断耗气伤血，更兼手术、放疗、化疗后正气受损、气血不足。根据"气血同源"和"阳生阴长"的理论，临床拟用补气养血法，气血并补，既可营养机体，又可提高生理功能，因而补气养血法成为肿瘤治疗的常用法则之一。

（2）适应证：用于气血两虚证。如中、晚期癌症由于久病消耗，气血两虚而出现头晕目眩、少气懒言、乏力自汗、面色淡白或萎黄、心悸失眠、唇舌指甲色淡、毛发枯落、舌淡而嫩、脉细弱，或由于肿瘤病人手术、放疗、化疗后耗伤气血致气血亏虚见上症者，均可运用本法。

（3）常用药物：人参（红参、白参）、西洋参、党参、黄芪、白术、云苓、黄精、山药、当归、白芍、枸杞、熟地、阿胶、丹参、大枣、制首乌、龙眼肉、甘草等。

（4）药物主要作用机理：补气养血类药物的作用主要是通过调节

机体免疫功能，如促进巨噬细胞的吞噬作用和促进淋巴细胞转化来实现抑制癌细胞生长，促进正常组织的再生。这样才能提高治疗效果，延长中晚期患者的生存期，改善患者的生存质量。现代药理学证明上述单药及其提取物不仅有提高免疫功能，刺激骨髓造血，保护正常组织，如神经组织、肝组织等，同时还有直接抑制肿瘤组织的作用。

（5）应用与注意：补气养血法为气血两虚证而设。然而，临床气虚，行气无力，易致气滞，于补气同时可少佐以行气；气虚易致血瘀，又当配合活血化瘀，不仅可增强补气生血之力，且能祛瘀生新，改善血液循环，抑制结缔组织增生，阻止肿瘤的生长和发展。在有实邪时则应与祛邪药配合使用。

2. 滋阴养血法

（1）肾藏精，内寓真阴真阳。肾阴为一身阴液之根本，滋润形体脏腑，充养脑髓骨骼，抑制阳亢火动，以维持正常生命活动。如因房事不节，劳倦过度，或失血耗液或情志内伤暗耗肾阴等，致阴血枯涸，毒邪积聚，可发肿瘤。如《疡科必得集·辨肾岩翻花绝证论》在论述肾岩翻花病因病机中指出："由其人肝肾素亏，或又郁虑忧思，相火内灼，水不涵木，肝经血燥……阴精消涸，火邪郁结。"晚期肿瘤患者多见阴精耗伤殆尽，病入膏肓。而滋阴养血法是本着"精不足者，补之以味"的原则而采取的滋肾养阴、填精补血的治法。

（2）适应证：用于血虚、肾阴不足之证。如中晚期癌症，因发烧、感染、毒血症、肿瘤溃烂、渗液，致阴液亏损者；或合并咯血、便血、衄血等出血症状者；放、化疗后引起的潮热、口咽干燥、五心烦热、头昏耳鸣、舌红无苔、大便干结及血象减少等阴血不足之证。

（3）常用药物：熟地、当归、白芍、女贞子、制首乌、龙眼肉、大枣、鸡血藤、紫河车、枸杞子、龟板胶、玄参、沙参等。

（4）应用与注意：本法为血虚肾阴不足之证而设。此类药多性质黏腻或性味偏凉，久用则易碍胃助湿，因此常与健脾理气之法同用，以防腹胀食欲不振之弊。脾虚便溏者忌服。若合并虚热之证，尚需佐以清虚热之品。

3. 养阴生津法

（1）肿瘤形成后，痰凝瘀血互结，热毒内蕴，由于病理变化过度消耗，营养摄取不足，及手术中的体液丢失，放疗的火灼伤阴，化疗引起的呕吐与腹泻等，造成阴津亏损更为突出。阴液的亏损导致体液内环境动态平衡的失常，癌趋恶化。此时，正如前人所说："存得一分津液，便有一分生机。"治疗宜采取养阴生津法，以养阴清热，生津润燥。因而养阴生津法成为治疗肿瘤常用法则之一。

（2）适应证：多用于阴虚内热之证。如晚期癌肿，体质消耗，癌毒热盛；或放疗后灼耗阴液，表现为形体消瘦，午后低热，手足心热，口渴咽干，大便干结，尿赤，夜寐不安，或有咳痰带血，舌红苔薄，脉细弦数等。

（3）常用药物：北沙参、天冬、麦冬、天花粉、川石斛、玉竹、玄参、淮山药、生地、枸杞、知母、鳖甲、乌梅、五味子等。

（4）应用与注意：本法与滋阴养血法有相同之处，但各有所长，本法侧重于养肺胃之阴，对肺癌、鼻咽癌、喉癌、食管癌等出现津液不足之证应用更为广泛。然养阴之品易滋腻，对脾虚胃弱、痰湿内阻、腹满便溏者要慎用，或佐以健脾理气药，使其滋而不腻，补而不滞。

4. 温肾壮阳法

（1）人的生命，不只是有形的躯体，而且蕴有无形的"生机"，即阳气。《素问·生气通天论》说："阳气者，若天与日，失其所则折寿而不彰。"肾乃先天之本，肾中阳气，又称元阳、真阳、命门之火，是人体阳气之根本。肾所藏的精（包括先天和后天之精），均需命门之火的温养，才能发挥其滋养体内各组织器官和繁殖生育等作用。特别是后天脾胃的运化，有赖肾阳的温煦，才能更好地发挥消化运输的作用。肾阳衰微则一身之阳气皆虚；心阳虚则鼓动无力而气血运行迟缓，致气滞血瘀；脾阳虚则湿聚而为痰；卫阳虚则失其卫外之功，易受外邪侵袭；内外合邪，则寒凝、痰湿、瘀血互结发为肿瘤。而现代医学亦认为肾虚造成的免疫状态低下与肿瘤发生、发展相关。通过温肾壮阳的治疗，不仅可以改善症状，提高机体抗病能力，同时在某种情况下，对抑制肿瘤的发展可起到一定的作用。因此，温肾壮阳法也是治疗肿瘤的常用治法之一。

（2）适应证：用于肾阳虚证。如中、晚期癌症，或化、放疗后，或老年患者如乳腺癌行卵巢切除后，出现形寒肢冷，神疲乏力，腰酸冷痛，尿频而清，大便溏薄，舌淡质胖、苔薄白，脉沉细等。

（3）常用药物：熟附子、淫羊藿、仙茅、巴戟天、补骨脂、肉苁蓉、冬虫夏草、杜仲、川续断等。

（4）应用与注意："善补阳者，必于阴中求阳，阳得阴助则生化无穷。"如晚期癌症出现阳虚而阴亦不足，使用温肾壮阳的同时，要配合补阴滋肾，使阳有所附。另一方面温肾壮阳药性味温燥，阴虚火旺的证候要慎用，以免发生助火劫阴之弊。

5. 健脾和胃法

（1）脾胃是气血生化之源，为后天之根本。《脾胃论》指出："元气充足皆由脾胃之气无所伤，而后能滋养元气。若胃气之本弱，饮食自倍，则脾胃之气既伤，元气不能充，而诸病之所由生也。"提出了"内伤脾胃，百病由生"的观点。唐代名医巢元方也在其《诸病源候论》一书中明确指出："凡脾胃不足，虚弱失调之人，多有积聚之病。"《医学入门·卷五》还认为："郁结伤脾，肌肉消薄，外邪搏而为肿曰肉瘤。"说明脾主肌肉，七情内伤，外邪搏结，外内合邪，脾脏受伤，脾不运精微濡养肌肉，停痰留瘀，毒邪停聚，致生肉瘤。总之，脾主运化，既为气血生化之源，又为生痰之源，脾的功能失调，或痰湿内生，变生肿块，发为瘿瘤瘰疬；或致气血生化亏乏，表现为肿瘤病人的恶病质。本法可使脾气健运，则消化、吸收、运输功能旺盛，食欲增进，水谷精微能够充养周身，而机体健壮，所谓"脾旺不易受邪"。调治脾胃不仅可以治疗脾胃本身病变，又适用于其他脏腑的虚损，因而李东垣指出："治脾胃即所以安五脏"，"善治病者，惟在调和脾胃"。因此中医学对肿瘤的治法，尤其强调脾虚在"症"、"积"发病中的重要影响，而以健脾益气为之根本治法。

故在肿瘤治疗的整个过程中，尤其病变后期，手术、放化疗之后，机体气血重耗，受纳积滞，健脾和胃尤其重要。

（2）适应证：主要用于脾胃气虚证。如中、晚期癌症，或化疗后脾胃功能损害，表现食欲减退，饭后腹胀，恶心呕吐，神疲困倦，气短懒言，大便溏薄，舌淡胖，边有齿痕，苔薄白，脉细弱等。术前培补机体，术后减轻胃肠道并发症，亦可用此法治之。

（3）常用药物：党参、人参、太子参、黄芪、白术、淮山药、炒扁豆、茯苓、生薏苡仁、陈皮、大枣、炙甘草等。

（4）应用与注意：健脾益胃法是针对脾胃气虚而立，脾虚还常表现在水湿运化等方面。脾虚湿滞，气机不畅，可配用化湿行气法；脾虚湿停致水肿或胸水、腹水等，应配用利水之法；脾虚生痰，可配合化痰之法；脾虚气陷需与升提之法合用；另外肿瘤患者在放、化疗后出现胃阴不足，又当配合养胃阴之法。健脾益胃法还常与理气消食之法同用。临床中需根据病情而灵活运用。注意实证者应忌。

6. 健脾益肾法

（1）中医理论认为，肾为先天之本，内寓真阴真阳，乃人体阴气、阳气之根；脾为后天之本，是气血化生之源。肾中精气有赖后天水谷精微的不断补充与化生；而脾主运化水谷精微，有赖于肾中阳气的温煦。生理上脾与肾、后天与先天是相互资助与促进的，病理亦互为因果与影响。脾与肾的虚损都与肿瘤的发生发展有直接关系，脾虚则生湿、生痰、致瘀、气血乏源，这些因素在肿瘤发病学上有密切关系。而"五脏之伤，穷必及肾"，肾虚失其温化，而水湿泛滥，气滞血瘀更加重肿瘤病理变化。脾肾两虚终至正气亏虚，邪气亢盛。特别是癌症晚期，脾肾两败常反映得较突出。而健脾使脾胃功能正常，则水谷精微四布，气血化源充沛，现代理论认为还可纠正脾虚时的免疫抑制状态。益肾使真阴真阳归于肾，脾气得温煦而健旺，则肾中精髓不断得充，现代理论认为还可促进抗体形成提前，并具免疫调节作用。补益脾肾，既有利于正气的恢复和抗邪，又有利于放、化疗及手术治疗，提高机体的抗癌能力，因而健脾益肾法实则是肿瘤治疗的根本之法。

（2）适应证：适用于脾肾两虚之证。如晚期癌症，因久病消耗，或手术、放化疗后脾肾损伤，气血不足，髓海失充而见形瘦乏力，眩晕耳鸣，面色萎黄，精神不振，少气懒言，纳减腹胀，四肢不温，或肢体浮肿，大便溏薄等，舌质淡，苔腻，脉沉或沉细。

（3）常用药物：人参、党参、白术、茯苓、黄芪、山药、甘草、附子、肉桂、肉苁蓉、淫羊藿、菟丝子、补骨脂、巴戟天、枸杞子、女贞子、首乌、熟地、黄精、紫河车、山茱萸、生地等。

（4）药物主要作用机理：调节患癌机体或肿瘤细胞的异常代谢，使其趋向正常，增强机体的抗癌能力。有些药物则是通过刺激骨髓造血系统，改善骨髓抑制，调节免疫系统的功能，提高机体的免疫能力，抑制肿瘤生长。有些还可以改变细胞膜受体，逆转耐药，也有一些具有直接杀伤作用。

（5）应用与注意：此法为脾肾两虚之证而立，临证时掌握健脾与益肾药物配伍，根据脾虚为主或肾虚为主，肾阴虚与肾阳虚偏重辨证而选药组方。注意补阳勿太过，免伤阴动血；补阴勿过于滋腻，须配伍健脾助消化之品，使先后天互相补充，气血精髓得以生化，则正复邪祛。

扶正培本治则在肿瘤的防治中，作用是极为重要的，这是因为正气的存亡，往往决定着肿瘤病人的"生机"。上述各法是人们经过长期的肿瘤临床实践总结出来的行之有效的治疗法则。在临床上还可以根据病情变化，多方化裁、组合，如可采用肺脾、肝肾、气阴并补等法。而扶正固本法的宗旨在于增强机体的阴阳、气血和经络、脏腑的生理功能，以充分发挥机体内在的抗病能力，而达到"扶正以祛邪"

的目的。

二、祛邪抗癌法

肿瘤是全身疾病的局部表现，李教授认为肿瘤的发生，除正虚为其根本原因外，尚与气滞、血瘀、痰凝、热毒等因素有关。因此，在治疗肿瘤时，单用扶正培本法调整人体正气之虚是不够的，同时还要结合具体情况，根据辨证的结果而采取"实则泻之"、"留者攻之"、"结者散之"、"坚者消之"等祛邪抗癌法，以达"邪祛正复"之目的。常用的祛邪抗癌法有如下6种治法。

1. 疏肝理气法

（1）李教授认为内伤"七情"在肿瘤发病及发展上有重要意义。中医把人对外界环境的情态变化，归纳为喜、怒、忧、思、悲、恐、惊7种生理反应，称"七情"。当"七情"太过（兴奋）或不及（抑制）时，便会引起体内气血运行阻滞及脏腑功能失调，从而导致疾病的发生与发展。临床中也看到，长期的情志刺激或突然的强烈的精神打击，常是某些肿瘤发生的诱因。如肝癌、乳腺癌、卵巢癌的发生，追踪病史多数与精神刺激有关。肿瘤发生后，许多患者情绪悲观、恐惧、意志消沉、睡眠不好、纳食减少而致机体抗病能力进一步下降，从而促进了病情的发展。同时由于有形肿物闭阻经脉，亦影响气机升降出入通畅，更加重病情。可见七情内伤致气郁、气滞在肿瘤发生与发展中是不可忽视的重要因素。而疏肝理气法，调畅气机使气行则血行，气血调和而达祛邪抗癌之目的。疏肝理气既能治癌，又能改善由癌细胞影响机体造成的多种紊乱状态，因而亦为肿瘤常用治法之一。

（2）适应证：用于肿瘤病人气郁气滞之证。如肝气郁结病见情志抑郁，悲观消沉，胸闷善太息，胁肋胀满或疼痛，纳食减少，脘腹胀满，烦躁失眠，月经不调，腰骶胀痛等；以及胃癌、食管癌所表现的胸脘痞满、嗳气、泛恶、呕吐；肠癌出现的下腹部胀满，大便里急后重；乳腺癌的肝区郁结疼痛，乳房胀痛，及颈项瘿瘤等症。

（3）常用药物：橘皮、橘叶、枳壳、佛手、川楝子、香附、香橼、青皮、枳实、广木香、延胡、大腹皮、广郁金、刀豆、八月札、大茴香、沉香、厚朴、丁香、白蔻仁、玫瑰花、枸杞子、九香虫、绿萼梅等。

（4）药物主要作用机理：本类药物大多对肿瘤细胞有抑制作用。一些药物可引起癌细胞向正常细胞转化。一些药物还对消化道有兴奋作用，使肠蠕动加速，收缩加强，促进积气、粪便等代谢产物排出，并能增加胆汁分泌及消化液分泌。从而使机体气机保持调畅，以达气血正常运行。

（5）应用与注意：疏肝理气法是针对肿瘤病人的肝气郁滞、气机不畅而立，在临床应用中应根据具体病情不同，予以适当的配伍。如肝郁化热应配合清肝泻火；肝郁偏虚应配合补气养血疏肝；气滞兼血瘀配合活血化瘀；气滞兼痰凝配合化痰软坚；气滞兼湿阻配合化湿利浊；气滞兼饮食停滞配合消积导滞等。同时需注意理气药多辛香而燥，重用久用有化燥、伤阴、助火等弊病。

2. 活血化瘀法

（1）中医历来认为瘀血内阻是发生恶性肿瘤的一个主要病机。《医林改错》指出："肝腹结块，必有形之血。"说明前人认为腹内有形的包块，皆由瘀血所致。在临床中看到，肿瘤的发生和发展确实与瘀血阻滞有着密切的关系。活血化瘀法是本着"留者攻之"、"结者散之"而立法，是针对肿瘤的血行瘀阻而采取的化瘀散结、活血通络、逐瘀生新的方法，因此活血化瘀法不仅为治疗瘀血的大法之一，更是治疗肿瘤的一个常用法则。

（2）适应证：凡肿瘤患者见血瘀证均可用之。临床见证：体内或体表肿块，触之坚硬呈凹凸不平，固定不移，日渐增大，痛有定处，疼痛的性质有刺痛、烧灼痛、刀割样疼痛、跳痛、绞痛、撕裂痛等；出血，其特征为反复出血，屡止屡起，血色紫黑或夹有血块；发热，多呈低热而缠绵不退，兼见面色萎黄暗黑、肌肤甲错；还可因瘀血阻滞部位不同而表现出噎膈、黄疸、臌胀、癃闭、痉挛等证。舌质暗紫，或有瘀点、瘀斑，或有舌下静脉曲张、青紫；脉涩滞。

（3）常用药物：当归、川芎、丹参、赤芍、益母草、月季花、凌霄花、桃仁、红花、鸡血藤、三七、乳香、没药、三棱、莪术、蒲黄、五灵脂、石见穿、石打穿、马鞭草、虎杖、肿节风、喜树、水红花子、刘寄奴、牛膝、皂角刺、鬼箭羽、穿山甲、土鳖虫、水蛭、虻虫、血竭等。

（4）药物主要作用机理：活血化瘀法（药）以具"活血化瘀"作用为特征，能减弱血小板凝聚性，使癌细胞不易在血液中停留、聚集、种植；可改善微循环，增加血管通透性，改善肿瘤部位的缺氧状态，抑制癌细胞的无氧酵解，并利于免疫淋巴细胞细胞毒到达肿瘤部位，以发挥抗癌作用；还可降低血液中纤维蛋白原，提高纤维蛋白的溶解度，降低血液黏稠度，增加细胞表面电荷，加速细胞电泳，并且提高补体水平。另外此类药对肿瘤细胞也有直接杀灭作用。此类药物的作用机制：①抗癌作用。②抑制转移。③减少结缔组织增生：活血化瘀药物可使纤维蛋白原合成减少，软化结缔组织，改善放疗的局部纤维化状态。④免疫调节作用：活血化瘀药物对免疫功能有双向调节作用，既有免疫状态增强作用，又有免疫功能抑制作用。⑤增加微循环，改善肿瘤组织的血液供应，提高放、化疗的敏感性。⑥抗炎抗感染作用：川芎、大黄、郁金、姜黄等对金黄色葡萄球菌、大肠杆菌、绿脓杆菌等均有抑制作用，对坏死组织的吸收有促进作用。由于血瘀证常常和气滞、痰湿、热毒合并存在，临床往往多种方法并用。

（5）应用与注意：由于瘀血产生的原因不同，治法有异。因寒致瘀，应与温阳祛寒药同用，瘀血得温则血瘀散；气滞血瘀，应行气以消除或减轻胃肠功能障碍，加强活血化瘀药对血液循环系统的作用；气虚血瘀，则宜配合补气药，有助于正气的恢复和瘀血的祛除，减少活血化瘀药伤正之弊；血瘀与痰凝互结，则宜配化痰散结药，以增强消散肿块的作用。血瘀与热毒共存，又当配清热解毒药，以协同镇痛、抗炎、消肿，有利于增强抗癌疗效。总之，临床应根据不同的症状、不同的病因、不同的部位辨证运用。注意：此类药属攻法，运用时还需掌握其药量，攻伐不可太过。破血逐瘀药使用时要注意避免出血。

3. 化痰祛湿法

（1）肿瘤之成因除了气滞和血瘀两大重要因素外，痰凝湿聚也是其主要病因病机。痰、湿均系人体的病理产物，又是引起多种疾病的一个致病因素，二者同出一源，外因六淫相侵，内因肺脾肾三脏功能失调，影响津液的正常敷布与排泄，均可致湿聚、痰凝。其中与脾失健运关系最为密切，即所谓，"脾为生痰之源"。痰的含义有二：广义之痰，专指器官组织内积存的黏液物质；狭义之痰，专指呼吸道分泌的病理产物。中医学认为痰湿聚积，凝结蕴久，渐成肿核或肿块（肿瘤）。元代朱丹溪首先提出肿瘤的发生与"痰"有关。又称"痰之为物，随气升降，无处不到"。《外科正宗·瘰疬论第十九》云："夫瘰疬者，有风毒、热毒之异，又有瘰疬、筋疬、痰疬之殊。……痰疬者，饮食冷热不调，饥饱喜怒不常，多致脾气不能传运，遂成痰结。"总结了饮食情志损伤脾主运化功能，脾虚生痰，结为痰核、瘰疬。总之痰湿凝聚，着于脏腑形成阴毒；结于体表则为瘰疬、瘿瘤，均属现代医学肿瘤范畴。化痰祛湿法是针对肿瘤的痰凝和湿聚的病因病理，而采取的化解痰凝、祛除湿停以消除肿块的治疗。因而化痰祛湿法亦为肿瘤的常用治法之一。

（2）适应证：凡有痰湿凝聚征象者皆可用之。临床上由于痰湿所停留部位不同而有不同的表现。如消化道肿物的胸脘痞闷，腹部痞满，胃纳不佳，呕恶痰涎，腹水，足肿，皮肤黄疸，大便溏薄；肺癌及其他癌症引起的胸腔积液、心包积液而出现的胸胁支满，咳嗽咳痰，喘促不得平卧，心悸气短；舌苔厚腻，脉濡或滑；及许多无名肿块，不痛不痒，经久不消，逐渐增大增多的痰核等证。

（3）常用药物：瓜蒌、皂角刺、半夏、白芥子、胆南星、山慈姑、象贝母、葶苈子、前胡、马兜铃、杏仁、苍术、茯苓、藿香、佩兰、生薏苡仁、车前子、金钱草、萆薢、防己、木通、猪苓、木瓜、独活等。

（4）药物主要作用机理：一些化痰药物有直接抑制肿瘤细胞作用。利湿药物中的多糖可诱导干扰素产生，促进淋巴细胞转化，增强吞噬细胞的吞噬功能。

（5）应用与注意：化痰祛湿法在临床中常与健脾益气法及其他治法配合使用。在运用时还必须认识到痰既是病理产物，又是致病因素，要分清痰的部位和痰病的主次，或消其痰，或利其气，或泄其热，随证加减，灵活运用。

4．软坚散结法

（1）结者，邪气聚结；坚者，硬而牢固。软坚散结法即散其集聚，软其坚块之法。肿瘤形成后，聚结成块，坚硬如石。中医所称之石瘕、石疽、乳岩、石瘿、肾岩、石疔等多由此命名。治疗时应重视整体，在施予扶正培本为主，理气、活血、解毒、化痰等治疗的同时，还应兼以软坚散结以图其标，消除肿块。《素问·玉真要大论》曰"结者散之"、"坚者削之"，明确指出了肿物结聚、坚硬如石的治疗大法。清代吴谦等在《医宗金鉴》中论及乳岩的治疗时指出："初宜服神效瓜蒌散，次宜清肝解郁汤。"明代皇甫中在《名医指掌》中指出："破结散，治五瘿。"又说："一切瘿瘤，不问新久，昆布丸主之。"均具体说明了治疗肿瘤宜用瓜蒌散、破结散、昆布丸等软坚散结法，以软化肿核，消散肿块。并指出"不问新久"，由此可见软坚散结法，虽然较少单独用治肿瘤，但又常出现在肿瘤的全程治疗中，因而为肿瘤的常用治法之一。

（2）适应证：凡肿瘤病人见肿瘤坚硬、不痒不痛、皮色不变及无名肿毒均可用之。临床常用于治疗瘿瘤、瘰疬、乳岩、症瘕、积聚等证。

（3）常用药物：昆布、海藻、海浮石、海蛤壳、生牡蛎、夏枯草、鳖甲、藤梨根、石见穿、莪术、八月札、瓜蒌、土鳖虫、僵蚕等。

(4) 应用与注意：软坚散结法较少单独用于治疗肿瘤，多与其他治法同用。如清热软坚散结治疗热结；解毒软坚散结治疗毒结；化痰软坚散结治疗痰结；理气软坚散结法治疗气结；化瘀软坚散结治疗血结等，可增强消瘤除块的效果。临床应根据具体病情，灵活配伍运用。

5. 清热解毒法

(1) 李教授认为热毒蕴结是恶性肿瘤的主要病因病理之一。《灵枢·痈疽》中说："大热不止，热胜则肉腐，肉腐则为脓，故名曰痈。"《素问·玉真要大论》中说："诸痛痒疮，皆属于心。"《医宗金鉴·外科心法痈疽总论》中说"痈疽原是火毒生，经络阻塞气血凝。"指出疮、疡、痒、肿都与火毒有关，都是由火毒致经络阻塞，气血凝滞所致。《外科正宗·瘰疬论》云："热毒者，天时亢热，暑中三阳，或内食膏粱厚味，酿结成患。"说明瘰疬所生是外感热毒，或内伤饮食，毒热内结，痰阻气滞，蕴结而成。《医宗金鉴·外科心法要诀·舌部》论舌疳："此证由心脾毒火所致。其证最恶……舌本属心，舌连属脾，因心绪烦扰则生火，思虑伤脾则气郁，郁甚而成斯痰。"将舌疳的病理归为心脾毒火所为。并在失荣证中记载："失荣证，生于耳之前后及肩项。其证初起状如痰核，推之不动，坚硬如石，皮色如常，日渐长大。由忧思、恚怒、气郁、血逆与火凝结而成。"可见中医文献中多认为肿瘤与火毒内结有关。由于肿瘤的机械压迫，致使脏器的管腔、血脉受压或梗阻，造成脏器功能失调及气血循环降碍，则易发生感染。同时肿瘤本身血液供应不足，引起组织坏死、液化、溃烂而伴发炎症，肿瘤细胞的代谢产物也会刺激体温调节中枢引起癌性发热。此时的病机特点即中医所谓热毒蕴结、热毒炽盛。治疗正如《素问·玉真至大论》所指出"治热以寒"、"热者寒之"。应采用清热解毒法，用寒凉药物来消除发热因素，而达泻火解毒，清热散结等作用。现代研究表明清热解毒法具消炎、杀菌、排毒、退热及增强免疫等作用。由于炎症或感染往往又是促使肿瘤恶化和发展的因素之一，因此在肿瘤治疗中突出清热解毒法，也是防治肿瘤恶化和发展的关键。

（2）适应证：肿瘤患者的热毒蕴结证，热毒炽盛证。临床常见身热头痛，目赤面红，口干咽燥，五心烦热，尿黄便秘，肿瘤局部灼热疼痛，舌质红，苔薄黄，脉数或细数。

（3）常用药物：白花蛇舌草、金银花、野菊花、连翘、半边莲、半枝莲、七叶一枝花、蒲公英、紫花地丁、鱼腥草、板蓝根、败酱草、黄芩、黄连、黄柏、苦参、山豆根、龙胆草、石上柏、土茯苓、萆薢、知母、大青叶、马齿苋、白头翁、人工牛黄、鸦胆子等。

（4）应用与注意：本法是针对肿瘤病人火热毒邪内蕴而立。然热毒之邪易伤阴动血，临床应视病情而与用养阴、凉血止血之法；同时寒凉药物易伤胃气，对脾胃虚寒病人尤其要注意配用健脾和胃之法；晚期止气虚应辨证配伍补益之品。

6. 以毒攻毒法

（1）"毒"的含义很广，凡"物之能害人者皆谓之毒"。从中医的病因讲有热毒、湿毒、火毒。肿瘤的毒邪瘀结于内，大多表现为阴邪之毒。从药物来说，古人把药物的偏性叫做"毒"。如张景岳之："药以治病，因毒为能，所谓毒药，是以气味之有偏也。"而后人所说药物的"大毒"、"小毒"是指有一定毒性或副作用的药物，用之不当可导致中毒。"以毒攻毒法"就是用毒性较强、作用较峻烈的药物来攻逐癌症之毒的方法。肿瘤及痼恶之疾，毒邪结于体内为肿瘤的根本，历代医家及民间流传许多治疗癌症的方法及药物，大都以攻毒为目的。如明代张介宾在《景岳全书》中指出："凡积坚气实者，非攻不能去，如秘方化滞丸、化铁丹、遇仙丹、感应丸、大硝石丸、三花神佑丸、赤金丸、百顺丸之类，皆攻剂之峻者也。"实践证明，一部分以毒攻毒的药物也确有攻坚蚀疮、破瘀散结、消除肿块之效。而实验研究证明这些药物大多对癌细胞有直接的细胞毒作用。因此，以毒攻毒法也是肿瘤的常用治法之一。

（2）适应证：本法因以祛邪攻癌为目的，适用于癌症病人"积坚气实"者。临床上常用于皮肤癌、宫颈癌、乳腺及阴茎癌；也常用于食管癌、胃癌、肝癌、直肠癌等消化道肿瘤。

（3）常用药物：斑蝥、蜂房、全蝎、蜈蚣、水蛭、蛞蝓、蟾蜍、土鳖虫、守宫、雄黄、硇砂、砒石、轻粉、马钱子、巴豆、干漆、洋金花、生半夏、生南星、生附子、乌头、独角莲、芫花、大戟等。

（4）应用与注意：以毒攻毒法较少单独全程治疗肿瘤。由于此类药在杀伤癌细胞的同时，对正常细胞也有一定伤害，因此多在扶正培本的基础上佐以攻毒，或在肿瘤发展的某一阶段慎而用之，所谓："大毒治病，十去其六……无使过之。"应适可而止。另外，大部分以毒攻毒药的特点是有效剂量与中毒剂量接近，因此在临床运用时，必须注意慎重地掌握其剂量！

第二章
对常见肿瘤的治疗

第一节 肺癌

一、概述

　　肺癌是当今世界各地最常见的恶性肿瘤之一，其病死率高达90%，危害尤为严重。近些年来肺癌发病率在多数国家均有增加的趋势，在美国肺癌占癌症死亡总数的28%，超过乳腺癌、前列腺癌、结直肠癌死亡人数的总和。我国肺癌发病率已跃居我国肿瘤死亡的第一位，超过癌症死因的20%，尤其在城市的发病率更高，且发病率和死亡率增长迅速，总的5年生存率在10%左右。肺癌的预后取决于原发性细胞生物学特性和是否早期发现、早期治疗。由于早期症状体征不典型，初诊肺癌患者中约70%~80%已属于中晚期，失去手术机会。随着药物研究的深入，化学治疗取得了一定进步，在缓解率方面较前有很大提高。但是对晚期患者总的生存期延长并不是很明显，治疗后缓解期约为4个月，生存期约为8~9个月。在手术切除成功率低、放化疗不敏感的情况下，探索非小细胞肺癌综合治疗新途径具有迫切的现实意义。

二、病因病机

　　李教授认为肺癌的基本病机是阴虚内热，毒瘀交结。肺癌中医辨证可有多种，并发大咯血、感染、弥散性血管内凝血、呼吸性酸中毒者常与肺阴虚有关，病程越到晚期，肺阴虚证出现也就越多。因此，预防和治疗阴虚证，有重要临床意义。他认为，肺癌与祖国医学的"息贲"、"咳嗽"等疾病有许多症状相似。但是中医的"肺痿"与晚期肺癌更有诸多一致之处，虚热肺痿的发生常是重危之症，肺气虚损、津液不足，失于濡养以致"肺叶枯萎"。如《外台秘要·咳嗽门》所云："昼夜咳常不断，唾白如雪。细沫稠黏。嘴相一致，如干咳气促、痰黏不利、烦渴潮热、痰血绵绵、舌红少苔、脉细数"等，显示了一定的凶险证候。近年来肺癌的发生率不断增加与现在环境污染日益严重有关。各种有毒物质或通过呼吸道直接损伤肺络，或通过其他途径进入体内作用于肺，毒邪蕴肺导致肺的气机升降失常，血行凝滞，毒邪与气血交结日久发为肺积。临床所见早期的病人多表现为肺阴不足的症状，常见干咳少痰、口干咽燥、消瘦苔少等症。中期的病人则多见气阴两虚的症状，常见神疲乏力、倦怠、气短、咳嗽、少痰或痰中带血、舌红少苔、脉细弱等。晚期的病人由于久病伤阴，多出现阴虚火旺的症状，常见午后潮热、颧红、手足心热、心烦失眠、夜寐盗汗、舌质红少苔或光剥无苔、脉细数等。随着临床症状的加重，咳嗽亦渐为难治，甚则出现咯血、发热、恶液质等。这些均是阴虚症状加重所致。究其原因有多种：（1）患者素体阴虚，患肺癌后毒邪更伤肺肾阴液；（2）放射治疗从中医角度可以看作是一种"热毒"的致病因素，故放射治疗能耗伤人体阴液；（3）手术中失血、化疗中剧烈呕吐，大剂量使用利尿剂，均可致体液丢失过多，津血亏乏进一步导致阴伤；（4）恶性积液治疗中，给予大量利尿剂，造成体液丢失或低钾血症。以上诸多因素单独或联合作用于人体，导致肺气虚损，肺阴不足。阴虚则脉道失养，血行不畅，毒瘀易结。故阴虚内热，毒瘀交结为肺癌的基本病机。

三、辨证论治

肺居胸中，主气，司呼吸；肺朝百脉，主宣发肃降，通调水道；肺主气，外合皮毛，开窍于鼻。故肺癌的常见症状为咳嗽、咯血、咳痰、胸痛、气促等。临床肺癌常分以下证型治疗。

1. 气虚痰湿

主证：咳嗽，痰多，质黏色白易咯，气憋，胸闷胸痛，甚则气喘痰鸣，神疲乏力，纳呆腹胀，大便溏薄，面色萎黄，舌质淡胖或有齿印，舌苔白腻，脉濡缓或濡滑。

治法：健脾益气，化痰散结。

方药：六君子汤加减。党参15g，白术12，茯苓12g，陈皮10g，法半夏10g，甘草6g。

本方可酌加蚤休20g、白花蛇舌草20g、生南星10～30g，以增加抗瘤散结作用。若痰多者，加橘红6g、海浮石30g，以化痰散结；咳嗽甚者，加紫菀12g、前胡12g、桔梗10g，以宣肺止咳；汗多气短者，加生黄芪20g、红参（蒸兑）10g、麦冬15g、五味子10g、冬虫夏草6g，以益气养阴强心；有胸水者，加葶苈子10g、大枣30g、龙葵15g、车前子（布包）15g，以利水消饮；痰湿蕴而发热，咳痰黄稠，苔黄腻，脉滑数者，加川贝10g、桑白皮30g、瓜蒌皮20g、黄芩20g、鱼腥草30g，以清肺化痰；高热者，加生石膏（先煎）30g、知母15g、水牛角（先煎）30g，以清热凉血。

2. 阴虚热毒

主证：咳嗽，无痰或少痰而黏，或痰中带血，声音嘶哑，咽干燥，胸闷胸痛气促，心烦寐差，口干，大便干结，小便短黄，潮热，低热盗汗，五心烦热，舌质红，舌苔薄黄或黄白，或花剥，或光绛无苔，脉细数。

治法：养阴清热，解毒散结。

方药：清燥救肺汤加减。桑叶10g，石膏10g，甘草10g，人参10g，胡麻仁10g，阿胶10g烊化，麦门冬10g，杏仁10g，枇杷叶10g。方中可酌加南北沙参各30g，生地15g，天冬、麦冬、地骨皮各15g，以增强养阴清热作用。加炙鳖甲15g，半枝莲、白花蛇舌草、石见穿各30g，以增强抗瘤解毒作用。若痰中带血者，可加仙鹤草30g，藕节炭30g，侧柏叶15g，白及10g；低热者，可酌加银柴胡15g，白薇15g，青蒿20g。

3. 气阴两虚

主证：咳嗽，痰稀，或痰少而黏，或痰中带血，咳声低弱，气短喘促，神疲乏力，少气懒言，恶风，自汗或盗汗，口干少饮，舌质红或淡红，有齿印，苔薄，脉细弱。

治法：益气养阴。

方药：生脉饮加减。人参10g，麦冬20g，五味子10g。酌加黄芪30g，山药30g，沙参15g，石斛10g，天冬10g，玉竹10g，以增强益气养阴效果。若见畏寒、四末不温、小便清长、脉迟等阳虚之象，可酌加制附片10g先煎，干姜10g，肉桂10g，山药30g，淫羊藿10g，以温阳救逆。咳嗽气喘甚者，加苏子10g，川贝10g，炙麻黄10g，以止咳平喘。

4. 瘀血内结

主证：咳嗽不畅，胸闷气憋，胸痛有定处，如锥如刺，大便干结，或痰血暗红，口唇紫暗，舌质紫暗，或有瘀斑，苔薄，脉弦或涩。

治法：活血化瘀。

方药：血府逐瘀汤加减。当归10g，生地15g，桃仁10g，赤芍10g，红花10g，枳壳10g，川芎10g，柴胡10g，牛膝15g，桔梗10g，甘草10g。方中加前胡10g，苏子10g，炙麻黄10g，杏仁10g，以肃肺止咳。咳嗽不畅加全瓜蒌30g，檀香10g；便干加麻子仁30g，郁李仁10g。

四、临证体会

1. 以养阴益气、解毒散结为基本原则

由于认识到阴虚内热，毒瘀交结为肺癌的主要病机，故在临床中以益气养阴、清热解毒、止咳散结为基本原则。常用方为百合固金汤及清燥救肺汤化裁，也常用自拟的平肺方（由党参、沙参、百合、麦冬、五味子、桑白皮、贝母、瓜蒌、白及、鱼腥草、白花蛇舌草等药物组成）加减化裁。其中沙参润肺止咳、养阴生津；党参益气健脾和

胃；百合、麦冬、五味子滋养肺阴；桑白皮、贝母、瓜蒌润肺止咳化痰；白及凉血止血、清血分之热；鱼腥草、白花蛇舌草既能清肺止咳又能清热解毒抗瘤。全方在清热的同时又兼顾滋养肺阴，攻补兼施，既扶正又祛邪。临床应用发现该药可以稳定瘤体，延长肺癌患者生存期，抑制肿瘤细胞增殖，抑制肿瘤新生血管生成。本方治疗肺癌咯血有效率高达91%，止咳及化痰作用也均在80%以上，这与方中集中了多味肺经要药有关。临床观察和动物实验均发现平肺方对肿瘤有抑制作用，控制肺癌主要症状，减少患者被疾病的困扰。由于中医治病顾全整体，中药作用缓慢而持久，所以通常中药局部消瘤作用不及西医方法。但是平肺方中散结的中药较多，可以使肺部肿物得以控制，使患者提高了生存质量，延长了生存时间及带瘤无症状存活时间，并使某些肿瘤标记物如癌胚抗原等得以下降，且中药复方对恶病质具有潜在的治疗优势，同时体现了多环节多靶点的特点。这些都从整体意义上提示中医药是综合治疗肺癌不可缺少的重要手段。

2. 随证加减，灵活变通

临床常见患者以各种并发症状前来就诊，如感染、胸水、疼痛、咯血等，此时治疗应"急则治其标"，必要时采用中西医结合治疗，切不可囿于中西医门户之见，或拘泥于死方不知变通。

若患者气虚较甚，气短乏力，倦怠懒言，咳声低微，可在平肺方中加黄精10g、生黄芪30g、白术15g、茯苓15g、山药30g以补益肺脾之气。

若患者阴虚较甚，口干咽燥，呛咳无痰，或痰少而黏，或有潮热，舌红脉数，可加用生地15g、元参10g、玉竹10g以养肺肾之阴。

软坚解毒之品还可用八月札20g、猫爪草10g、百部10g、白英10g等。

若患者即将或正在进行放化疗，中药以平补气阴、补肾生血为原则，可在基本方中加入生黄芪30g、黄精10g、当归10g、枸杞子10g、女贞子15g、菟丝子30g等药。

放疗患者可加活血清热之品，如丹参 30g、知母 10g、赤芍 10g，以提高放疗敏感性，并可防止放射性肺炎、肺纤维化的发生。

化疗患者可加和胃降逆之品，如半夏 10g、生姜 6g、苏梗 10g，以减轻化疗药的消化道反应。

如患者咳嗽频繁，在养阴润肺基础上加前胡 10g、杏仁 10g、清半夏 10g、紫菀 10g、瓜蒌皮 15g，宣降肺气。

并发感染，咯痰色黄，或有发热，应以清肺化痰为要，加用川贝 10g、菊花 10g、金荞麦 30g、黄芩 10g 等寒凉之品，但慎用大苦大寒，以防更伤气阴。

并发胸水，胸闷气促，倚息不得卧，证属悬饮，应泻肺利水逐饮，配伍宣降肺气之品以开水之上源，加用葶苈子 10g、猪苓 10g、茯苓 15g、泽泻 10g 等促进胸水吸收。此时养阴之品如沙参、麦冬、生地宜少用或不用，但逐水之剂更伤阴液，俟水减症平，还应以养阴益气为本。

肿瘤侵犯血络常出现咯血，多为痰中带血或咯出少量鲜血，治疗宜养阴清热止血，基本方伍以白茅根 30g、仙鹤草 15g、侧柏叶、云南白药等止血不留瘀，也可稍用石榴皮 10g、藕节炭 10g 等收敛止血药。

侵犯胸膜常出现胸胁疼痛，治宜加用宽胸理气、通络止痛的郁金 10g、瓜蒌 30g、丝瓜络 10g、元胡 10g、金铃子 10g 等。

肺癌患者由于肺气阴虚，卫外不固，阴液外泄，常常自汗盗汗，应及时加用浮小麦 30g、生黄芪 30g、生龙牡 30g、石榴皮 10g 等收敛汗液，以防多汗进一步耗气伤阴。

癌性发热也是临床常见症状，多为低热或中度热，无明显感染征象，辨证多属于阴虚不能潜阳，气虚阴火内生，故而发热，治疗以养阴益气、清潜虚热为法，可在平肺方中加用丹皮 10g、地骨皮 10g、青蒿 10g、鳖甲 10g、生龙牡各 30g 等药。

肺癌患者尤其经受化疗的患者多有消化功能的减低，表现为纳呆、脘腹胀满、嗳气、大便不畅等症状，治疗以益气健脾、和胃消痞为主，可将平肺方养阴之药去除，如沙参、麦冬等，加补脾气之黄芪

30g、白术 15g、茯苓 15g 与和胃降逆之清半夏 10g、陈皮 10g、焦三仙各 20g、炒谷麦芽各 30g 等。

若有腹胀便秘加厚朴 10g、木香 6g、檀香 10g、大腹皮 10g。

肺癌患者大部分是中老年人，除肺部肿瘤外往往并发其他老年性疾病，如高血压、冠心病、糖尿病、高脂血症等。而且现代医学研究也证明，这些疾病与肿瘤相互影响，阻碍肿瘤的治疗。因此，必须非常重视这些合并症的辨证治疗，并且在辨证论治的基础上，因病选药，往往可以收到较好效果。如糖尿病用卫茅 10g，高脂血症用葛根 30g、荷叶 10g、泽泻 10g，高血压病用菊花 10g、川芎 10g、藁本 10g、菖蒲 10g、葛根 30g、荷叶 10g 等。

部分患者处于放化疗间歇期或肿瘤缓解期，无明显症状，对于这些患者，在应用养阴益气、扶正固本中药的基础上，加强抗癌解毒的力量，处方常在平肺方基础上酌加生薏苡仁 30g、藤梨根 20g、八月札 10g 等具有抗癌作用的药物。

五、病案举例

病例 1　××，男，65 岁。

初诊：2008 年 9 月 10 日

于就诊前 2 月出现痰中带血、胸闷。胸部 X 线提示：右肺门肿物，表面毛糙，伴小分叶，纵隔淋巴结肿大；CT 示：右肺肿物约 5cm×4cm，伴纵隔淋巴结数枚，肺气肿，肺大泡；痰细胞学查见癌细胞，以鳞癌可能性大。患者因肺气肿、肺心病不能放化疗，要求中药治疗。见患者消瘦、面色晦暗，杵状指，脉细数，舌红，薄黄燥苔，述咳嗽，痰稠，伴鲜红血丝痰，手足心热，多汗，口渴，便秘。

治宜养阴润肺、清热散结。处方：

沙 参 30g	麦 冬 20g	生 地 20g	浙贝母 15g
鱼腥草 10g	木蝴蝶 10g	桑白皮 10g	紫 菀 15g
五味子 10g	白 及 15g	旱莲草 10g	瓜蒌皮 10g

丹　皮 15g　　白　英 10g　　白花蛇舌草 20g

7 剂，水煎服，每日 1 剂，早晚各 1 次。

二诊：2008 年 9 月 20 日

患者诉咳嗽已轻，痰血消失，汗止，仍口渴，大便已通，脉细，舌红少苔。上方加天花粉 10g，金荞麦 15g。14 剂，水煎服，每日 1 剂，早晚各 1 次。

三诊：2008 年 10 月 10 日

患者诉诸症缓解，口渴消失，带方返回原籍。

日后间断派人取药，除稍咳、有痰外，自觉良好，可外出散步。

半年后复查 CT，肿物大小无明显变化。

体会：此患者根据影像学及痰中检到癌细胞，肺癌诊断成立，咳嗽、痰稠、伴鲜红血丝痰、手足心热、多汗、口渴、便秘、脉细数、舌红、苔薄黄等都表现出一派肺阴虚征象，治疗以生地、沙参、麦冬滋养阴液；浙贝母、鱼腥草、白英、白花蛇舌草清热解毒散结；紫菀、木蝴蝶润肺止咳；瓜蒌皮、桑白皮清热化痰；丹皮、旱莲草、白及清热凉血止血；五味子收敛肺气。此病例药症相符，故收效明显。二诊患者咳嗽已轻，痰血消失，汗止，但仍口渴，故在一诊基础上加天花粉，金荞麦以加强生津止咳，解毒散结作用。三诊患者诸症缓解，口渴消失，说明辨证准确，用药恰当，故效不更方，回原籍继续服药。

病例 2　××，女，70 岁。

初诊：2010 年 10 月 15 日

于 2010 年 9 月 3 日体检发现右肺占位，气管镜检查取病理示腺癌。不愿手术。9 月 2 日 CT 发现脑转移，行放疗治疗，由 10 月 2 日开始口服易瑞沙 250mg/日。诉胃脘不适，牙龈肿，头部发胀，厌食、恶心，反酸，不咳，口苦。舌红少苔，脉细。辨为脾胃气虚，肝热内郁。

治宜健脾养肝，清瘀散结。处方：

党 参 20g	茯 苓 15g	白 术 10g	柴 胡 10g
谷精草 10g	菊 花 10g	玫瑰花 10g	藁 本 10g
夏枯草 10g	鸡内金 10g	炒谷麦芽各 20g	蔓荆子 10g
佛 手 10g	木蝴蝶 10g	白花蛇舌草 20g	

15 剂。水煎服，每日 1 剂，早晚各 1 次。

二诊：2010 年 10 月 29 日

肺部开始放疗，服药后头胀、牙龈肿均好转，证见流涕，反酸，舌红，苔薄黄。辅助检查：2010 年 10 月 18 日 EGFR 基因突变检测结果示 19 号外显子缺失（del E746 – A750）。

治宜健脾清窍，清肺散结。处方：

谷精草 10g	茯 苓 20g	川 芎 10g	公 英 20g
鱼腥草 10g	枇杷叶 10g	浙贝母 15g	石决明 20g
防 风 5g	野菊花 10g	钩 藤 10g	天 麻 10g
炙鳖甲 15g	石见穿 15g	半枝莲 10g	白蒺藜 10g

15 剂，水煎服，每日 1 剂，早晚各 1 次。

三诊：2010 年 11 月 12 日

肺部仍在放疗。2010 年 11 月 8 日胸部 CT 平扫：右肺上叶见一大小约 2.1cm×2.4cm 结节影，肿块内密度欠均匀，可见颗粒状钙化，其实性成分 CT 值约 41HU，病灶边缘模糊，形态不规则，可见深分叶、毛刺、棘突影，临近胸膜牵拉、凹陷，其以远肺组织内见小片状实变影及磨玻璃影。两肺门区未见异常。气管及段以上支气管通畅。纵隔内未见异常增大的淋巴结。左侧肾上腺增粗。诊断及建议：右上肺周围型肺癌，与 2010 年 9 月 12 日片比较病灶体积缩小。11 月 1 日头颅 MRI：脑桥、右颞叶部 7～8 个（2.1cm×2.4cm）结节影，边缘模糊，分叶、毛刺，与 9 月 12 日对比，体积缩小（原直径 4.5cm）。继续口服易瑞沙。曾流鼻血，流涕，牙龈出血好转，有头胀，偶反酸，厌食。舌红少苔，脉沉细。

治宜清肺凉血，健脾降逆，软坚散结为法。处方：

木蝴蝶 10g	鱼腥草 10g	枇杷叶 10g	生 地 15g

丹　皮 10g	仙鹤草 15g	地　榆 10g	茜　草 10g
藁　本 10g	白蒺藜 10g	天　麻 10g	辛　夷 5g
升　麻 5g	石见穿 10g	蔓荆子 10g	菊　花 10g
蒲公英 15g			

15 剂，水煎服，每日 1 剂，早晚各 1 次。

四诊：2010 年 12 月 3 日

反酸、口苦等已止。稍厌食，已好转，头涨减。

中药前法治疗。处方：

党　参 20g	麦　冬 10g	五味子 10g	川　芎 5g
蔓荆子 10g	野菊花 10g	莪　术 10g	炙鳖甲 10g
枇杷叶 10g	木蝴蝶 10g	藁　本 10g	钩　藤 10g
白蒺藜 10g	生薏苡仁 30g	百　合 20g	红豆杉 6g

体会：此患者为老年女性，发现时已是晚期，失去手术机会，且患者不愿化疗，只能采取放疗等手段姑息治疗。从就诊时症状看肺部症状不明显，但脾胃气虚症状较多，故在整个治疗中始终以党参、茯苓、白术健脾益气，则脾气健旺，气血生化有源。患者有脑转移，加之放疗，头部症状较明显。《内经》曰："诸风掉眩，皆属于肝"，故治疗佐以祛风清肝之法，方中蔓荆子、野菊花、炙鳖甲、藁本、钩藤、白蒺藜皆为清肝熄风之药。配合红豆杉抗瘤解毒。因患者正在放疗，易伤津耗气，故方中加党参、麦冬、五味子、生地，益气、养阴、润肺。三诊时有出血征象故用生地、丹皮、仙鹤草、地榆、茜草凉血止血。此患者经基因检测为靶向治疗适应证，虽用易瑞沙配合放疗能取得控制瘤体生长的效果，但对一些放疗副作用如出血、口干、口苦、头涨等症状几乎无效，应用中药辨证治疗在控制肿瘤的同时，能较好改善患者生活质量。

病例 3　××，男，74 岁。

初诊：2009 年 8 月 27 日

患者 2008 年 11 月胸 CT 示右肺下叶后基底段结节，考虑恶性占位性病变，12 月 2 日行右肺下叶切除加局部淋巴结清扫术。术后病理：（右肺下叶）低分化鳞状细胞癌，3cm×3cm，支气管断端净，淋巴结转移为 8/12，临床为 ⅢA 期。曾于我科以 TP 方案化疗 5 周期，因肺功能欠佳，未行术后放疗。

就诊时偶有气短，以活动后为甚，夜间可平卧，咳嗽较明显，少量白痰。无发热、头痛、心慌心悸等不适主诉，纳可，大便干，小便尚调，睡眠尚可。舌质淡，苔薄白，脉沉缓。

诊其为肺积（右肺癌），证属气阴两虚，痰湿瘀阻。治宜益气养阴，行气化痰。

处方以清燥救肺汤合生脉饮加减：

沙　参20g	太子参20g	黄　芪20g	五味子10g
麦　冬12g	全瓜蒌12g	枇杷叶15g	百　合20g
生　地12g	苏　子10g	杏　仁10g	黄　精15g
石　斛15g	阿胶^(烊化)15g	白　芍15g	生甘草6g

石　斛15g 阿胶(烊化)15g 白　芍15g 生甘草6g

14 剂，水煎服，每日 1 剂，早晚各 1 次。

二诊：2009 年 9 月 27 日

药后咳嗽、活动后气短好转，余症同前。继服上方，并加用平肺口服液治疗 1 月。

三诊：2009 年 10 月 27 日

气短基本消失。继服平肺口服液治疗 1 月。并间断服用参莲胶囊抗肿瘤，巩固疗效。随访至 2011 年 2 月底患者仍健在，未见肿瘤转移复发。

体会：患者为老年男性，长期吸烟，烟熏火燎，肺为娇脏，不耐攻伐，日久肺气渐弱，不能输布水湿，致肺气不宣，痰湿蕴肺，久而成瘀，毒瘀互结，久成肺积。肺气被耗，宗气不足，宣肃失常，输布水液功能减弱，肺气上逆，气短喘促，故患者咳嗽，咯痰色白；痰湿阻滞气道，肺气不利，则为胸闷，气短。舌质淡，苔薄白，脉沉缓均为气阴两虚，痰湿瘀阻之征。故采用"益气养阴、行气化痰"法治疗。拟方以清燥救肺汤合生脉饮加减。沙参、太子参、黄芪补肺气，全瓜蒌、枇杷叶、苏子、杏仁宽胸降气化痰，麦冬、五味子、百合、生地、黄精、石斛、阿胶滋阴润肺。用药后咳嗽、活动气短明显好转。

故二诊继服原方，并加用平肺口服液，增强化痰之力。平肺口服液为根据李教授的经验方所制成的院内制剂，药物组成主要为：百合20g，麦冬15g，五味子12g，白及10g，鱼腥草15g，白花蛇舌草20g。主要功效养阴清肺，滋阴润燥。本方以百合、麦冬为君药，养阴润肺，生津润燥，清心安神。肺为娇脏，喜润恶燥，易受燥邪伤害，以百合、麦冬补肺阴，清肺热，兼具宁心安神之功。五味子为臣药，收敛固涩，益气生津，补肾宁心。君臣合用，养阴润肺，益气生津，共奏益气阴润肺燥之功效。白及，鱼腥草，白花蛇舌草为佐药。白及收敛止血，消肿生肌，可治体内外诸出血症，尤其肺胃出血之证。鱼腥草清热解毒，消痈排脓，利尿通淋，主入肺经，尤以清肺热见长。白花蛇舌草清热解毒，利湿通淋，用以治热毒所致诸症。三药合用共成清肺热解肺毒之功。本方旨在滋养肺阴，清化肺热，以防止燥热之邪伤及肺脏。上述特点使平肺口服液兼具润肺清燥之功，成为一个养肺阴与润肺燥共举的方剂，在临床上广泛应用于肺燥阴伤的病证。

三诊诸症进一步好转，停中药汤剂，继服平肺口服液，益气养阴、行气化痰。并间断服用中成药参莲胶囊抗肿瘤，加强抗肿瘤力量，巩固疗效。随访至2011年2月底患者仍健在，未见肿瘤转移复发。对于一个中晚期肺癌患者，术后2年余未出现转移复发，应该说中药的有效使用预防了肿瘤的进展。

病例4 ××，男，69岁。

初诊：2009年8月4日

患者2007年体检时发现左上肺阴影，查痰见鳞癌细胞，11月5日行左肺上叶切除术。术后病理示：中分化鳞状细胞癌，局部伴腺癌分化，淋巴结见癌转移。术后行全身化疗4周期。2008年复查胸部CT见：左下肺结节考虑转移，左胸腔积液；腹部CT见：双肾上腺转移；骨扫描示：左肋骨转移癌。更改化疗方案再化疗达 10 周期，放疗 1 周期。服用特罗凯治疗 2 个月。现疾病进展，复查见肺内肿物增大，但肾上腺肿物控制良好，肿物消失。

就诊时乏力明显，偶有咳嗽，咯痰色白量多，短气明显，喘促。经常感手术刀口处牵扯痛，后背痛，咳嗽及用力时加重。无发热、心慌心悸等不适，食纳差，小便尚调，大便 3～4 日一行。舌质淡暗，苔黄腻，脉弦细。

诊为肺积，证属肺脾两虚，痰湿内蕴。治宜健脾化痰，降气宽胸。

拟苏子降气汤合六君子汤加减，处方：

清半夏 10g	苏　子 10g	前　胡 15g	厚　朴 12g
瓜　蒌 12g	紫　菀 12g	款冬花 12g	桔　梗 10g
浙　贝 15g	陈　皮 10g	茯　苓 15g	白　术 12g
党　参 15g	黄　芪 15g	鸡内金 20g	金荞麦 15g

14 剂，水煎服，每日 1 剂，早晚各 1 次。

二诊：2009 年 9 月 4 日

短气、咳嗽、咳痰减轻，但痰量仍较多，乏力。上方将黄芪加到 30g，加胆星 12g，莱菔子 15g，地龙 15g。并加用院内制剂平肺口服液治疗 1 月。

三诊：2009 年 10 月 4 日

乏力基本消失，偶有咳嗽，痰量明显减少。继服原方及平肺口服液治疗。此后患者虽然左肺内有肿物，但一直未再行西医的放化疗，以中药治疗控制肿瘤发展，带瘤生存。到 2010 年 6 月仍存活。

体会：患者为老年男性，脏腑之气衰，加之吸烟，烟熏火燎，熏蒸于肺。肺为娇脏，不耐攻伐，日久肺气虚，肺主宣发肃降，通调水道，肺气不宣，水道不利，津液不得输布，聚湿成痰，肺为储痰之器，痰蕴日久结于肺，久成肺积。虽经手术，则机体正气更虚，余毒不清，流注于肺肾。肺气不足则短气，肺气上逆，则发为咳嗽。肾主骨生髓，肾气虚衰，则见骨质破坏，舌淡暗，苔黄腻，脉弦细，也为肺脾两虚，痰湿内蕴之征。故治宜健脾化痰，降气宽胸。

以苏子降气汤合六君子汤加减，清半夏、苏子、厚朴降气平喘；前胡、瓜蒌、紫菀、款冬、桔梗化痰止咳；黄芪益气，理气化痰；党参、茯苓、白术健脾化痰，以绝生痰之源；浙贝、金荞麦化痰散结；鸡内金健胃消食。二诊时乏力仍很明显，故加大了补气的黄芪用量，痰量也较多，加胆星12g，莱菔子15g，增加理气化痰的力量，并加用了平肺口服液。三诊时乏力好转，痰量减少，效不更方，继续用原方及平肺口服液，益气养阴、行气化痰。以后患者虽然肺内肿物缓慢进展，但一直未再继续放化疗，而以中药治疗为主，包括汤药、抗肿瘤的成药康莱特、榄香烯、鸦胆子等等，口服与静脉滴注均使用，以中药治疗控制肿瘤发展，带瘤生存。随访到2010年6月患者仍存活。

病例5 ××，女，66岁。

初诊：2010年4月2日

患者1年前发现右肺肿物，穿刺病理示鳞癌。因锁骨上淋巴结转移未行手术治疗，行放化疗（2009年9月30日结束）后，肿瘤缩小。

就诊时诉咳嗽、咯痰，量少，色白。背部不适，偶有气促，进食硬物时难以下咽，大便稀。舌淡紫，苔薄黄，脉细。

诊为右肺积，证属气虚血瘀，痰湿内蕴。治宜益气宽胸，化痰止咳。处方：

木蝴蝶10g	枇杷叶10g	川 贝10g	瓜蒌皮10g
百 部10g	清半夏10g	苏 子10g	党 参15g
枸杞子10g	当 归10g	竹 茹10g	石榴皮10g
茯 苓15g	鸡内金10g	焦三仙各30g	佛 手10g
生甘草5g			

14剂，水煎服，每日1剂，早晚各1次。

二诊：2010年4月16日

咳嗽痰少，背部不适。舌质淡红，苔薄白，脉沉。

处方：

木蝴蝶 10g	枇杷叶 10g	川　贝 10g	瓜蒌皮 10g
百　部 10g	半　夏 10g	苏　子 10g	党　参 15g
生甘草 5g	枸杞子 15g	当　归 10g	竹　茹 10g
石榴皮 10g	茯　苓 15g	佛　手 10g	鸡内金 10g

焦三仙各 30g

14 剂，水煎服，每日 1 剂，早晚各 1 次。

三诊：2010 年 4 月 30 日

服药后咳嗽好转，痰已经通畅，睡眠欠佳。舌淡红，苔薄白，脉细。

处方：

党　参 15g	元　参 20g	枸杞子 20g	当　归 10g
鱼腥草 10g	瓜蒌皮 10g	苏　子 10g	木蝴蝶 10g
菖　蒲 15g	酸枣仁 10g	桔　梗 10g	合欢皮 10g
白花蛇舌草 20g	石见穿 10g	鳖　甲 15g	百　合 20g

14 剂，水煎服，每日 1 剂，早晚各 1 次。

体会：患者肺鳞癌，因锁骨上淋巴结转移未行手术治疗，行放化疗后肿瘤缩小。但因患者未能手术，基本失去了长期生存的可能，虽然放化疗暂时结束，但仍需要巩固治疗，以争取长的生存期。

就诊时患者诉咳嗽、咯痰，食硬物时难以下咽，考虑与肺及纵隔内淋巴结压迫有关。诊为右肺积，证属气虚血瘀，痰湿内蕴，治宜益气宽胸，化痰止咳。以木蝴蝶、枇杷叶、川贝、瓜蒌皮、百部、清半夏化痰，苏子降气，佛手行气，党参、茯苓、当归、枸杞子益气健脾养血，竹茹降逆止呕，石榴皮止泻，鸡内金、焦三仙开胃。

二诊时咳嗽痰少，气促有缓解，仍感背部不适。继续化痰止咳散结治疗，巩固疗效。

三诊时诉服药后咳嗽明显好转，痰已经通畅，睡眠欠佳，加用菖蒲、酸枣仁、桔梗、合欢皮安神，鳖甲增强软坚散结之功，加强肿瘤控制。

病例6 ××，男，56岁。

初诊：2009年9月16日

患者2009年初无明显诱因出现刺激性干咳，伴胸痛、低热，行支气管镜取活检示：右肺上叶中心型肺癌，鳞癌可能性大。行化疗4周期，放疗40次，病情控制不理想，肺内肿物缓慢增大。因喘憋明显，伴头晕头痛而入院诊治。

入院后完善检查，发现全身多发转移，包括肺内、骨、脑等部位。自述全身乏力，咳嗽、短气、喘憋，头晕、头痛，言语欠清晰流利，食纳欠佳。舌淡，苔黄腻，脉弦数。

诊其为肺积风症，证属气滞血瘀。治宜平肝熄风，行气活血散结。同时行头颅放疗。处方：

黄　芪20g	天　麻12g	钩　藤10g	黄　芩10g
黄　连3g	茯　苓12g	陈　皮10g	泽　泻10g
菊　花12g	川　芎15g	白蒺藜10g	牛　膝12g

7剂，水煎服，每日1剂，早晚各1次。

二诊：2009年9月23日

服药后头晕、头痛略减轻，仍咳嗽、喘憋，并出现大便秘结，余症如前。上方加芒硝10g（单包烊化），石决明15g，鱼腥草15g，前胡15g，全瓜蒌15g，五味子10g，7剂，水煎服，日1剂，早晚各1次。

三诊：2009年9月26日

大便已排，头晕、头痛基本消失，咳嗽减轻，上方去芒硝，继服半月。

四诊：2009年10月9日

头晕、头痛、咳嗽等症状均消失，患者生活质量较好。

体会：肺癌脑转移为肺癌的常见转移部位，由于中枢神经系统的特殊性，脑转移的治疗十分必要。脑转移以头晕、头痛、恶心、呕吐、视物异常等为临床主要特征。患者诊断符合以上特征。此时西医治疗要开始头颅的放射治疗，但放疗中会进一步加重头颅水肿，加重头晕头痛、恶心呕吐等颅高压症状。需要在放疗同时加用脱水治疗。

李教授认为该患者素嗜烟酒，损伤肺气，肺为水之上源，肺气虚弱，不能通调水道，以致水聚为饮，凝而成痰，日久为肺积；痰湿蕴内，郁久化热，并引起气机不畅，气为血帅，气停则血停，气滞血瘀于经络；痰饮为邪，无处不到，故入脑。放化疗后更伤气血，血瘀于下不能上荣头面，气滞胃肠运化无力，而见咳嗽、咳痰，头晕、头痛等气滞血瘀之证。而头颅病灶，中医多归之于肝风内动，故临床多采用"平肝熄风，行气活血散结"法治疗。

拟方天麻钩藤饮加减。方中天麻、钩藤共为君药，平肝熄风；菊花、白蒺藜熄风散结，清利头目；牛膝引血下行，直折亢阳；黄芩、黄连清热降火；茯苓、陈皮、泽泻健脾行气利水；黄芪益气；川芎养血活血止头痛，全方共奏平肝熄风，行气活血散结之效。肺气不通，腹气不降，热结肠腑而成便秘，故二诊在平肝熄风，行气散结方药中加清热泻下通便之品，使肺气通，腑气降。咳嗽、喘憋加用鱼腥草、前胡、全瓜蒌、五味子止咳化痰平喘，再加石决明重镇平肝，使诸症自调。

病例7 ××，男，66岁。

初诊：2009年9月1日

2009年4月底于协和医院体检时查胸片发现右肺占位，PET－CT示：右颌下腺饱满，右侧颌下区、右侧咽旁多发淋巴结肿大，癌症可能性大；双肺多发结节，转移可能性大；双侧胸膜多发结节，右上肋胸膜结节代谢增高。于6月23日行右颌下肿物穿刺活检术，术后病理示：非小细胞型，倾向于鳞癌细胞。颈胸部CT示：考虑双肺多发转移瘤可能性大，右上肺结节也考虑为原发灶。并行2周期化疗。复查颈胸部CT示：双肺多发结节较前缩小。但患者化疗副反应较大，拒绝再行化疗，故求诊于中医。就诊时一般情况尚可，脸色㿠白，偶有咳嗽、咳痰、胸痛。食纳可，二便调。舌淡暗，苔黄腻，脉弦细。

诊为肺积,证属气阴两虚,痰湿内蕴。治宜益气健脾、化痰散结。拟方六君子汤加减。处方:

党 参15g	茯 苓10g	清半夏10g	陈 皮10g
浙贝母15g	桔 梗10g	牛蒡子10g	桑白皮10g
女贞子10g	枸杞子15g	鱼腥草15g	白 英10g
猫爪草12g	石见穿10g	络石藤10g	白花蛇舌草15g

7剂,水煎服,每日1剂,早晚各1次。

二诊:2009年9月8日

服药后咳嗽、短气减轻,仍有咳痰,瘰疬未变化,舌脉同前。上方加海浮石30g,继服7剂,水煎服,每日1剂,早晚各1次。

三诊:2009年9月15日

短气减轻,瘰疬减小,咳痰减少,舌苔白,脉证如前。上方不变,继服半月。

四诊:2009年9月29日

咳嗽、咳痰、短气等症状消失,右侧颌下区肿物稳定,生活质量改善。

体会:肺癌是当今世界各国常见的恶性肿瘤,发病率、死亡率均逐年升高,以咳嗽、咳血、胸痛、发热为临床主要特征。该患者主要症状为咳嗽、胸痛,伴右颌下淋巴结转移,经过病理证实,但未能手术。化疗两个周期后,肿物缩小,化疗有效,但因为惧怕化疗副作用,患者及家属坚决拒绝再行化疗,转而求助中医治疗。

患者为老年男性,脏腑气衰,濡养运化无力,日久肺气虚衰,水道不利,津液不得输布,聚湿成痰,痰蕴日久结于肺,久成肺积,并流注于颈部成为瘰疬。舌淡暗,苔黄腻,脉弦细,均为痰湿蕴热,气机不畅之象。故临床多采用"益气健脾、化痰散结"法治疗。

拟方六君子汤加减。方中党参、茯苓益气健脾,绝痰湿之源;佐以清半夏、陈皮、桔梗理气化痰;女贞子、枸杞子滋阴润肺;桑白皮、鱼腥草、浙贝母引药入肺,化痰清热;猫爪草、白英、白花蛇舌草、石见穿软坚散结。全方共奏益气健脾、化痰散结之效。因痰为顽邪，祛之最难，故二诊在益气健脾、化痰散结方药中加海浮石清热化痰、软坚散结，使痰湿化，症结去，肺气行而病缓。用药后颈部淋巴结明显缩小，乏力改善，提高了生活质量，达到与肿瘤共存，延长生存期的目的。

病例8 ××，女，58岁。

初诊：2010年6月18日

2010年2月查体见右肺肿物，3月23日行手术开胸探查，见有肺内转移，未切。以TP方案化疗，效果差，出现脑转移，未行放疗。就诊时一般状况欠佳，乏力，诉口淡无味，偶有咳嗽，咽喉不利，饮水呛咳，手指麻木，偶便秘。舌淡红，少苔，脉细。

诊为肺积，证属痰浊蕴肺。治宜补气养血，化痰散结。处方：

党　参15g	北沙参20g	川　贝10g	百　部10g
射　干10g	野菊花10g	莱菔子10g	木蝴蝶10g
枇杷叶10g	女贞子15g	枸杞子20g	红　藤10g
络石藤10g	土茯苓15g	白花蛇舌草20g	

14剂，水煎服，每日1剂，早晚各1次。

二诊：2010年7月7日

手麻止，便秘好转。仍感咽不利，伴刺激性干咳，脉细滑，舌淡红，苔薄黄。治宜清肺利咽，养血润肠，化痰散结。处方：

黄　芩10g	射　干10g	麦　冬15g	生　地20g
当　归15g	栀　子10g	瓜　蒌20g	桔　梗20g
半　夏5g	苏　子5g	木蝴蝶10g	鱼腥草20g
旋覆花10g	旱莲草10g	络石藤15g	透骨草10g
骨碎补10g	鸡内金10g	白花蛇舌草20g	

14剂，水煎服，每日1剂，早晚各1次。

三诊：2010年7月28日

复查发现肺与颅内病灶稳定，但发生了骨转移，目前口服易瑞沙行生物靶向治疗，同时以唑来膦酸治疗骨转移。干咳好转，手麻，呛咳，脉沉细，舌红，苔薄黄。

上方加：石榴皮 10g，牛膝 15g，海桐皮 10g。

四诊：2010 年 10 月 13 日

手麻止，咳嗽时术口不适，大便干。舌淡红，苔薄黄，脉沉细。

处方：

党　参 15g	肉苁蓉 10g	莱菔子 10g	郁李仁 10g
木蝴蝶 10g	川　贝 10g	百　部 10g	桔　梗 10g
透骨草 10g	骨碎补 10g	前　胡 10g	郁　金 10g
紫　草 5g	木　香 10g	苏　子 5g	沙　参 20g
白花蛇舌草 20g			

14 剂，水煎服，每日 1 剂，早晚各 1 次。

体会：患者为肺癌晚期，开胸时发现肺内已经有转移，手术无法完全切除肿瘤，故以化疗为主。但化疗效果不好，出现脑转移。因颅高压症状不明显，未行放疗，希望先用中药控制。

就诊时一般状况欠佳，乏力，诉口淡无味，偶有咳嗽，咽喉不利，饮水呛咳，手指麻木，偶便秘。诊为肺积，证属痰浊蕴肺。治宜补气养血，化痰散结。以党参、沙参益气，川贝、百部、莱菔子、木蝴蝶、枇杷叶化痰止咳，女贞子、枸杞子补肾，红藤通络缓解麻木，土茯苓、白花蛇舌草解毒抗癌。

二诊时手麻止，便秘好转。仍感咽不利，伴刺激性干咳，脉细滑，舌淡红，苔薄黄。治以清肺利咽，养血润肠，化痰散结。黄芩、栀子清肺化痰，射干利咽，瓜蒌、桔梗、半夏、苏子、木蝴蝶宽胸化痰，透骨草、骨碎补、络石藤通络，白花蛇舌草抗癌。

三诊时干咳好转，行复查发现肺与颅内病灶稳定，但发生了骨转移，目前口服易瑞沙行生物靶向治疗，同时以唑来膦酸治疗骨转移。手麻，呛咳，加入了石榴皮、牛膝、海桐皮增强通络缓解手麻。

四诊大便干。病情比较平稳，继续以宽胸理气，化痰散结为主，加用肉苁蓉、郁李仁通便。

病例 9 ××，男，72 岁。

初诊：2009 年 6 月 29 日

患者 2009 年 4 月初出现咳嗽，咯痰，痰中带血，胸部 CT 示：左上肺团块影，考虑肿瘤性病变可能性大。痰涂片结果示：查见癌细胞，可能为腺癌。4 月 22 日患者突发言语不清，口角歪斜，约持续 10 分钟，查颅脑 MRI 示：右侧颞叶及右侧小脑半球异常信号，周围大片水肿带，考虑转移瘤可能。4 月 29 日在天坛医院作 γ 刀治疗，5 月 5 日查支气管镜示左上肺占位，支气管黏膜病理：（左肺尖后段）可见较多量变性的脱落支气管黏膜上皮细胞、红细胞，少量鳞状细胞及淋巴细胞。5 月 7 日做左肺固有上叶灌洗液涂片：可见较多量脱落支气管黏膜上皮细胞、吞噬细胞及中性粒细胞。曾行化疗 1 周期，因惧怕副作用，拒绝再用化疗。

就诊时咳嗽，咯痰，痰中少量带血，偶胸痛胸闷，全身乏力，大便偏干，小便量色均正常，舌红，苔薄黄，脉细滑。

诊为肺积，证属气血两虚，痰湿内蕴。治宜益气宽胸，化痰止咳。

拟以瓜蒌薤白半夏汤和止嗽散加减。处方：

瓜 蒌 12g	清半夏 10g	薤 白 10g	陈 皮 10g
桔 梗 10g	前 胡 12g	鱼腥草 15g	紫 菀 12g
枳 壳 10g	黄 芪 20g	茯 苓 15g	白 术 10g
仙鹤草 20g	半枝莲 15g	鸡内金 20g	

14 剂，水煎服，每日 1 剂，早晚各 1 次。

二诊：2009 年 7 月 29 日

咳嗽、咳痰、乏力减轻，咳血减少，余症同前。继续服用该方，并加平肺口服液治疗 1 月。

三诊：2009 年 8 月 29 日

乏力基本消失，偶有咳嗽，无咳痰，无痰中带血。继服平肺口服液治疗 1 月。并加用特罗凯生物靶向治疗控制肺内原发灶，至今

（2011年5月）病灶稳定。

体会：患者为老年男性，脏气虚损，脾气虚，不能主水液，聚湿生痰；肺气虚，不能通调水道；肺失宣降，气机不利，津液失于输布，津聚为痰，痰凝气滞，脉络阻滞，痰湿胶结于肺，日久发为肺积。肺气不足，则见气短。肺朝百脉而主治节，肺气不足，血脉不利，血行迟滞，停于脉道，日久则为瘀血。痰瘀湿互结。舌红，苔白稍腻，脉细弱均为肺气不足，痰湿内蕴之象。故临床多采用"益气宽胸，化痰止咳"法治疗。

该患者方用瓜蒌薤白半夏汤和止嗽散，以瓜蒌、薤白宽胸化痰，黄芪补气，清半夏、陈皮、鱼腥草、紫菀、前胡化痰止咳，茯苓、白术健脾化痰，以绝生痰之源，仙鹤草止血，枳壳理气化痰，并助通便，桔梗化痰兼引诸药入肺经，半枝莲抗癌消瘤，鸡内金助消化增加食量。诸药共奏益气宽胸，化痰止咳之功。用之有效，效不更方，故二诊、三诊继服，并配合平肺口服液，益气养阴、行气化痰。患者胸痛、咳嗽咯痰明显缓解。

患者年老，由于化疗副反应稍大，拒绝再行化疗，改用生物靶向治疗，副反应小，肺内原发及转移灶控制良好，对老年患者尤宜，是目前最先进的治疗方式。患者至今健在。

病例10　××，男，56岁。

初诊：2010年11月5日

患者2010年1月18日胸CT结果：右肺上叶3.2cm×3.3cm，双肺内转移。曾化疗。末次于2010年8月结束，肿物基本稳定。就诊时诉全身乏力，胸痛，咳嗽咯白痰，活动后短气，喘憋不明显。食欲不佳，舌质淡红，苔白，脉沉细。

诊为肺积，证属气血两虚，痰湿蕴肺。治宜益气养血，化痰止咳。处方以四君子汤合止嗽散加减：

生黄芪20g　　党　参10g　　白　术10g　　茯　苓12g

前　胡12g　　桔　梗10g　　枳　壳8g　　瓜　蒌12g

木蝴蝶 12g　　枇杷叶 15g　　鱼腥草 20g　　川　贝 12g

百　部 12g　　苏　子 10g　　鸡内金 20g　　白花蛇舌草 15g

14 剂，水煎服，每日 1 剂，早晚各 1 次。

二诊：2010 年 11 月 17 日

服上方后胸痛好转，咳嗽减少。近日感冒，服药中，虚汗，四肢痛、头晕，服阿司匹林后有咯血。大便 3 次/日。舌淡红，苔薄黄腻。

处方：

柴　胡 5g　　　五味子 10g　　浮小麦 30g　　木蝴蝶 10g

枇杷叶 10g　　鱼腥草 10g　　川　贝 10g　　百　部 10g

桑　枝 20g　　海桐皮 10g　　仙鹤草 15g　　白　及 10g

蔓荆子 10g　　藁　本 10g　　党　参 20g　　麦　冬 10g

白花蛇舌草 20g　红豆杉 6g

14 剂，水煎服，每日 1 剂，早晚各 1 次。

三诊：2010 年 12 月 8 日

痰血止，有少量白痰，憋气缓解，乏力，大便 3 次/日。舌淡红，苔薄白，脉滑。

处方：

瓜蒌皮 10g　　狗　脊 10g　　川　贝 10g　　桑白皮 10g

枸杞子 20g　　当　归 15g　　党　参 10g　　麦　冬 10g

五味子 10g　　木　瓜 20g　　川牛膝 10g　　蔓荆子 10g

木蝴蝶 10g　　鱼腥草 10g　　苏　子 10g　　清半夏 5g

红豆杉 6g

14 剂，水煎服，每日 1 剂，早晚各 1 次。

四诊：2010 年 12 月 22 日

一般状况好转，下肢软好转。略咳嗽，胸闷，有白痰，稍喘，伴虚汗，大便 2 次/日。

处方：

枸杞子 20g　　牛　膝 10g　　木　瓜 15g　　海桐皮 15g

瓜蒌皮 15g　　川　贝 10g　　桑白皮 10g　　木蝴蝶 10g

五味子 10g　　浮小麦 30g　　桔　梗 15g　　苏　子 5g

半　夏 5g　　茯　苓 20g　　红豆杉 6g

14 剂，水煎服，每日 1 剂，早晚各 1 次。

体会：患者发现肿瘤时已经晚期，出现双肺内转移，没有手术机会。行多次化疗后，肿瘤处于稳定期，此时不能一直靠化疗，患者体质也比较差，需要寻找维持治疗，巩固疗效，副作用又比较小的治疗方式。患者找到了李教授，希望通过中药治疗改善体质，稳定肿瘤。

二诊时胸痛好转，咳嗽少，诉虚汗，四肢痛，头晕，服阿司匹林有咯血。处方中除木蝴蝶、枇杷叶、鱼腥草、川贝、百部等入肺经止咳化痰药物之外，加五味子、浮小麦止汗，蔓荆子、藁本清利头目，仙鹤草、白及止血，桑枝、海桐皮通络，白花蛇舌草、红豆杉解毒抗癌。

三诊时痰血止，憋气缓解，有少量白痰，乏力。加狗脊、川牛膝、枸杞子补肾壮骨，增强缓解乏力之功。

四诊时一般状况好转，下肢有力，仍有咳嗽，有白痰，稍喘，伴虚汗，继续化痰止咳，益气通络，解毒抗癌。

病例 11　××，男，71 岁。

初诊：2010 年 10 月 20 日

病人反复咳嗽，以干咳为主，发热，有时伴咯少量血。因是"肺癌晚期"，且不宜手术，西医用抗感染、止咳及支持等对症治疗后，终日厌食不纳，头昏，神疲乏力，干咳，病人情绪低落，身体虚羸，不能接受化疗，邀老师会诊。症见：无食欲，精神差，形体消瘦，咳嗽伴咯少量血，两颧潮红，唇红，周身疼痛，口干便结，心烦不寐，动则气促，舌红绛、无苔，脉弦细。

证属气阴两虚，胃阴大亏。治宜滋养胃阴兼以养气。用益胃汤加减，处方：

北沙参 30g　　麦　冬 10g　　石　斛 15g　　玉　竹 12g

生　地 10g　　鸡内金 12g　　木　瓜 10g　　川　贝 10g

乌　梅 12g　　砂　仁 3g　　山　楂 15g　　六　曲 10g

薏苡仁30g　　紫河车15g

7剂，水煎服，每日1剂，早晚各1次。

二诊：2010年10月30日

二诊时，述服药后食欲大增，口不干，精神爽，可自行下床，大便通畅，仍感身痛，咳嗽痰白，舌红、苔白滑，脉细。效不更方，守方加十大功劳20g，金荞麦15g，瓜蒌皮20g，郁金10g，另加人参100g、冬虫夏草60g研末分次吞服，每次10g，调治半月后开始接受化疗，化疗期间一直服用上方加减，病人食欲大增如常人。

体会：李教授在治疗肿瘤病方面，强调调理脾胃是肿瘤病人提高生活质量、延长生存期的重要环节。肿瘤病人初起虽为肿瘤邪毒蕴结，但随着肿瘤消耗，病程迁延，久病致虚。手术，尤其是放化疗产生各种不同程度的毒副作用，都可给病人机体带来损害，使脾胃功能失调。症见食欲减退、恶心呕吐、腹胀腹泻、四肢乏力、精神不振、心悸气短、失眠、形瘦体羸。此时若仍用以毒攻毒、活血化瘀、软坚散结等攻法，则弊大于利，即使强行治癌，反使人体元气大亏，"关门杀贼"，反被贼害，不但给病人带来痛苦，而且延误治疗时机。而脾胃乃后天之本，气血生化之源，水谷精微、营养物质均赖脾胃的消化吸收以营养全身。因此，治疗肿瘤一定要调理脾胃功能，以健脾益气、调理升降、养阴益胃为治则，此即《内经》所谓"得谷者昌，失谷者亡"、"人以胃气为本"、胃为"气血生化之源"，充分体现了脾胃在人体生命活动中的重要性。

病例 12 ××，男，60岁。

初诊：2010年6月18日

患者于2010年2月查体发现右肺肿物，诊为肺癌。3月23日肿瘤医院拟行"右肺下叶切除"手术，开胸发现有转移，未做切除，行3周期化疗，用紫杉类、卡铂等，疗效差，2个月后肝、脑转移，没放疗。

患者偶有咳嗽，呛咳，咽部不利，手指发麻，口淡无味，便秘。昨日查血象（-），脉细，舌淡红、少苔。

治宜补气养血，通络润肠。处方：

党　参15g	沙　参20g	川贝母10g	百　部10g
射　干10g	野菊花10g	红　藤10g	络石藤10g
木蝴蝶10g	枇杷叶10g	女贞子15g	枸杞子20g
莱菔子10g	土茯苓15g	白花蛇舌草20g	

15剂，水煎服，每日1剂，早晚各1次。

二诊：2010年7月7日

第4周期化疗刚结束，第1、2周期化疗曾用升白药，后两个周期只用中药，咽部不利，刺激性干咳，呛咳已止，手麻已止，便秘得缓解，脉细滑，舌暗红，苔薄黄。

治宜清肺利咽，养血润肠，解毒散结。处方：

射　干10g	麦　冬15g	生　地20g	墨旱莲10g
当　归15g	肉苁蓉10g	全瓜蒌20g	鸡内金10g
清半夏5g	苏　子5g	木蝴蝶10g	鱼腥草10g
旋覆花10g	络石藤15g	桔　梗20g	白花蛇舌草20g

15剂，水煎服，每日1剂，早晚各1次。

三诊：2010年7月28日

医科院肿瘤医院化疗4周期，7月5日结束，肝、腰椎转移，呛咳已止，咽部不利，便秘已止，手麻已止。脉沉细，舌红薄黄苔。

上方去肉苁蓉，加山栀10g、透骨草10g、骨碎补10g、黄芩10g。

15剂，水煎服，每日1剂，早晚各1次。

四诊：2010年8月20日

便秘已止，咳嗽，右胸手术处不适，手麻已止，脉沉细，舌淡红薄黄苔。治宜滋阴润肺，化痰散结。处方：

木蝴蝶15g	川贝母10g	百　部15g	全瓜蒌20g
女贞子10g	炙杷叶10g	清半夏10g	桔　梗15g
透骨草10g	骨碎补10g	黄　芩10g	山　栀10g
木　香10g	竹　茹10g	莱菔子10g	络石藤10g

白花蛇舌草20g

15 剂，水煎服，每日 1 剂，早晚各 1 次。

五诊：2010 年 10 月 13 日

便秘已止，咳嗽已好转。脉沉，舌紫薄黄燥苔。

处方：

党　参 15g	肉苁蓉 10g	莱菔子 10g	柏子仁 10g
木蝴蝶 10g	川贝母 10g	百　部 10g	桔　梗 10g
透骨草 10g	骨碎补 10g	前　胡 10g	郁　金 10g
紫　草 5g	木　香 5g	苏　子 5g	沙　参 20g
白花蛇舌草 20g			

15 剂，水煎服，每日 1 剂，早晚各 1 次。

体会：患者肺癌晚期，广泛转移；初诊时有咳嗽，呛咳，咽部不利，手指发麻，口淡无味，便秘。脉细，舌淡红、少苔。辨为气虚血燥，筋脉肠道失于荣养，故见上述诸症，治以补气养血，通络润肠为法。方中党参益气，沙参、女贞子、枸杞子养阴润燥，川贝母、百部、木蝴蝶、枇杷叶、射干润肺止咳、利咽化痰，野菊花疏风清热，红藤、络石藤通络散结，莱菔子行气导滞，土茯苓、白花蛇舌草清热解毒散结。

二诊第 4 周期化疗刚结束，未用西药升白药，只用中药，血象稳定。说明前法益气养血对化疗副作用有较好治疗作用。患者咽部不利，刺激性干咳，但呛咳已止，手麻已止，便秘得缓解，脉细滑，舌暗红，薄黄苔。中药以清肺利咽，养血润肠，解毒散结为法，在原方基础上加麦冬、生地、墨旱莲、当归、肉苁蓉滋阴、养血、润燥。桔梗、全瓜蒌、射干、清半夏、苏子、木蝴蝶、鱼腥草皆肺经用药，共奏清肺、利咽、止咳功效，加旋覆花降逆、络石藤活络散结，白花蛇舌草抗瘤解毒散结。

三诊时呛咳、咽部不利、便秘、手麻已止。脉沉细，舌红薄黄苔。上方去肉苁蓉，加山栀、黄芩清热泻火，因有骨转移故加透骨草、骨碎补补肾壮骨。

四诊、五诊皆根据病情变化或加益气之品，或加理气之品，但总不离益气养阴润燥之品。

病例13　××，男，65岁。

初诊：2010年4月9日

2009年6月发现右肺下叶肿物4.0cm×3.8cm，伴双肺转移，腺癌，现化疗中，靶向药已服用4月。2010年3月18日化疗后复查CT示：与2010年2月9日比，右肺下叶3.1cm×2.8cm肿物，双肺多发转移瘤，斑片条索影较前增多，考虑为病情进展。未见积液。刻下化疗中，咳嗽重，白痰多，胸闷，白细胞低，厌食，鼻出血。脉细，舌红，苔少，面赤。

治宜清肺化痰，健脾宽胸。处方：

炙杷叶10g	川贝母10g	木蝴蝶10g	前　胡10g
党　参10g	元　参15g	清半夏10g	竹　茹15g
仙鹤草10g	槐　花10g	鸡内金10g	焦三仙各10g
丹　皮10g	地骨皮10g	白　及20g	白花蛇舌草20g

15剂，水煎服，每日1剂，早晚各1次。

二诊：2011年1月28日

诉10个月来一直用上述中药口服，配合多次化疗，刚出院3天。2011年1月6日肿瘤医院CT：右肺下叶原发灶规则分叶状肿物3.0cm×2.0cm，同前相仿，双肺多发转移瘤，同前相仿，双肺、纵隔、双颈未见淋巴结。近日咳嗽，胸闷，白细胞稍低，气短，脉沉，舌红，薄黄腻苔。

治宜清肺宽胸，益气散结。处方：

党　参15g	麦　冬10g	五味子10g	生黄芪15g
炙杷叶10g	鱼腥草10g	木蝴蝶10g	川贝母10g
射　干10g	全瓜蒌15g	炙鳖甲10g	枸杞子15g
女贞子9g	半枝莲15g	白花蛇舌草10g	百　部10g
桔　梗15g			

15剂，水煎服，每日1剂，早晚各1次。

体会：患者就诊时已晚期，双肺多发转移，予化疗，靶向治疗，仍咳嗽，白痰多，胸闷，血象低，厌食，鼻出血。脉细，舌红，苔少，面赤。根据病情及症状李教授考虑为肺癌晚期，耗伤正气，加之化疗更损气血，治疗当以清肺化痰，健脾宽胸。方中党参益气健脾，清半夏、竹茹、炙杷叶、川贝母、木蝴蝶、前胡清肺化痰止咳，元参、丹皮、地骨皮清解虚热，仙鹤草、槐花、白及凉血止血，鸡内金、焦三仙助消化以滋生化之源，白花蛇舌草抗瘤解毒。患者二诊时诉坚持服用中药10月，能耐受化疗，复查病灶稳定，考虑到病程较久，正气损伤，故仍以中药益气散结，清肺宽胸为法治疗，加用生黄芪益气，麦冬、五味子、女贞子、枸杞子、炙鳖甲养阴益肾，取金水相生之意，炙杷叶、鱼腥草、木蝴蝶、川贝母、桔梗、射干、全瓜蒌、百部皆肺经用药，配合用之起到清肺宽胸止咳之效，半枝莲、白花蛇舌草乃抗瘤解毒之常用药物。

病例 14 ××，男，67 岁。

初诊：2009 年 10 月 16 日

左肺腺癌，2004 年 1 月手术，2006 年 10 月发现左锁骨上淋巴结转移，曾用同位素治疗。全身骨扫描证实脊柱骨转移，肋骨转移。刻下：胸痛，呼吸不畅，近日胸 CT（-），舌红，脉弦滑。

诊为肺积，证属青瘀内结，侵骨伤髓。

治宜清肺散结，益肾通络。处方：

浙贝母 15g	炙杷叶 10g	野菊花 10g	全瓜蒌 15g
桑寄生 10g	狗　脊 10g	金铃子 10g	木蝴蝶 10g
当　归 15g	白花蛇舌草 20g	葛　根 10g	透骨草 10g
骨碎补 10g	补骨脂 30g		

15 剂，水煎服，每日 1 剂，早晚各 1 次。

二诊：2010 年 5 月 14 日

诉服药后胸痛消失，因在外地，来京不便，间断原方继服 100 多剂，病情稳定。刻下：乏力，四肢酸痛。脉弦，舌红，黄腻苔。

治宜滋阴润肺，益气散结。处方：

墨旱莲10g	女贞子15g	沙 参20g	党 参15g
麦 冬10g	五味子10g	全瓜蒌10g	炙杷叶10g
浙贝母10g	百 部15g	川贝母10g	木蝴蝶10g
透骨草10g	骨碎补10g	补骨脂10g	白花蛇舌草20g

15剂，水煎服，每日1剂。可在当地取药连续服用1～3月。

三诊：2010年11月17日

间断服药100余剂，乏力，四肢酸痛明显减轻，稍感气短，失眠。脉沉细弱，舌红，齿痕，白腻苔。颈部及锁骨上淋巴结（－）。

治宜益气补肾，通络散结为法。处方：

麦 冬10g	五味子10g	枸杞子20g	女贞子10g
千年健10g	海桐皮10g	豨莶草10g	木 瓜15g
酸枣仁10g	菖 蒲10g	木蝴蝶10g	浙贝母20g
百 部10g	透骨草10g	骨碎补10g	鱼腥草10g

15剂，水煎服，每日1剂。无不适，可连续服用1～3月。

体会：患者左肺腺癌手术后，两年后发现左锁骨上淋巴结转移，多发骨转移，胸痛，但胸CT示肺内无复发，中药治以益肾通络，清肺散结。方中桑寄生、透骨草、骨碎补、补骨脂、狗脊补益肝肾，浙贝母、木蝴蝶、炙杷叶、野菊花、全瓜蒌清肺散结，金铃子、葛根通络止痛，当归养血，白花蛇舌草解毒散结。治疗骨转移李教授多从补益肝肾入手，因肾主骨，故骨转移和肾的关系最大。李教授最喜欢用三骨汤（透骨草、骨碎补、补骨脂）治疗，既起到补肾作用，又有止痛效果。二诊时诉间断服药100余剂，胸痛消失，7月来病情稳定。仍以三骨汤加用墨旱莲、女贞子、沙参、党参、麦冬、五味子以益气养阴，全瓜蒌、炙杷叶、浙贝母、百部、川贝母、木蝴蝶润肺散结。三诊乏力，四肢酸痛明显缓解，说明药证相符，三诊在原方基础上加用千年健、海桐皮、豨莶草、木瓜加大祛风通络散结作用，佐酸枣仁安神以治失眠。

病例 15 ××，女，68岁。

初诊：2010 年 12 月 3 日

以咳嗽、咳痰 5 天，全身多处出血斑就诊。2 月前曾因肺癌行肺部放疗（具体剂量不详）。2010 年 11 月 4 日因咳嗽入 307 医院，诊断为肺炎。当时查 WBC 2.8×10^9/L，N 40.7%，淋巴细胞 41.4%，胸部 CT：两肺多发片状斑化影，纵隔内小淋巴结，胸膜增厚，肝内多发低密度影，腹膜后淋巴肿大。B 超：肝内多发囊肿。建议药物口服治疗，定期复查血常规、胸部 CT，不适随诊。10 月 30 日胸片：两肺炎性特征，双侧胸膜增厚。11 月 4 日胸片：两肺间质炎性改变，与 10 月 30 日比无好转。12 月 1 日白细胞 1.93×10^9/L（正常值 3.69×10^9/L～9.16×10^9/L）淋巴细胞 0.104×10^9/L（正常值 0.03×10^9/L～0.1×10^9/L），中性粒细胞 0.424×10^9/L（正常值 0.5×10^9/L～0.7×10^9/L）。在 307 医院口服"升白药"。脉沉细，舌淡红。曾用中药泡脚，嘱停用中药泡脚。

辨证为阴虚肺燥、气血两虚。治宜润肺止咳，化痰散结，益气养血，凉血止血。处方：

党 参20g	生黄芪19g	茯 苓20g	仙鹤草10g
丹 皮10g	地骨皮10g	茜 草10g	白 及15g
地 榆10g	大生地15g	墨旱莲10g	槐 花10g
生薏苡仁30g	半枝莲10g	麦 冬10g	五味子10g
全瓜蒌10g	炙杷叶10g	浙贝母10g	百 部15g

15 剂，水煎服，每日 1 剂，早晚各 1 次。

二诊：2010 年 12 月 20 日

皮肤出血消失，咳嗽、咳痰明显好转，但血象仍较低，上方去丹皮、茜草、白及、地榆、墨旱莲、槐花、地骨皮，加阿胶、鹿角胶各10g继服。

体会：患者肺癌放疗后，导致放射性肺炎，骨髓抑制，按中医辨证为阴虚肺燥、气血两虚，治疗以润肺止咳，化痰散结，益气养血，凉血止血为法。方中党参、生黄芪、茯苓、生薏苡仁健脾益气，仙鹤草、丹皮、茜草、白及、地榆、大生地、墨旱莲、槐花养血、凉血、止血，地骨皮、半枝莲清热散结，麦冬、五味子、全瓜蒌、炙杷叶、浙贝母、百部润肺止咳、化痰。李教授认为放疗属于中医热毒之致病邪气，可伤阴化燥，致血热妄行，治疗当养阴润燥、凉血止血，通过治疗收效明显。二诊血象低用血肉有情之品阿胶、鹿角胶养血补血。

病例 16　×××，女，54 岁。

初诊：2010 年 3 月 4 日

2006 年 3 月因咳嗽，发热，查胸 X 片示：左上胸壁肿物，左肺门圆形阴影，边界不清。CT 提示：左肺外带软组织肿块影，自胸壁向内突入肺野，表面不平，厚度 2.8cm，穿刺取病理：肺低分化腺癌。X 片提示：左第二肋骨溶骨性破坏，符合肺癌肋骨转移，未手术。患者 4 年来 3 次住院，应用 TP 方案化疗 2 个疗程，局部放疗 4000cGy。

刻下：病情进展，正在放化疗期间，乏力、厌食、胸胁满闷、咳嗽、白细胞下降。舌淡红、脉细弱。

辨证为气血双亏，脾失健运。治宜益气养血、温中健脾为主。处方：

太子参 15g	生黄芪 20g	熟　地 15g	陈　皮 10g
清半夏 10g	当　归 10g	白　芍 10g	白　术 15g
茯　苓 15g	旋覆花 10g	竹　茹 10g	女贞子 10g
枸杞子 10g	全瓜蒌 10g	炙杷叶 10g	浙贝母 10g
百　部 15g	苏　子 10g	鸡内金 15g	甘　草 10g

15 剂，水煎服，每日 1 剂，早晚各 1 次。

二诊：2010 年 3 月 28 日

乏力、胸闷好转，有食欲，咳嗽减，血象上升，自觉气短、轻咳，已顺利完成放化疗。上方加：阿胶 10g、桔梗 10g、款冬花 10g、五味子 6g、桑白皮 10g、鱼腥草 30g。继服 15 剂，其后多次门诊，皆以上方随症加减。定期复查，肿瘤稳定，体力上升，能进行轻体力劳动，化验其他各项均在正常范围。2010 年 9 月全身骨扫描及 X 片显示：左肋骨转移病灶较前吸收。

体会：肺腺癌除早期手术外，对放化疗均不甚敏感，自然生存期仅 1 年左右，出现骨转移后平均生存期不足半年。本例为低分化腺癌，早期即出现骨转移，提示恶性程度较大，预后不佳。本例除应用化疗外，长期服用中药，有一定作用。该患者脾肺气虚症状明显，祖国医学有"积之成者也，正气不足，而后邪踞之"以及"正盛邪易去，邪去正易复"和"养正邪自除"之说。本例注重补益肺脾，以扶正为主，兼以清肺化痰散结等中草药祛邪，使诸症得减，肿瘤得以控制。

第二节　食管癌

一、概述

食管癌是主要起源于食管鳞状上皮和柱状上皮的恶性肿瘤，鳞癌约占 90%，腺癌约占 10%。中国是食管癌的高发区，也是食管癌病死率最高的国家之一，年死亡率超过 100/10 万人以上者有 19 个县市，年死亡率最高者达 303.37/10 万人。食管癌最典型的临床表现为进行性吞咽困难。

本病发病情况在不同国家和地区相差悬殊，即使在同一国家的不同地方或不同民族之间也可有明显差异。我国是食管癌高发区，食管癌高发区之一的河南林州（即原林县），其 1966 年的发病率，男性为 141.1/10 万人，女性为 100.9/10 万人；1987 年的发病率，男性为 142.5/10 万人，女性为 115.0/10 万人。据 1990 ~ 1992 年全国 22 个省（市、区）抽样地区居民恶性肿瘤死亡率及死因构成分析来看，其死亡率为 15.15/10 万人（其中男性为 20.22/10 万人，女性为 10.32/10 万人），居于胃癌、肝癌、肺癌之后。近年来，尽管我国城市的食管癌死亡率下降了29.21%，但我国农村的食管癌死亡率仍无明显下降。

食管癌可发生在食管任何部位。据我国统计资料显示，食管中段最多，约52.69%～63.33%；下段次之，约24.95%～38.92%；上段最少，约2.80%～14.10%。国外资料的结果与此大致相似。部分胃贲门癌延伸至食管下段，常与食管下段癌在临床上不易区别，故又称食管贲门癌。

食管壁因缺少浆膜层，因此食管癌的直接浸润方式很重要。另外，最近的资料提示，肿瘤一旦侵入黏膜下组织，56%的病人已有血行转移，32%的病人已有淋巴转移。还有资料也提示，癌组织侵犯至黏膜固有层时发现有12%的病人已有血管内浸润，40%已有淋巴结转移；癌组织一旦侵及黏膜下层时，73.3%的病人有血管内浸润，31.7%的病人有淋巴结转移。

食管癌的治疗方法主要为外科手术及包括放疗、化疗、经内镜治疗等在内的非手术治疗。目前，还推崇手术与放疗、化疗相结合的综合治疗方法。放疗与化疗同时或序贯应用，能提高食管癌的局部控制率，减少远处转移，延长生存期。

二、病因病机

本病的确切病因尚未完全清楚。但某些理化因素的长期刺激和食物中致癌物质，尤其是硝酸盐类物质过多是食管癌的重要病因。同时食物中微量元素和矿物质的缺乏、酗酒、抽烟、基因突变、遗传因素等也可能参与本病发生。

食管癌在中医文献中，多属"噎膈"范畴，又称本病为"膈噎"、"噎塞"等。早在两千年前就有噎膈的描述。《内经》有"三阳结谓之膈"；"饮食不下，膈噎不通，食则吐"的记载。后对本病认识又有不断发展，如《医贯》说"噎膈者，饥欲得食，但噎塞迎逆于咽喉胸膈之间，在胃口之上，未曾入胃即带痰涎而出"，具体阐明了本病的发病部位及典型临床表现。这些描述与现代医学的食管癌症状十分相似。

三、辨证论治

食管癌属中医学"噎膈"范畴。李教授认为食管癌的发生因脏腑气血功能不足，又感外来之邪，或邪气内生，致气滞、痰阻、血瘀等互结于食管，日久生癌，阻塞食管。疾病性质为本虚标实，病位在食管，属胃气所主，与肝、脾、肾密切相关。由于肝脾肾功能失调，导致气、血、痰互结，津枯血燥而致食管狭窄、食管干涩是噎膈的基本病机。

食管癌早期偏气结，血瘀未甚，多表现邪盛正不衰，治疗以祛邪为主，治以理气化痰开郁；中期津伤热结，痰瘀交阻，当以滋阴、散结、化痰、行血；后期津枯血少，气虚阳微，则以扶正为主，酌用祛邪破结之品等。

治疗原则：本病初起以标实为主，重在治标，以理气、化痰、消瘀为法，并可少佐滋阴养血润燥之品。后期以正虚为主，重在扶正，以滋阴养血，益气温阳为法，也可少佐理气、化痰、消瘀之药。在临床上还应注意治标当顾护津液，不可过用辛散香燥之品；治本应保护胃气，不宜多用滋腻之品。

1. 痰气交阻

主证：吞咽时自觉食道梗塞不舒，胸膈痞满，甚则疼痛；情志舒畅可减轻，精神抑郁则加重。尚可见嗳气呃逆，呕吐痰涎，口干咽燥，大便艰涩。舌脉：舌质红，苔薄腻，脉弦滑。

治法：开郁化痰，润燥降气。

方药：启膈散加减，丹参 15g，川贝 10g，郁金 10g，茯苓 15g，砂仁 10g，荷叶 10g，沙参 10g，升麻 6g，方中以丹参、郁金、砂仁化瘀解郁，理气和胃；沙参、川贝、茯苓养阴生津，化痰散结；以荷叶、升麻升津降浊，以和胃气。

2. 津亏热结

主证：吞咽梗涩而痛，水饮可下，食物难进，食后大部分食物吐出。尚可见胸背灼痛，形体消瘦，肌肤枯燥，五心烦热，口燥咽干，渴欲冷饮，大便干结。舌质红而干，或有裂纹，脉弦细数。

治法：滋养津液，泻热散结。

方药：五汁安中饮加味，梨汁100mL，藕汁100mL，生姜汁50mL，韭菜汁30mL，沙参15g，石斛15g，生地15g，熟地15g，上方以梨汁、藕汁养胃生津，生姜汁和胃降逆，韭菜汁活血行瘀。并可加沙参、石斛、生地、熟地等，双补胃肾之阴，以增疗效。

3. 瘀血内结

主证：吞咽梗阻，胸膈疼痛，食不得下，甚则滴水难进，食入即吐。尚可见面色暗黑，肌肤枯燥，形体消瘦，大便坚如羊屎，或吐下物如赤豆汁，或便血。舌质紫暗，或舌质红少津，脉细涩。

治法：破结行瘀，滋阴养血。

方药：通幽汤，生地15g，当归10g，桃仁10g，红花10g，甘草6g，升麻6g。上方以生地、当归滋阴养血；桃仁、红花破结行瘀；甘草益脾和中；升麻升清降浊。可酌加三七、丹参、赤芍、五灵脂祛瘀通络；海藻、昆布、贝母、瓜蒌、黄药子软坚化痰；牛乳汁润其燥。

4. 气虚阳微

主证：长期吞咽受阻，饮食不下，面色㿠白，精神疲惫，形寒气短。尚可见面浮足肿，泛吐清涎，腹胀便溏。舌质淡，苔白，脉细弱。

治法：温补脾肾，益气回阳。

方药：温脾用补气运脾汤，温肾用右归丸。前方人参10g，黄芪30g，白术15g，茯苓15g，半夏10g，陈皮10g，生姜6g，用人参、黄芪、白术、茯苓等补气益脾为主；半夏、陈皮、生姜等和胃降逆为辅。并可加入旋覆花、代赭石等以增强降逆止吐之力。后方熟地 15g，山茱萸 10g，当归 10g，枸杞子 10g，鹿角胶 10g，肉桂 6g，附子 10g，杜仲 10g，以熟地、山茱萸、当归、枸杞等滋肾阴，又用鹿角胶、肉桂、附子、杜仲等温肾阳，为阴中养阳之法。若中气下陷，少气懒言可用补中益气汤；若脾虚血亏、心悸气短可用十全大补汤加减。噎膈至脾肾俱败阶段，一般宜先进温脾益气之剂，以救后天生化之源，待能稍进饮食与药物后，再以暖脾温肾之方，汤丸并进，或两方交替服用。

四、临证体会

1. 注重养阴润燥

李教授认为食管癌的发生因脏腑气血功能不足，性质为本虚标实，病位在食管，属胃气所主，津枯血燥而致食管狭窄、食管干涩是其基本病机。故在临床上食管癌患者多表现为吞咽梗涩而痛，食物难进，食后即吐，胸背灼痛，形体消瘦，五心烦热，口燥咽干，大便干结，舌质红而干，或有裂纹，脉弦细数等阴虚血燥之象。治疗上多以养阴润燥为主，故上述见证者多以沙参麦冬汤为主加减，此类药物以沙参、麦冬、玉竹、石斛、生地、玄参为主，辅以黄柏、炒山栀、知母坚阴清热。

2. 理气而不伤气

食管癌多由情志不遂所致，气机不畅，气滞则血瘀。故李教授在食管癌治疗中总不忘加用理气之品，善用玫瑰花、佛手、绿萼梅等理气不伤正之品，少用木香、厚朴、枳壳、青皮等伤阴耗气之品。

3. 随证加减

临床上根据不同的证型和患者具体的情况合理选择药物。强调临床上应根据患者具体情况，或偏于祛邪，或偏于扶正，或祛邪与扶正并重。对食管癌发展过程中出现的一些症状的处理体现了李教授的用药特色。

疼痛明显者，加用延胡索、徐长卿、炒白芍、川楝子；

有出血的患者，常用地榆炭、白及、仙鹤草、藕节炭、侧柏叶、紫草、生地；

淋巴结有转移者，常加夏枯草、玄参、昆布、山慈姑、猫爪草、藤梨根、山豆根、僵蚕、穿山甲、胆南星；

吞咽困难者，常加威灵仙、丁香、柿蒂、半夏；

正气亏虚者，常用党参、黄芪、白术、山药、黄精；

睡眠不好者，常用枣仁、合欢皮、百合、茯神、夜交藤；

有腹泻者，用煨葛根、炒黄芩、黄连、石榴皮、诃子、乌梅炭、炒山药；

消化功能紊乱者，常用白术、鸡内金、谷麦芽、六神曲；

有恶心、呕吐的患者，常予二陈汤、旋覆代赭汤加减；

呕吐酸水痰涎者，常加黄连、砂仁、吴茱萸、干姜、良姜、清半夏；

食管上皮中重度增生者，用六味地黄丸加减，配合威灵仙、白花蛇舌草、山慈姑、三七。

对放疗后的病人，系热毒伤阴，气血大伤。治疗上予清热解毒，生津润燥，清补气血，健脾和胃，滋补肝肾。常用麦冬、石斛、天花粉、生地、女贞子、枸杞子、半枝莲、蒲公英。

对化疗后的病人，系气血亏虚、胃失和降。治以温补气血，健脾和胃，滋补肝肾，多以香砂六君子汤加减。

李教授认为单药对食管癌癌细胞有抑制作用的有半枝莲、白花蛇舌草、山豆根、威灵仙、急性子、壁虎、半夏、冬凌草、蜈蚣、莪术、薏苡仁、蜂房等。

五、病案举例

病例1　××，男，39岁。

初诊：2009 年 12 月 4 日

患者 2009 年 6 月出现吞咽困难，外院胃镜示：食管上段管腔狭窄，长约 4cm，病理示鳞癌。9 月外院手术，术后病理为食道鳞癌。术后行放疗。现患者自觉咽干痛，时有干咳，余无特殊。舌淡红，少苔，脉细。

诊为噎膈，证属气阴两虚，治宜益气生津、养阴润肺。拟养阴清肺汤加减，处方：

麦　冬 15g	石　斛 20g	板蓝根 10g	银柴胡 10g
党　参 15g	全瓜蒌 15g	蝉　蜕 10g	浙贝母 20g
百　部 10g	蒲公英 15g	地　丁 10g	玫瑰花 10g
前　胡 10g	竹　茹 10g	白花蛇舌草 20g	

14 剂，水煎服，每日 1 剂，早晚各 1 次。

二诊：2009 年 12 月 18 日

咽已经不痛，稍干咳，放疗结束。体力上升，下肢皮肤有出血点，舌淡红，苔薄白，脉细缓。

处方：

太子参 20g	茯　苓 10g	枸杞子 20g	丹　皮 10g
地骨皮 10g	银柴胡 10g	旱莲草 10g	麦　冬 15g
浙贝母 10g	全瓜蒌 20g	清半夏 10g	苏　子 10g
厚　朴 10g	当　归 10g	白　及 10g	白花蛇舌草 15g

14 剂，水煎服，每日 1 次，早晚各 1 次。

三诊：2010 年 2 月 12 日

体力好转，干咳已止，咽痛，舌淡苔白，津液可。

处方：

党　参 15g	麦　冬 10g	五味子 10g	枸杞子 15g
瓜　蒌 15g	薤　白 10g	清半夏 10g	女贞子 10g
竹　茹 10g	当　归 15g	旋覆花 10g	代赭石 10g
厚　朴 10g	苏　子 10g	木　香 5g	白花蛇舌草 10g

14 剂，水煎服，每日 1 剂，早晚各 1 次。

四诊：2010 年 4 月 16 日

咽已经不痛，稍干咳，体力明显上升。感腹胀，舌红，薄白苔，脉细缓。

处方：

菊　花 10g	麦　冬 15g	五味子 10g	浮小麦 30g
生　芪 10g	瓜　蒌 10g	鸡内金 10g	焦三仙各 10g
佛　手 10g	木　瓜 10g	枸杞子 15g	焦槟榔 10g
当　归 15g	旋覆花 10g	夏枯草 10g	白花蛇舌草 20g

14 剂，水煎服，每日 1 剂，早晚各 1 次。

体会：该患者为食管癌术后，初诊时正行术后放疗，肿瘤病情比较稳定，有一些放疗的副反应。食管癌古代称之为"噎膈"，《素问·阴阳别论》曰："三阳结，谓之膈。"病因病机方面多数医家认为其与热结、血燥、津亏有关，多种因素致阴亏热结，痰瘀内阻，导致食道梗阻，饮食梗噎不下而发病。

食道癌的发病与阴亏热结密切相关，该患者术后还行放疗，李教授认为放疗也是一种热毒，故患者津亏更甚，出现一派气阴两虚证候。如咽干痛，时有干咳，舌淡红，苔少，脉细。故李教授治以益气生津、养阴润肺。拟养阴清肺汤加减，处方中党参益气，麦冬、石斛、浙贝母滋阴，蒲公英、地丁、板蓝根、银柴胡清热解毒，瓜蒌宽胸，竹茹降逆，百部、前胡化痰，蝉蜕利咽。服药后，咽痛愈，干咳减轻，但下肢皮肤出现出血点，故二诊加用白及止血，其余仍以养阴清热解毒为主。以后疾病虽有反复，再出现了咽痛、腹胀等症，但只需对症加用苏子、槟榔、佛手等降气、行气药物，主方始终未脱离滋阴清热的基本原则，收到了很好的效果。病人至今病情稳定，肿瘤未复发转移，症状缓解，能正常工作及生活。

病例 2　××，男，56 岁。

初诊：2009 年 9 月 11 日

2009 年 4 月，患者在当地行贲门癌手术。术后化疗，已完成 5 个周期。现反酸重，进食梗噎，以半流食为主，多汗，大便干，舌淡、苔腻、脉细弱。

诊为胃积，证属胃阴亏虚。治宜补脾健胃，滋阴润燥。拟四君子汤合旋覆代赭汤加减。处方：

党 参 25g	茯 苓 10g	白 术 15g	生薏苡仁 30g
浮小麦 30g	鸡内金 10g	清半夏 10g	炒谷麦芽各 30g
莲 子 10g	柏子仁 15g	瓜 蒌 15g	旋覆花 10g
赭 石 10g	五味子 10g	急性子 10g	石见穿 10g
火麻仁 10g	白花蛇舌草 30g	煅龙牡各 30g	

14 剂，水煎服，每日 1 剂，早晚各 1 次。

二诊：2009 年 11 月 27 日

服上方后，反酸、多汗症状好转，大便稀，手脚因化疗有发麻感，遇凉后加重。舌暗红，苔黄厚腻，脉滑。

中药上方去苏子、柏子仁、赭石，加络石藤 10g，牛膝 15g，羌活 10g。14 剂，水煎服，每日 1 剂，早晚各 1 次。

三诊：2010 年 1 月 15 日

化疗已经结束，进食梗噎好转，汗止，手脚麻，右肩痛。大便黑。

处方：

桑 枝 15g	钩 藤 10g	络石藤 10g	狗脊 10g
羌独活各 10g	桑寄生 10g	元 胡 10g	白 及 15g
白蔹藜 10g	天 麻 5g	仙鹤草 10g	炒薏苡仁 30g
白花蛇舌草 20g	五味子 10g		

14 剂，水煎服，每日 1 剂，早晚各 1 次。

四诊：2010 年 4 月 23 日

腹泻偶发，手脚麻木减轻，仅手指末梢麻木，舌淡红，黄腻苔。治宜健脾益气，活络散结。处方：

党 参 10g	黄 芪 10g	白 术 10g	茯 苓 20g
陈 皮 10g	山 药 10g	桑 枝 10g	五味子 10g

钩　藤 10g　　当　归 10g　　络石藤 10g　　浮小麦 30g

神　曲 10g　　生薏苡仁 20g　麦　芽 10g　　焦山楂 10g

鸡内金 10g　　白花蛇舌草 20g

体会：患者为胃底贲门癌术后，行术后辅助化疗，消化道症状比较明显。反酸重，进食梗噎，以半流食为主，多汗，大便干，舌淡、苔腻、脉细弱。属于胃气虚弱，清阳不升，浊阴不降。胃气上逆，故反酸、梗噎；气虚则卫外不固，汗出多；汗多津液不足则大便干。故李教授诊其为胃积，证属胃阴亏虚，治宜补脾健胃，滋阴润燥。拟四君子汤合旋覆代赭汤加减：党参、茯苓、白术、生薏苡仁益气健脾，瓜蒌、清半夏、旋覆花、赭石宽胸降逆止呕，浮小麦、五味子、煅龙牡敛汗，鸡内金、炒谷麦芽开胃，柏子仁、火麻仁润肠通便，急性子开关散结，石见穿、白花蛇舌草抗癌。

服上方后，反酸、多汗症状好转，大便稀，手脚因化疗有发麻感，遇凉后加重。中药上方去具有下降通利、润肠通便功能的苏子、柏子仁、赭石，加络石藤 10g，牛膝 15g，羌活 10g，祛风通络，缓解化疗药导致的外周神经毒性。

三诊时，患者化疗已经结束，进食梗噎好转，汗止，手脚仍麻木，伴右肩痛，大便黑。麻木原因西医认为是化疗药的毒性，而中医将麻木归之于"风"，与肝经关系密切。故李教授在接下来的汤药中加大了祛风疏肝的力量。以羌独活、钩藤、白蒺藜、天麻祛风疏肝，桑枝、络石藤、元胡活血通络止痛，狗脊、桑寄生补肝肾，强筋骨，白及、仙鹤草止血。用药后手脚麻木减轻，仅手指末梢麻木，但偶有腹泻。治宜健脾益气，活络散结，以党参、黄芪、白术、陈皮健脾理气，茯苓、生薏苡仁、山药健脾燥湿、利小便以实大便，钩藤、络石藤、当归祛风通络，桑枝既通络又为上肢的引经药，以缓解手麻。

病例3 ××，男，58岁。

初诊：2009 年 8 月 20 日

2009 年 6 月因吞咽困难，喑哑外院诊为食管上段癌。行化疗已 3 周期，同步放疗。副反应较重，口干咽燥，频繁呃逆，难以忍受，放化疗致严重口腔溃疡，疼痛难忍，需要用止痛剂，食纳不佳，大便干，白细胞下降。舌质红，少苔，脉细滑。

诊为噎膈，证属热毒瘀结，气阴两虚。治宜清热解毒，宽胸降逆，益气养阴。拟生脉饮合瓜蒌薤白半夏汤加减。处方：

党　参 15g	麦　冬 10g	五味子 10g	生黄芪 20g
瓜　蒌 20g	薤　白 10g	鸡内金 10g	焦三仙各 30g
半　夏 10g	陈　皮 10g	旋覆花 10g	石见穿 15g
丁　香 5g	柿　蒂 20g	生甘草 5g	半枝莲 10g
元　胡 15g	白花蛇舌草 20g		

14 剂，水煎服，每日 1 剂，早晚各 1 次。

二诊：2009 年 10 月 16 日

服药后口干咽燥明显好转，溃疡面减小，疼痛缓解，食纳增加。感腹胀、恶心，大便秘。舌质淡红，少苔，脉细。

处方：

党　参 15g	麦　冬 10g	五味子 10g	生黄芪 20g
全瓜蒌 20g	薤　白 10g	清半夏 10g	鸡内金 10g
焦三仙各 10g	柿　蒂 20g	旋覆花 10g	竹　茹 10g
石见穿 15g	元　胡 10g	金铃子 10g	桂　枝 5g
生甘草 5g	焦槟榔 20g	肉苁蓉 20g	炒薏苡仁 15g
白花蛇舌草 20g	半枝莲 10g		

14 剂，水煎服，每日 1 剂，早晚各 1 次。

三诊：2009 年 12 月 4 日

复查胃镜病灶消失，溃疡已愈（放疗已结束，共 28 次）。一般情况尚好，仍口干，无疼痛，感腰膝酸软，舌质淡，无苔，脉沉。

处方：

党　参 20g	枸杞子 20g	当　归 15g	大生地 15g
独　活 10g	海桐皮 10g	木　瓜 20g	全瓜蒌 15g

薤　白15g　　清半夏10g　　竹　茹10g　　川　贝10g

前　胡10g　　石见穿15g　　牛　膝15g　　白花蛇舌草20g

14剂，水煎服，每日1剂，早晚各1次。

体会：食管癌尤其是食管上段癌的治疗可以不用手术，放疗能达到根治。食管癌中医属于"噎膈"、"反胃"等证，病位在食道，但与胃、脾、肝、肾关系密切，常见气血两虚、津亏热结、胃阴亏虚、肝肾阴虚4种证型。放疗属于中医热毒，更加重了津液亏损的阴虚证候。故治疗上多采用清热解毒、养阴生津、滋补肝肾为治疗大法。

本例患者因吞咽困难、喑哑在外院诊为食管上段癌，未手术，采用同步放化疗。故副反应较重，口干咽燥，频繁呃逆，难以忍受，伴严重口腔溃疡，疼痛难忍，食纳不佳，大便干，舌质红，少苔，脉细滑。为一派热毒瘀结，气阴两虚之象。李教授定治法为清热解毒，宽胸降逆，益气养阴。拟生脉饮合瓜蒌薤白半夏汤加减：党参、生黄芪益气，麦冬、五味子酸甘化阴，瓜蒌、薤白、半夏宽胸降逆，陈皮、丁香、旋覆花、柿蒂行气降逆止呕止呃，元胡止痛，鸡内金、焦三仙开胃，石见穿、半枝莲、白花蛇舌草解毒散结抗癌。

服药后口干咽燥明显好转，溃疡面减小，疼痛缓解，食纳增加。感腹胀、恶心，大便秘，故加用了焦槟榔行气，缓解腹胀，肉苁蓉通便。三诊时已经完成放疗，复查胃镜病灶消失，溃疡已愈，治疗效果显著。一般情况好，无疼痛，仍口干，感腰膝酸软。腰为肾之府，腰酸当补肾。故以枸杞子、大生地、牛膝补肾，独活、海桐皮、木瓜祛湿止痛，其余仍以降逆、滋阴、散结为治法，防止肿瘤的转移复发。

病例4　××，男，65岁。

初诊：2010年11月19日

食管癌术后，鳞癌，伴瘤栓，侵黏膜下层，边缘见原位癌，淋巴结转移1/19。11月15日复查CA724测定值为53.84（正常值0~9.8），AST 48（正常值40），腹部B超（-），11月17日CT：右肺多发类结节，与前大致相仿，嘱随访；纵隔内（胃旁）多发小淋巴结，较前缩小，大者直径 0.4cm，左胸腔积液已吸收。现食管狭窄，进食梗噎，进食需用水送服；阵发虚汗，便溏，胃胀难进食，流食为主。术后肝功损害（转氨酶升高），脉细弱，舌淡红，薄白苔。目前化疗中。

证属气阴两虚，脾肾不足。治宜益气养阴，宽胸散结，抗瘤解毒。处方：

党　参15g	麦　冬10g	五味子10g	浮小麦30g
生黄芪20g	枸杞子15g	全瓜蒌10g	茯　苓20g
白　术15g	泽　泻10g	石榴皮10g	煅龙牡各20g
白　及15g	旋覆花10g	薤　白10g	牛　膝15g
红豆杉6g			

15 剂，水煎服，每日 1 剂，早晚各 1 次。

二诊：2010 年 12 月 8 日

化疗后，白细胞低，已用升白针，胸闷好转，大便成形，汗出好转，进食偶噎、不顺，半流食，口腔溃疡，偶反酸，脉细，舌紫，少苔。准备放疗。

处方：

全瓜蒌20g	薤　白10g	清半夏10g	苏　子10g
竹　茹10g	石见穿10g	党　参10g	生黄芪15g
谷精草10g	石决明10g	当　归15g	白花蛇舌草20g
藤梨根10g	佛　手10g	木　香10g	白　芍15g

15 剂，水煎服，每日 1 剂，早晚各 1 次。

体会：患者食管鳞癌术后，淋巴结转移（1/19）。右肺多发转移，纵隔内多发小淋巴结转移，属食管癌晚期。根据症状舌脉辨为气阴两虚，脾肾不足。加之化疗中，更加损伤正气，治疗以益气养阴，宽胸散结，抗瘤解毒为法，方中以生脉饮加生黄芪、茯苓、白术养阴、益气、健脾，枸杞子、牛膝补益肾气，浮小麦、煅龙牡敛阴止汗，旋覆花、薤白、全瓜蒌宽胸理气，泽泻、石榴皮渗湿收敛以治便溏，白及有收敛止血之效，可起预防出血之效，红豆杉抗瘤解毒。二诊胸闷好转，大便成形，汗出好转，进食噎，口腔溃疡（化疗引起），反酸，治疗以瓜蒌薤白半夏汤加减，用苏子、竹茹降逆止呕，党参、生黄芪补中益气，白花蛇舌草、石见穿、藤梨根解毒散结，谷精草、石决明、当归、白芍疏风清热，养血柔肝，佛手、木香疏肝理气。

病例5 ×××，男，68岁。

初诊：2010年9月17日

2010年3月30日在福建手术，食管下段高分化鳞癌，T3N0M0，ⅡA期，淋巴结（－），术后化疗4次。2010年9月2日福建省肿瘤医院报：右锁骨上窝肿大淋巴结4.7cm×3.7cm，考虑转移，右下肺小结节，不除外转移。现放化疗同时进行中，已放疗6次。喑哑，咽痛，吞咽时加重，咳嗽，痰多，便秘，右眼难睁开，皮肤过敏，瘙痒，右肩麻痹伴疼痛。精神差，消瘦，无发热。

诊为脾胃不足，血燥生风。治宜益气健脾，养血散结。处方：

党 参20g	枸杞子15g	女贞子10g	当 归15g
鸡内金10g	焦三仙各20g	佛 手10g	全瓜蒌20g
肉苁蓉10g	竹 茹10g	柏子仁10g	墨旱莲10g
旋覆花15g	赭 石10g	地肤子10g	白花蛇舌草20g

15剂，水煎服，每日1剂，早晚各1次。

二诊：2010年11月19日

患者没来，家属代诊，已放疗33次，准备化疗。现放疗副作用消失，食管癌转移淋巴结已缩小，肺部结节已缩小过半。偶有胸痛，右手麻木，食欲好转，体重稳定，痰多及便秘均好转，之前锁骨上窝淋巴结4.7cm×3.7cm，现（11月17日）CT：右锁骨上窝肿大淋巴结4.3cm×3.2cm，下食管旁可见数个淋巴结0.9cm，肺内（－）。

处方：

党 参20g	枸杞子15g	女贞子10g	当 归10g
桑 枝15g	焦三仙各10g	葛 根15g	全瓜蒌20g
肉苁蓉10g	柏子仁10g	炙鳖甲10g	红 藤10g

络石藤 10g　　地肤子 10g　　石见穿 10g　　钩　藤 10g

白蒺藜 10g

15 剂，水煎服，每日 1 剂，早晚各 1 次。

体会：食管癌，右锁骨上窝淋巴结转移，右下肺转移。就诊时放化疗同时进行中。喑哑，咽痛，吞咽时加重，咳嗽，痰多，便秘，精神差，消瘦。辨为气血不足，本虚标实，治以益气健脾，养血散结为法，党参、枸杞子、女贞子、当归、肉苁蓉、墨旱莲皆益气养血补肾之品，竹茹、全瓜蒌、佛手、旋覆花、赭石宽胸、理气、降逆，鸡内金、焦三仙助脾胃运化，地肤子祛风止痒，柏子仁润肠通便，白花蛇舌草抗瘤解毒。二诊时诸症减轻或消失，仍有手麻（为化疗毒性反应），故在前方基础上加红藤、络石藤、钩藤、白蒺藜祛风通络之品。

病例 6　××，男，56 岁。

初诊：2009 年 9 月 11 日

既往普外科化疗已 11 次。去年下半年梗噎，X 线（-），反酸，胃镜检查示贲门癌，2009 年 4 月 1 日手术，化疗近期结束，反酸重，仍梗噎，半流食，慢食，多汗，大便干结。消瘦，脉细弱，舌紫、黄腻苔。

辨为脾胃气虚，青瘀内结。治宜健脾散结、和胃降逆。处方：

党　参 20g　　茯　苓 10g　　白　术 15g　　生薏苡仁 30g

浮小麦 30g　　鸡内金 10g　　炒谷麦芽各 30g　　清半夏 10g

苏　子 10g　　柏子仁 15g　　全瓜蒌 15g　　旋覆花 10g

赭　石 10g　　五味子 10g　　急性子 10g　　石见穿 10g

火麻仁 10g　　白花蛇舌草 30g　　煅龙牡各 30g

15 剂，水煎服，每日 1 剂，早晚各 1 次。

二诊：2009 年 11 月 27 日

患者没来，家属代诊。已出院返回原籍，化疗共 12 次。手脚麻，偶泻，汗已止，进食偶噎。上方去苏子、柏子仁、赭石，加络石藤 10g、牛膝 15g、羌活 10g。共 7 剂。

三诊：2009 年 12 月 4 日

患者没来。化疗 10 月份结束，共 12 次。进食噎已止，泻止，汗已止。

近日复查：食道黏膜粗，数条纵行充血糜烂面，吻合口充血水肿，出血点。超声：肾囊肿、胆囊壁毛糙。内镜：反流性食管癌吻合口炎。现手脚麻木，右肩疼痛。

处方：

桑　枝 15g	钩　藤 10g	络石藤 10g	狗　脊 10g
羌独活各 10g	桑寄生 10g	元　胡 10g	白蒺藜 10g
天　麻 5g	仙鹤草 10g	白　及 15g	炒薏苡仁 30g
白花蛇舌草 20g	五味子 10g		

15 剂，水煎服，每日 1 剂，早晚各 1 次。

四诊：2010 年 4 月 3 日

汗已止，偶泻，阵发手麻。脉沉细，舌淡红黄腻苔。

治宜健脾益气，活络散结。处方：

党　参 10g	生黄芪 10g	白　术 15g	茯　苓 20g
陈　皮 10g	五味子 10g	桑　枝 10g	山　药 10g
钩　藤 10g	当　归 10g	络石藤 10g	浮小麦 30g
生薏苡仁 20g	鸡内金 10g	焦三仙各 10g	佛　手 10g
白花蛇舌草 20g			

15 剂，水煎服，每日 1 剂，早晚各 1 次。

五诊：2010 年 7 月 28 日

查肿标五项（-），胸片（-），脉细，舌暗红，黄厚腻苔。腹泻已止，手麻止，脚稍麻。中药健脾益气，固涩散结。

上方去浮小麦，加椿皮 2g，石榴皮 10g，牛膝 15g，海桐皮 10g。共 15 剂。

体会：初诊时此患者辨为脾胃气虚、瘀毒内结。治疗以四君子汤健脾益气，并取旋覆代赭汤降逆止呕。柏子仁、火麻仁润肠通便；苏子、全瓜蒌宽胸降逆；浮小麦、煅龙牡固涩止汗；急性子、石见穿、白花蛇舌草抗癌解毒。二诊时手足麻木为化疗引起，在上方基础上加通络舒经之品。三诊时患者经用药后消化道症状明显好转，但手足麻木、右肩疼，故治疗原则变为祛风活络为主，佐以抗癌散结之品。四诊在上方基础上加大益气散结之品。

第三节 胃癌

一、概述

胃癌是起源于胃上皮的恶性肿瘤，是消化系统最常见的恶性肿瘤。近20年来，全球胃癌发病率出现下降趋势，可能与社会经济的发展、饮食结构的改变及医疗技术水平的提高等因素有关。但该病死亡率变化不明显。我国的每年胃癌新发病数约占全球的1/3，发病率和死亡率在20世纪90年代以前长期居于各种恶性肿瘤之首，虽然上海、北京等城市胃癌发病率和死亡率均出现下降趋势，但在全国特别是农村仍呈上升趋势。

胃癌的发病有性别、年龄、种族、经济状况、国家和地区间的差别。男性胃癌的发病率和死亡率均高于女性，男女之比约为2～3:1。不同年龄均可发病，但以中老年居多，40～60岁为高发年龄段，此阶段发病的患者约占全部患者的2/3。国外有研究表明有色人种比白种人更易患病。胃癌的发生和发展与社会经济状况有关，通常经济收入低的阶层发病率和死亡率均高。胃癌死亡率与每年人均口粮标准呈负相关，而与进食霉变粮食量呈正相关。地理分布上，北美、西欧、澳大利亚、新西兰、以色列的胃癌发病率较低，而日本、中国、智利、哥斯达黎加、爱尔兰和俄罗斯等国是高发区。我国胃癌发病率在不同地区之间有很大差异。高发区在西北、辽东半岛、山东半岛和江浙沿海一带，以青海、宁夏、甘肃最为明显，低发地区在中南和西南地区，尤其是两广和贵州。

二、病因病机

环境因素与胃癌发病关系密切。其分布与土壤构成有某种关系，高泥炭土壤、酸性土壤、火山有机物土壤、第三系地质、高硝酸盐水土、微量元素比例失调和化学污染都是胃癌的高发因素。煤矿、石棉、橡胶等行业工人中胃癌发病率较高，提示其发生与职业暴露有一定关系。

胃癌发病和生活习惯及饮食因素也有密切关系。饮食因素与胃癌发生的关系最直接，大部分学者认为胃癌的发生与某些致癌因素通过人们的饮食、不良饮食方式不断侵袭人体有关。亚硝胺与胃癌的关系已引起重视。食物与胃癌死亡率的相关研究揭示出众多饮食危险因素：高盐、高淀粉、低脂、低（动物）蛋白、缺少新鲜蔬菜和水果；相关的食物加工方式有腌熏、发酵、煎炸等。进食方式对胃癌亦有影响，如暴饮暴食、干、硬、烫、快食及三餐无规律等都与胃癌的发生有关。常食新鲜蔬菜水果与胃癌呈负相关在绝大多数研究中得到了一致的结论，新鲜蔬菜和水果内含有大量维生素，其体内含量降低可使各种自由基活性增加、细胞免疫功能低下。维生素 C 对亚硝酸盐有高度亲和力，能阻断亚硝胺等物质的形成。

吸烟者较之不吸烟者发生胃癌的相对危险度为 $1.5 \sim 1.6$，据此估计，世界范围内每年有 8 万余例胃癌与吸烟有关。烟草及烟草烟雾中含有多种致癌物质和促癌物质，如苯并芘、二甲基亚硝胺、酚类化合物等，其他严重有害物质包括尼古丁、一氧化碳和烟焦油。这些物质可随唾液进入胃内，与胃黏膜接触而起作用，其作用随吸烟量及持续时间的增加而加强。同时，吸烟还能提高癌前病变的癌变率。饮酒与胃癌的关系尚未完全确定，但一般认为饮烈性酒的危险性高于饮啤酒等低度酒。有研究者认为吸烟和饮酒在胃癌发生过程中存在协同作用。

此外，幽门螺杆菌感染、遗传因素、癌前疾病如慢性萎缩性胃炎、胃溃疡、残胃及胃息肉等疾病都是胃癌的诱发因素；不良的精神心理因素能使自主神经功能失调，自身免疫力降低，与胃癌的发生相关。

祖国传统医学没有胃癌的病名，对其论述分散记载在"胃脘痛"、"反胃"、"噎膈"、"伏梁"、"积聚"、"症瘕"等疾病中。《素问·腹中论篇》："帝曰：并有少腹盛，上下左右皆有根，此为何病？可治否？岐伯曰：病名曰伏梁。……其气溢于大肠而著于肓，肓之原在脐下，故环脐而痛也。"《金匮要略》谓："朝食暮吐，暮食朝吐，宿谷不化，名曰胃反。"《医宗金鉴》对胃癌的发病原因、临床现象更有详细描述："三阳热结，谓胃、小肠、大肠，三府热结不散，灼炼津液……贲门干枯，则纳入水谷之道路狭隘，故食不能下，为噎塞也；幽门干枯，则放出腐化之道路狭隘，故食入反出，为翻胃也。"

长期饮食不节，情志失调，劳倦内伤或感受外邪，引起机体脏腑经络功能失常，阴阳平衡失调，出现食积、气滞、血瘀、痰结、邪毒壅滞等一系列病理改变，最终导致症瘕，形成癌肿。胃癌的病机以脾胃虚弱为本，气滞、血瘀、痰凝、毒结为标。

目前胃癌的治疗采用多种手段。治疗原则是早期以手术切除为主，近年开展的内镜下胃黏膜切除术（EMR）等微创技术正在逐步引起重视；对于进展期胃癌要进行以手术和化疗为中心的综合治疗。

三、辨证论治

常用扶正培本、活血化瘀、清热解毒等治法。

1. 瘀毒内阻

主证：胃脘刺痛，心下痞硬，吐血，便血，肌肤甲错，舌黯紫，脉沉细涩。

治法：解毒祛瘀，活血止痛。

方药：失笑散或膈下逐瘀汤为主加减。

2. 痰湿凝结

主证：胸闷膈满，面黄虚胖，呕吐痰涎，腹胀便溏，痰核累累，舌淡红苔滑腻。

治法：健脾燥湿，化痰散结。

方药：二陈汤为主加减。

3. 脾胃虚寒

主证：胃脘痛，喜温喜按，朝食暮吐，或暮食朝吐，食谷不化，泛吐清水，肾阳虚甚则见形寒肢冷，畏寒蜷卧，大便溏薄，或五更泄泻，小便清长。舌质暗淡，可见齿痕，苔白水滑或白腐，脉沉细或沉缓。

治法：温中散寒，兼温肾助阳。

方药：附子理中汤加减。

4. 气血两亏

主证：面色无华，唇甲色淡，自汗盗汗，或见低热，纳呆食少，胃脘可见肿块疼痛，或食后胃胀，或饮食不下全身乏力，动辄气短，形体消瘦，舌淡或舌质暗淡，或见瘀斑，脉虚或沉细。

治法：气血双补，行气活血。

方药：八珍汤加减。

四、临证体会

李教授治疗胃癌有以下特点：

1. 因分期不同，治法不同

李教授认为，中医治疗胃癌的总原则是：早期以攻为主，中期攻补兼施，晚期以补为主。治疗胃癌过程中，健脾和胃、疏肝理气应贯穿始终。胃癌治疗应以缓图之，用药宜平和，如用药太过，反伤脾胃。治疗胃癌要体现以下几点：①预防和治疗癌前病变；②减轻手术后副反应及并发症；③配合放化疗以减毒增效；④术后及放化疗后长期坚持服用中药可稳定病情，提高远期效果，减少复发转移可能；⑤对于晚期不能接受手术及放化疗的患者可以改善临床症状，提高生存质量和延长生存时间。由于胃癌的临床表现繁多复杂，所以治疗应根据病人的不同临床表现和病情的不同阶段，采取不同的阶段性的治疗策略。中医中药治疗可贯穿于胃癌治疗的全过程。治疗以"辨病治疗与辨证治疗相结合"，"局部治疗与整体治疗相结合"，"扶正治疗与祛邪治疗相结合"为原则。

2. 重视胃气在胃癌治疗中的作用

《素问·玉机真脏论》指出："五脏者，皆禀气于胃。胃者，五脏之本也。"医家张景岳于《类经·脉色类》一书中也有精辟论述："土得天地中和之气，长养万物，分主四时，而人胃应之。凡平人之常，受气于谷，谷入于胃，五脏六腑皆以受气，故胃为脏腑之本。此胃气者，实平人之常气，有不可以一刻无者，无则为逆，逆则死矣。"这段话强调胃的本源作用，表明人之一身胃气之重要。李教授治疗胃癌十分重视顾护胃气。指出"得胃气则生，失胃气则亡"的重要性，认同祖国医学中"脾胃为后天之本"的说法，重视胃对于五脏生理功能正常发挥的重要意义及作用。五脏的气、血、精、阴、阳均赖于胃所受纳之水谷精微所化，胃腑功能之强弱决定着五脏之虚实，胃气的有无反映着五脏之气的盛衰。因此，"胃者"不仅为五脏之本，而且还是六腑之本，故治疗胃癌应重视胃气，临床常以四君子汤、香砂养胃丸、补中益气丸等加减治疗。

3. 重视饮食调护

孙思邈在《备急千金要方》中有"五脏不足，调于胃"的学术主张，认为调胃可使"气得上下，五脏安定，血脉和利，精神乃居"，这是治疗五脏不足的根本。他同时还强调"夫为医者，当须先晓病源，知其所犯，以食治之，食疗不愈，然后用药”的指导思想，积极倡导饮食疗法，由此可知调胃在食疗中的地位非同一般。张景岳也在其《景岳全书》中指出：“凡欲治病者，必须先顾胃气，胃气无损，诸可无虑。”李中梓在《医宗必读》中亦谈道：“胃气一败，百药难施。”均证明胃气之于临床疗疾的重要意义。所以，除药物治疗外，李教授在胃癌的治疗中十分重视饮食的调护，通过大量科普漫画形式，推广饮食调护在癌症治疗中的作用，具有了良好的社会效益。

4. 注重舌诊在辨证中的作用

李教授注重舌诊在肿瘤诊断及治疗中的作用。指出舌诊是非特异指标，靠舌诊不能确诊胃癌，但应用舌诊来观察疗效及判断预后转归具有重要临床价值。根据多年临床经验，他总结出：胃癌病人中以紫舌及裂纹舌占绝大多数，其次是红舌。舌苔以白厚腻及黄厚腻苔为多。随着病情的进展，病理性舌象越显著。胃癌的部位不同，舌象也有一定差异，贲门癌以紫舌、淡白舌为多，舌苔多腻甚至无苔。从症状看，伴恶心呕吐者以厚苔多见。贲门癌伴梗阻者多白腻苔，且多润泽及水滑。李教授曾统计胃窦癌病人红舌明显高于贲门癌，胃窦癌病人的红舌多是鲜嫩、无苔、略燥，常伴有咽干、便秘、脉细等症，属于胃阴虚范畴。临床胃阴虚证可能包含着较为严重的疾病，胃窦癌多见红舌的特点对胃癌的定位有一定参考价值。

李教授指出舌苔是由胃气上熏，胃津上潮而成，望舌苔主要是观察苔的颜色及其厚薄、润燥、腐腻、有无剥脱等。早期胃癌患者的舌质多表现为健康人的淡红色，但舌苔却多表现为燥或腻苔，且舌体两侧有齿痕，瘀斑等表现。舌苔白而厚者，临床多见于脾虚、痰湿、食浊内阻患者。厚白而干者，多为痰湿上泛，热灼津液。厚白腐者为痰浊内停，胃有积热。苔黄而腻者为湿热内盛，胃癌患者多见此舌苔。舌光无苔又称“镜面舌”，为胃阴枯竭之象。花剥苔为胃气阴两虚之表现。花剥而有腻苔者，表示气阴两虚兼有痰湿，虚实夹杂，病情复杂。

李教授还通过观察舌的颜色变化来判断病情变化。指出术后红舌加深者，多有感染、发热等合并症；根治性切除者常可使紫舌变浅；开腹探查或姑息切除者可使紫舌加深。中晚期胃癌中呕血较为常见，紫舌及红舌多见，出血之前舌尖部常有红色小点出现，是为血症前兆，应予以重视。红舌转为红绛常提示放射治疗的副作用较大及手术后有合并症。在治疗过程中，紫舌向淡红舌转化或由晦暗转向明润，舌苔由厚转薄或由无苔转为薄白苔，常提示疾病向好的方向转化。反之为逆，应警惕肿瘤有无扩散、转移、出血等。治疗过程中始终保持淡红舌薄白苔不变者，疗效多较显著，预后也较好。

5. 通过舌象变化指导临床用药

李教授认为通过望舌对胃癌的中药辨证施治也有一定的价值。抗癌中草药以清热解毒药为多，临床每见有不予辨证者，大量使用寒凉抗癌中草药，损伤胃阳，犯寒寒之弊，给患者带来不必要的痛苦。因此以中草药治胃癌，望舌用药仍不失其参考价值。舌淡苔白或兼有水滑苔者常提示胃阴寒偏盛，入胃经的苦寒药当慎，如白英、苦参、蒲公英、马鞭草、椿树皮等。性凉者如藤梨根、白花蛇舌草、半枝莲、蛇莓等亦当少用。舌红苔黄厚燥者，阳热偏亢较甚，温热药当慎，如附子、干姜、吴茱萸、良姜、半夏、天南星、川椒、铁树叶等。舌红无苔或苔燥者常示胃阴不足或阴虚火旺，除苦寒辛温药当慎用外，利水渗湿药亦当少用，如半边莲、泽泻、茯苓、猪苓、龙葵、石见穿等。舌红苔厚腻者可有湿热内蕴，滋腻药当慎，如熟地、鳖甲、阿胶、鹿角胶、天冬、人参等。舌体胖大、有齿痕主要由于阳虚、水湿内聚、痰湿阻络所致，多见于癌症患者化疗后、手术后，这是由于化疗、手术后气血亏虚、脾胃受损，脾虚水湿不运而成，治以香砂六君子汤、参苓白术散加减。瘦瘪舌主气血亏虚或胃津不足、阴虚火旺病证，治疗应当清补气血，用药如西洋参、生地、太子参、沙参、麦冬、石斛、玉竹等。裂纹舌多主精血亏损。舌质红绛有裂纹，无苔或苔少者为胃阴不足或阴血亏虚。舌胖大，也有齿痕而有裂纹者，为脾虚湿困。胃癌晚期患者，脏腑气血精津枯竭可见裂纹舌。

五、病案举例

病例1　××，男，56岁。

初诊：2008年11月7日

患者2006年2月行胃癌手术，ⅢB期，术后未行放化疗。2006年10月复查胃镜见黏膜水肿，反流性食管炎。间断服用中药。就诊时诉口腔溃疡，疼痛，以半流食为主，反酸，呃逆。食欲不佳，食纳量少。二便调。舌质红，苔薄白，脉沉细。

诊为胃积。证属气阴两虚。治宜益气生津，健脾和胃。处方：

党　参10g	茯　苓20g	白　术10g	佛　手10g
木　香10g	香　橼10g	代赭石10g	旋覆花10g
竹　茹10g	枸杞子20g	沙苑子10g	陈　皮10g
藤梨根10g	鸡内金10g	焦三仙各30g	

14剂，水煎服，每日1剂，早晚各1次。

二诊：2009年9月25日

服药后口腔溃疡好转，吻合口炎好转，呃逆止。

上方加生薏苡仁30g，木瓜10g，冬凌草10g。

14剂，水煎服，每日1剂，早晚各1次。

三诊：2009年10月30日

一般情况好，无特殊不适，舌质淡紫，苔薄白，脉沉细。

处方：

党　参15g	沙　参15g	石　斛10g	枸杞子10g
白　术10g	薏苡仁20g	草豆蔻10g	野菊花10g
藤梨根10g	苏　子10g	木　香10g	佛　手10g
木　瓜10g	冬凌草10g	鸡内金20g	焦三仙各30g

14剂，水煎服，每日1剂，早晚各1次。

四诊：2010年8月4日

复查未见转移复发，一般情况可，偶有腹胀，舌红，苔薄黄，脉沉细。

处方：

沙　参20g　　白　术10g　　茯　苓20g　　生薏苡仁30g

丹　皮10g　　石　斛15g　　木　瓜10g　　焦槟榔10g

木　香5g　　牛　膝10g　　谷麦芽各30g　佛　手10g

竹　茹5g　　鸡内金15g　　半枝莲15g

14剂，水煎服，每日1剂，早晚各1次。

体会：该患者胃癌术后，分期晚，术后拒绝放化疗，以中药治疗为主，病情稳定，未见肿瘤转移复发。但有术后吻合口炎及反流性食管炎，伴随临床症状，难于忍受。此时至李教授门诊求治，主要目的不是治疗肿瘤，而是加用中药，缓解反流性食管炎的症状。

就诊时诉口腔溃疡，疼痛，以半流食为主，反酸，呃逆。食欲不佳，食纳量少。李教授以益气生津，健脾和胃为治则，药用党参、茯苓、白术益气健脾，佛手、木香、香橼、陈皮理气，代赭石、旋覆花、竹茹降逆，枸杞子、沙苑子补肾，鸡内金、焦三仙开胃助消化，藤梨根抗癌。

服药后口腔溃疡好转，吻合口炎好转，呃逆止。原方加生薏苡仁30g，木瓜10g，冬凌草10g后继续服用一个月。

三诊时诉一般情况好，无特殊不适，继续以益气养阴，理气散结为法巩固疗效。间断服用中药，控制肿瘤。

四诊时已在2年后，此时距手术已经4年余。患者近期复查未见转移复发，一般情况可，偶有腹胀，继续要求李教授开了药方，准备间断服用，以期长期控制，免除肿瘤的转移复发。

病例2　××，男，68岁。

初诊：2010年2月5日

患者因胃脘不适，2009年12月当地医院胃镜诊为：胃低分化腺癌。已经有腹腔淋巴结转移，故未手术。就诊时感进食后胃疼，恶心，不伴呕吐，消瘦明显，后背不适，大便三日一行，潜血阳性。舌淡红，薄黄苔，脉细弱。

诊为胃积。证属肝胃不和，气血两虚。治宜益气健脾，疏肝和胃。

处方以四君子汤合金铃子散加减：

党 参15g	生黄芪20g	白 术15g	生薏苡仁30g
白 芍15g	炙鳖甲15g	元 胡10g	金铃子15g
全瓜蒌15g	槐 花10g	苏 子10g	木 香10g
诃 子10g	沙 参15g	枸杞子15g	仙鹤草20g
白花蛇舌草20g			

14剂，水煎服，每日1剂，早晚各1次。

二诊：2010年2月21日

服上方后胃脘疼痛减弱，进食量增多，面色好转。感后背不适，仍有黑便。

上方加：白及10g，狗脊10g。

三诊：2010年3月19日

进食后有下坠感，曾出现脓便。

处方：

茯 苓20g	白 及15g	仙鹤草10g	生黄芪10g
白 术10g	苍 术10g	白 芍10g	炙鳖甲5g
升 麻10g	鸡内金10g	焦三仙各10g	佛 手10g
茵 陈10g	泽 泻10g	五味子10g	

14剂，水煎服，每日1剂，早晚各1次。

四诊：2010年4月23日

近日咳嗽，痰多，稀便。治宜养阴健脾，止咳化痰。

处方：

沙 参15g	元 参10g	白 术15g	茯 苓20g
川 贝10g	升 麻10g	石榴皮15g	诃 子10g
佛 手5g	白 芍15g	炙鳖甲5g	元 胡10g
炒薏苡仁30g	枸杞子15g	苏 子10g	白花蛇舌草20g

14 剂，水煎服，每日 1 剂，早晚各 1 次。

五诊：2010 年 5 月 10 日

咳嗽已减少，稀便止。感上腹不适，时有恶心呕吐，脉滑，舌红，白腻苔，上方加：金铃子 10g，清半夏 5g，厚朴 5g。

体会：患者发现时为晚期胃癌，未能做手术，因惧怕副作用也拒绝行全身化疗，单用中药治疗，目前生存期已经半年多，并且有效缓解了一些临床症状。就诊时感进食后胃疼，恶心，消瘦明显，后背不适，大便三日一行，便潜血阳性。李教授治以益气健脾，疏肝和胃。以四君子汤合金铃子散加减：党参、生黄芪、白芍、白术、生薏苡仁、枸杞子益气健脾养血，元胡、木香行气止痛，全瓜蒌、苏子宽胸，仙鹤草、槐花止血。

服药后患者胃脘疼痛减轻，进食量增多，面色好转。感后背不适，仍有黑便。故二诊加用了补肾壮骨的狗脊，对制止后背痛很有效，黑便考虑消化道出血可能，加用白及增强止血功效。

三诊时患者诉进食后有下坠感，曾出现脓便。考虑中气虚，升提无力，故除了益气健脾之外，加用升麻提升中气，鸡内金、焦三仙增强脾胃运化之功。四诊时咳嗽，痰多，不除外肺转移可能，治以止咳化痰，养阴健脾，并加用石榴皮、诃子涩肠止泻。用药后咳嗽明显减少，稀便止。感上腹不适，时有恶心呕吐，考虑为原发胃内肿瘤所导致，治疗加用金铃子行气止痛，清半夏、厚朴降逆止呕。

通过中药治疗，患者生存期已达半年。与西医化疗的效果相当，并且避免了化疗的副反应，还有效缓解了临床症状，提高了生活质量，充分说明了中医中药在肿瘤治疗中的作用。

病例 3 ××，女，72 岁。

初诊：2010 年 6 月 3 日

患者 2009 年 10 月出现上腹部不适，12 月 22 日胃镜示：胃体中下部至胃窦交界处隆起溃疡性病变，病理为低分化腺癌。行术前草酸铂、5-氟尿嘧啶化疗 2 周期后，于 2010 年 1 月 28 日行胃癌姑息切除术。术后病理：未分化癌，淋巴结转移 1/12。术后继续原方案化疗已4 个周期，消化道副反应较重，达Ⅳ度。

就诊时诉体质不佳，乏力，活动后加重，反酸、烧心，进食后加重，无呕血、黑便，无腹胀、腹痛，大便干，小便调。舌质红，苔黄腻，有裂纹，脉滑。

诊为胃积。证属脾虚痰阻，湿热内结。治宜益气健脾，降逆化痰。处方：

党 参 15g	生黄芪 20g	清半夏 10g	木 香 8g
白 芍 15g	白 术 10g	苏 子 10g	苏 梗 10g
竹 茹 10g	杜 仲 10g	鸡血藤 20g	海螵蛸 15g
瓦楞子 10g	牡 蛎 15g	枸杞子 15g	阿胶(烊化) 15g
鸡内金 20g	焦三仙各 30g		

14 剂，水煎服，每日 1 剂，早晚各 1 次。

二诊：2010 年 8 月 5 日

加用中药后，患者一般情况好转，体力上升，再次化疗时副反应减小。现刚完成术后第 6 个周期化疗，白细胞稍低，$3.6 \times 10^9/L$，感乏力，恶心，口干以夜间为甚，腹胀，反酸烧心较前明显好转。舌质淡，少苔，脉沉细。

处方：

生 地 12g	熟 地 12g	沙 参 20g	白 芍 15g
生黄芪 20g	木 香 8g	苏 梗 10g	清半夏 10g
厚 朴 5g	石 斛 15g	黄 精 15g	杜 仲 15g
佛 手 12g	阿胶(烊化) 15g	夏枯草 15g	预知子 12g
鸡内金 20g	白花蛇舌草 15g		

14 剂，水煎服，每日 1 剂，早晚各 1 次。

三诊：2010 年 11 月 5 日

白细胞已经恢复正常，一般情况尚好，近日复查未见肿瘤复发转移。

处方：

黄 芪 20g	沙 参 15g	郁 金 10g	菖 蒲 10g
白 芍 15g	佛 手 10g	川楝子 10g	元 胡 12g
当 归 10g	生 地 12g	麦 冬 10g	木 香 10g
厚 朴 5g	炒麦芽 30g	鸡内金 20g	白花蛇舌草 15g

14 剂，水煎服，每日 1 剂，早晚各 1 次。

并加用成药华蟾素片加强抗肿瘤治疗。

四诊：2010 年 11 月 25 日

近日腹泻明显，一日 2～3 次，考虑华蟾素片副作用。患者体力下降，面色㿠白，乏力，恶心，食欲不佳，畏寒，舌质淡，少苔，脉沉细。

处方：

生黄芪 20g	党 参 15g	杜 仲 15g	升 麻 10g
白 芍 20g	佛 手 10g	茯 苓 15g	乌 药 10g
当 归 10g	生 地 10g	石榴皮 12g	木 香 6g
厚 朴 5g	苏 梗 10g	菟丝子 10g	淫羊藿 8g
炒麦芽 30g	鸡内金 20g		

14 剂，水煎服，每日 1 剂，早晚各 1 次。

并嘱患者减少华蟾素片用量。

五诊：2010 年 12 月 9 日

腹泻明显好转，体力上升。仍感恶心，腹中肠鸣较甚。上方去佛手 10g，淫羊藿 10g，生地改熟地 12g，加竹茹 10g，干姜 8g。

体会：该患者手术时为晚期，未能切干净肿瘤，故需要手术后的化疗。就诊时已经做了 4 个周期，副反应很大，又是高龄，所以体质差，乏力，伴消化道症状，如反酸、烧心、大便干。诊为胃积，证属脾虚痰阻，湿热内结，治宜益气健脾，降逆化痰。以党参、生黄芪补气，白芍、白术、鸡血藤健脾养血，清半夏、竹茹、木香、苏子、苏梗行气降逆止恶心腹胀，海螵蛸、瓦楞子、牡蛎敛酸，鸡内金、焦三仙开胃。共奏益气养血，健脾和胃之功，达到恢复体力、提升血象、减轻消化道反应的目的。

配合中药后，患者一般情况好转，体力上升，再次化疗时副反应减小，顺利完成术后化疗。但二诊时因刚完成化疗，白细胞稍低，感乏力，恶心，故治疗重点在提升血象，降逆止呕。

三诊时白细胞已经恢复正常，一般情况尚好，治疗重点在提高体质及免疫力，以中药预防肿瘤复发转移，故加用了成药华蟾素片加强抗肿瘤治疗。但患者腹泻明显，一日2～3次，考虑华蟾素片副作用，故嘱患者减少华蟾素片用量，并加用温阳升提、收涩止泻药品，如菟丝子、淫羊藿、升麻、石榴皮。

用药后腹泻明显好转，体力上升。仍感恶心，腹中肠鸣较甚。去掉行气的佛手，防温阳太过也去掉淫羊藿，加竹茹、干姜止恶心。通过中药的使用，减轻了患者症状，顺利完成化疗，又继续用药预防肿瘤的进一步进展，随访至2011年3月患者仍健在，肿瘤未见进展，生活质量较好，KPS评分为80分。

病例 4 ××，男，79岁。

初诊：2009年10月23日

患者2009年10月15日因胃脘疼痛行胃镜检查见：贲门癌侵及食管下段与胃小弯，病理示"腺癌"。10月20日CT检查发现双肺转移。就诊时诉进食梗噎，固体食物为甚，偶有咳嗽，食欲不佳，食纳量少，大便干。舌体胖大，有齿痕，苔黄，脉沉细。

诊为胃积，证属肺脾气虚，胃气上逆。治宜宽胸理气，健脾化痰。以瓜蒌薤白散合旋覆代赭汤加减，处方：

瓜 蒌 20g	薤 白 10g	清半夏 10g	苏 子 10g
党 参 10g	茯 苓 15g	酸枣仁 10g	柏子仁 10g
竹 茹 10g	旋覆花 10g	代赭石 10g	石见穿 10g
鸡内金 10g	焦三仙各 30g	佛 手 10g	菖 蒲 10g

14剂，水煎服，每日1剂，早晚各1次。

二诊：2009年11月20日

梗噎胃痛，晨起咳嗽，进食无增减，腹胀，胸胁胀痛，烦躁，感腹部有块，小便不畅，2～3天大便一次。

处方：

瓜 蒌 15g	党 参 15g	五味子 10g	麦 冬 10g
茯 苓 20g	枇杷叶 10g	浙 贝 15g	百 部 10g
木 香 10g	木 瓜 10g	半 夏 10g	紫 菀 10g
白 芍 15g	泽 泻 10g	仙鹤草 10g	金铃子 10g
谷麦芽 30g	厚 朴 10g	旋覆花 10g	白花蛇舌草 30g

14剂，水煎服，每日1剂，早晚各1次。

三诊：2009年12月4日

贲门右侧间断疼痛，时轻时重，梗噎加重，眠差，胸闷心烦，不思饮食。

处方：

瓜 蒌 15g	党 参 15g	当 归 10g	茯 苓 10g
郁 金 10g	娑罗子 10g	元 胡 10g	金铃子 10g
枳 壳 10g	佛 手 10g	白 芍 15g	鸡内金 10g
焦三仙各 30g	炙甘草 5g		

14剂，水煎服，每日1剂，早晚各1次。

加用苦参注射液15mL＋0.9%生理盐水静点，每日一次，复方斑蝥胶囊3粒，一日3次。

四诊：2010年1月8日

上腹胀，气上冲，不排气，胸痛，排气后缓解，皮肤瘙痒（考虑斑蝥过敏），呃逆，梗噎，烦躁，大便不畅。

处方：

瓜 蒌 20g	苏 子 10g	莱菔子 10g	清半夏 10g
郁 金 10g	香 附 10g	竹 茹 10g	生 地 10g
钩 藤 10g	白藓皮 10g	金铃子 10g	仙鹤草 15g
厚 朴 10g	大腹皮 20g	旋覆花 15g	

14剂，水煎服，每日1剂，早晚各1次。

五诊：2010年1月22日

皮肤瘙痒好转，排气有增加，腹胀好转，仍有胸痛，大便干。

处方：

党　参10g	麦　冬15g	五味子10g	瓜　蒌20g
野菊花10g	玫瑰花10g	延胡索10g	川楝子10g
白　芍15g	炙甘草5g	代赭石15g	旋覆花15g
苏　子10g	半　夏10g	竹　茹10g	木　香10g
柏子仁15g	焦三仙各30g		

14剂，水煎服，每日1剂，早晚各1次。

六诊：2010年3月19日

下肢肿，皮肤痒，腹胀痛，大便不通，右上肢痛，排气少，进食差。

处方：

党　参20g	生黄芪15g	泽　泻10g	丹　皮10g
浙　贝10g	百　部10g	白藓皮10g	地肤子10g
陈　皮10g	车前子10g	厚　朴10g	大腹皮10g
莱菔子10g	白花蛇舌草20g	焦槟榔10g	鸡内金10g
焦三仙各30g	麦　芽10g	佛　手10g	

14剂，水煎服，每日1剂，早晚各1次。

体会：本例Ⅳ期胃癌患者单用中药生存期达到了半年。该患者发现时已经为晚期，伴随肺转移，没有手术机会。因高龄身体条件差，也不能化疗，只好求助于中药治疗，延长寿命，减轻痛苦。

初诊以瓜蒌薤白散合旋覆代赭汤加减，宽胸理气降逆。患者疼痛与肿瘤有关，加金铃子散、白芍甘草汤，缓急止痛；咳嗽加枇杷叶、浙贝、百部、紫菀化痰止咳。2009年2月三诊时疼痛加重，此时加用中药复方苦参注射液加强镇痛，汤剂中也加了元胡、枳壳，增强止痛治疗。到2010年3月时，患者病情加重，下肢肿与进食差、低蛋白血症有关，大便不通可能与肿瘤致不全肠梗阻有关，继续以厚朴、大腹皮、莱菔子、陈皮、焦槟榔理气，鸡内金、焦三仙开胃，减轻症状。

病例 5 ××，男，67 岁。

初诊：2010 年 9 月 10 日

外地患者，没来，家属代诊。诉胃窦癌术后 1 年，溃疡型管状腺癌ⅢA 期，贲门淋巴结 2/4，T3N1M0，刻下心律失常，乏力、黑便、呕血。疑复发，在当地住院治疗。术后曾肺部感染。

中药健脾强心，软坚散结。

处方：

党 参 15g	白 术 10g	麦 冬 10g	五味子 10g
百 合 20g	藤梨根 10g	仙鹤草 10g	鸡内金 10g
炒谷麦芽各 20g	白 及 10g	地榆炭 10g	半枝莲 10g
佛 手 10g	大 枣 10g	陈 皮 10g	

15 剂，水煎服，每日 1 剂，早晚各 1 次。

二诊：2010 年 10 月 15 日

家属代诊，患者没来。当地口服希罗达化疗中，10 月 9 日血常规示 HB 108，RBC 3.81。现稍有头晕及胃胀，自觉症状可。

治宜健脾养血，理气散结。处方：

党 参 15g	茯 苓 20g	白 术 10g	炙甘草 5g
当 归 10g	赤白芍各 10g	佛 手 10g	枸杞子 15g
藤梨根 10g	厚 朴 5g	鸡内金 10g	焦三仙各 10g
炙鳖甲 10g	炒薏苡仁 30g	木 香 5g	焦槟榔 5g

15 剂，水煎服，每日 1 剂，早晚各 1 次。

三诊：2010 年 12 月 24 日

家属代诊，诉化疗中，HB 78.7（正常值 60～80）。饮食明显好转，眠佳，稍有头晕，已好转，四肢凉。

中药上方加菟丝子 10g，桂枝 5g，枸杞子 20g，蔓荆子 10g。15 剂。

体会：患者住外地，家属代诊。胃窦癌术后 1 年复发，初诊伴心律失常，乏力、黑便、呕血。急者治其标，治疗以健脾强心，止血，软坚散结为法。以生脉饮补阴益气，白及、地榆炭、仙鹤草收敛止血，藤梨根、半枝莲解毒散结，白术、鸡内金、炒谷麦芽、大枣健脾益胃，陈皮、佛手理气，百合滋阴润肺。

病例6 ××，男，60岁。

初诊：2010年10月13日

2006年7月在301医院进行胃癌手术，病理为溃疡型中低分化腺癌，部分黏液—印戒细胞，大小约3.5cm×3cm×11.8cm，侵全层，小弯旁淋巴结（5/7，1/4）。化疗6周期，2006年11月底结束。近1年感脸红，发紫，瘙痒。2010年3月在301医院全面复查：肝功（－），CEA、CA125、AFP、CA199、CA724均阴性，腹部CT（－），胸部CT（－），除外红斑狼疮。刻下：心慌，气短，乏力，面红，二便调。脉沉，舌暗红，薄黄燥苔。诊为脾胃不足，血热生风。

治宜益气健脾，凉血散结。处方：

党 参15g	茯 苓10g	白 术10g	生薏苡仁30g
鸡内金10g	焦三仙各10g	佛 手10g	白 芍15g
地骨皮10g	地肤子10g	白藓皮10g	墨旱莲15g
苦 参10g	丹 皮10g	白花蛇舌草20g	甘 草10g

15剂，水煎服，每日1剂，早晚各1次。

二诊：2010年11月3日

近日心慌、气短，乏力明显好转，面部皮肤红紫，消瘦。脉细弱，舌淡紫，薄黄腻苔。B超：胆囊炎，结石，前列腺增生肥大。肌电图：肌源性损害不除外。

治宜健脾凉血，益气散结。处方：

茯 苓20g	党 参20g	白 术15g	山 药15g
丹 皮10g	地骨皮10g	墨旱莲10g	大生地15g
桑 枝20g	木 瓜20g	地肤子10g	白藓皮10g
枸杞子15g	当 归10g	络石藤10g	半枝莲10g

30剂，水煎服，每日1剂，早晚各1次。

三诊：2010 年 12 月 3 日

面部皮肤发红、痒，乏力，心慌，气短好转，纳差，二便调。曾在 301 医院检查除外牛皮癣、肌无力等。舌暗红，黄苔，脉沉细。

治宜健脾凉血，软坚散结。处方：

沙　参 15g	丹　皮 10g	地骨皮 10g	墨旱莲 10g
党　参 15g	地肤子 10g	白藓皮 10g	山　药 20g
大生地 15g	木　瓜 10g	桑　枝 20g	苦　参 10g
半枝莲 10g	白花蛇舌草 20g	白　英 10g	红豆杉 6g

15 剂，水煎服，每日 1 剂，早晚各 1 次。

体会：某些胃癌患者常合并皮肤损害，其机理目前尚不明确，可能和免疫、内分泌因素有关。此患者胃癌手术后 4 年，病情稳定，近 1 年感脸红，发紫，已除外牛皮癣、肌无力、红斑狼疮。根据脉证，脾胃气虚，风热内蕴，治以益气健脾、清热凉血为法，以四君子汤健脾益气，地骨皮、地肤子、白藓皮、墨旱莲、苦参、丹皮、白花蛇舌草凉血疏风清热。二诊、三诊症状好转，继续服中药调理，总不离益气健脾，清热养阴之法。

病例 7　××，男，68 岁。

初诊：2011 年 1 月 10 日

胃大部分切除术后，残胃癌并广泛腹腔转移，空肠造瘘，消瘦，现 60 公斤（原 70 公斤），二便佳。脉细缓，舌淡红，薄白苔。11 月 23 日查 CD_3 稍低，比值 0.8（正常值 0.9～2）。目前化疗中。诊为脾胃气虚，青瘀内结。

治宜健脾益气、软坚散结。处方：

党　参 20g	枸杞子 10g	生黄芪 15g	茯　苓 20g
女贞子 10g	当　归 10g	佛　手 10g	炒薏苡仁 30g
炙甘草 5g	藤梨根 10g	泽　泻 10g	半枝莲 10g
炙鳖甲 10g	红豆杉 6g		

15 剂，水煎服，每日 1 剂，早晚各 1 次。

二诊：2011 年 1 月 28 日

消瘦，化疗引起便秘，化疗已 3 周期，脉缓，舌暗红，薄白苔。

治宜强心健脾、益气散结。处方：

党　参 20g	麦　冬 10g	五味子 15g	枸杞子 15g
菟丝子 10g	白　术 15g	生黄芪 20g	鸡血藤 10g
山　药 10g	炙甘草 5g	桂　枝 10g	炒谷麦芽各 30g
佛　手 10g	茯　苓 10g	藤梨根 10g	肉苁蓉 30g
当　归 10g			

15 剂，水煎服，每日 1 剂，早晚各 1 次。

体会：患者残胃癌，腹腔广泛转移，有恶液质，行姑息性化疗。李教授认为晚期肿瘤患者气血不足，加之化疗耗伤气阴，故治疗晚期肿瘤，见脉缓、心慌、气短者，皆以生脉饮加减治疗，以强心健脾。此患者初诊脉细缓，消瘦，心气不足，脾胃虚弱明显，故标本兼治。以党参、生黄芪、茯苓、炙甘草健脾益气，枸杞子、女贞子、当归益肾养血，佛手理气而不伤阴，泽泻、炒薏苡仁渗湿泄浊，藤梨根、半枝莲、炙鳖甲、红豆杉软坚散结、抗瘤解毒。二诊有便秘，消瘦，脉缓，继续以生脉饮、四君子汤为主加减治疗，加肉苁蓉润肠通便，桂枝温通心阳。

第四节　肝癌

一、概述

原发性肝癌起病隐匿，早期诊断率低，确诊时多已经属于中晚期。恶性程度很高，病情发展迅速，放疗化疗等西医治疗措施不敏感，治疗效果差，患者生存期仅 3～6 个月，被视为"癌中之王"。李佩文教授从事肿瘤临床工作逾 40 余年，在原发性肝癌的病因病机、发病特点、辨证施治及遣方用药上积累了丰富的经验，有自己独到的见解，并收到了良好的临床疗效。

二、病因病机

李教授在肝癌的病因病机上重视肝郁血瘀，肝脾肾三脏同病。肝癌的发生首先责之于肝气郁结，肝藏血而以疏泄为用，肝气调达，气机通畅，五脏乃和，六腑则安。若外感六淫或七情内伤，致肝气郁结，疏泄无权，则脏腑经络失调，气机不畅，造成气滞血瘀，邪毒结聚成块，日久成积。脾为后天之本，脾气健运，需要肝气调达，肝郁化火，木旺乘土，横犯脾胃，必致脾虚；肝肾同源，肝肾之阴相互滋生，肝血不足，肝阳妄动，下劫肾阴，导致肾亏。始于肝气郁结，终于脾虚、肝肾阴虚。故肝癌虽责之于肝，但通常肝脾肾三脏同病。而肝郁血瘀为肝癌发病的主导因素，贯穿于肝癌病证的始终。

三、辨证论治

李教授在临证中主要将肝癌分为4种证型，每种类型各有其相应的临床特点及治疗原则：

1. 肝郁脾虚

肝癌在初期多为肝郁脾虚。因脾气健运依赖于肝气的疏泄正常，肝气郁结，则脾失健运，肝气疏泄太过则横逆犯脾，故肝癌患者多肝脾同病。

主证：抑郁不欢，胁肋胀痛，或可触及肿块，善太息，纳呆便溏，神疲少气等，舌质红，苔白，脉弦。

治法：疏肝健脾，理气散结。

方药：用逍遥散、柴胡疏肝散、四君子汤加减。柴胡10g，青皮10g，枳壳8g，郁金10g，川楝子12g，当归12g，黄芪15g，太子参20g，白芍15g，白术12g，茯苓12g，川芎10g，八月札12g，莱菔子10g，白花蛇舌草15g。

方中柴胡、郁金疏肝解郁，青皮、枳壳、川楝子、八月札、莱菔子行气，当归、白芍养血补血，川芎行气活血，黄芪、太子参、白术益气，茯苓健脾，白花蛇舌草抗瘤。

2. 气滞血瘀

气为血帅，随疾病的发展，由于气滞使血行不畅，逐渐导致血瘀的出现，出现气滞血瘀型。

主证：急躁易怒、胁部胀痛，胁下可有肿块，形体消瘦，肌肤甲错，舌紫暗，有瘀斑，脉涩。

治法：行气活血，化瘀消症。

方药：化肝煎、膈下逐瘀汤加减。赤芍12g，当归12g，川芎10g，青皮10g，陈皮10g，枳壳10g，川楝子12g，三棱10g，莪术10g，丹参12g，水红花子12g，元胡15g，乌药12g，白芍15g，熟地12g，白屈菜12g。

方中赤芍、当归、三棱、莪术、丹参活血化瘀，青皮、陈皮、川楝子、枳壳、乌药行气止痛，元胡行气活血，白芍、熟地养血柔肝，能缓急止痛，还缓解行气活血药的峻烈之性，水红花子散血消癥，消积止痛，白屈菜既有止痛之效，又有抗瘤之功。

3. 肝胆湿热

主证：身黄、目黄、尿黄，腹部鼓胀，周身困重，或肢体浮肿，大便黏滞不爽，舌质红，苔黄腻，脉滑。

治法：清热利胆，化湿解毒。

方药：多用茵陈蒿汤、五苓散、龙胆泻肝汤加减。茵陈20g，栀子12g，大黄8g，金钱草15g，茯苓15g，猪苓15g，白术15g，大腹皮12g，陈皮10g，凌霄花12g，桑白皮12g，生薏苡仁30g，泽泻10g，生地12g，车前草12g。

方中茵陈利胆退黄，栀子、金钱草清热利湿退黄，栀子清热降火，大黄泻热逐瘀，茯苓、猪苓、生薏苡仁、泽泻、车前草、大腹皮利湿，大腹皮兼具行气消胀除满之功，茯苓与白术健脾利湿，陈皮、凌霄花行气，佐以桑白皮肃降肺气，通调水道而利于消肿。

4. 肝肾阴虚

主证：消瘦，乏力，低热、潮热，颧红，胁肋隐痛，鼓胀肢肿，蛙腹青筋，腰酸腿软，小便短少，甚则吐血、便血、鼻衄、皮下瘀斑等，舌红少苔，脉细数。

治法：滋补肝肾，凉血软坚。

方药：知柏地黄丸、一贯煎加减。生地 15g，牛膝 12g，知母 12g，茯苓 12g，泽泻 10g，丹皮 10g，地骨皮 12g，山药 15g，山萸肉 10g，沙参 15g，石斛 15g，枸杞子 20g，地骨皮 12g，秦艽 10g，鳖甲 20g。

方中生地、山药、山萸肉、沙参、石斛、枸杞子滋补肝肾之阴，知母、丹皮、地骨皮、秦艽清虚热，茯苓健脾，泽泻泄肾浊，牛膝补肝肾，引药下行，鳖甲既退虚热，又有散结之功。

李教授还认为，肝癌整个发病过程中以上四型并不是一成不变的，各证型之间也不是孤立的，而是相互关联和相互转换的。同一个病人，在整个病程中，以上各型都可能出现，甚至同时见到数种，而以其中的一种证型为主。治疗中，不可拘泥于某一种证型分类，需要四型互参。

四、临证体会

除了辨证施治外，李教授在治疗中还积累了一些自己的独到观点及用药方法。

1. 首重养血

肝为刚脏，藏血主疏泄，体阴而用阳。从病理变化看，肝阳易亢，肝风易动。故李教授一再强调要充分认识到肝体应柔，肝病一定要注意养血，遣方用药不忘加入白芍、当归、枸杞子等养血、柔肝、缓肝之品。

2. 病证同治

肝癌为恶性肿瘤，肿瘤的诊治有区别于其他内科疾病的特点。李教授非常重视在中医辨证的同时，亦不忘"辨病"用药，病证同治。药方中多加入清热解毒、活血化瘀、软坚散结之品，直接针对"积"治疗，如鳖甲、夏枯草、牡蛎、海藻、白花蛇舌草、水红花子、八月札等。同时还要注意，一方面抗癌治疗需要活血化瘀，另一方面要注意肝癌患者同时有凝血机制的异常，非常容易合并出血，而巨块型肝癌肿物有自发破裂出血的可能，需要慎用活血药，以防造成大出血危及患者性命。故蜈蚣、水蛭、虻虫、三棱等破血化瘀药少用慎用。有出血倾向的患者，还可以加入仙鹤草、蒲黄等止血活血药，预防出血，又止血不留瘀，尤其仙鹤草，还有补虚作用。

3. 兼症用药

李教授还重视兼症用药，如口苦加用茵陈、黄连、泽泻；尿少加用茯苓、猪苓、薏苡仁；腹胀加用大腹皮、佛手、木香、枳壳；腹水加茯苓、车前子、龙葵、川椒目；呕吐加半夏、竹茹、代赭石；黑便加仙鹤草、白及、棕榈炭、地榆；胁痛加徐长卿、元胡、乌药、白屈菜；发热加地骨皮、青蒿、丹皮、秦艽、鳖甲等。中医的对症治疗对改善这些临床症状有非常好的效果，可明显提高患者的生活质量，增强患者的治疗信心。

4. 重视引经药物

肝癌治疗中，李教授非常重视以下几味药物的应用，几乎每方均会选择应用，甚至一方中几药全备，称它们为肝经药：

（1）水红花子：始载于《名医别录》，是红蓼的干燥成熟种子，性寒，味咸，具有散血消症，消积止痛之功。善治痞块积聚。根据这一理论，将其应用于肝癌的治疗中，既有软坚破积之功，又少见出血弊端。该药性寒，尤宜于伴随热象的肝癌治疗。但对血分无瘀滞及脾胃虚寒者，则不宜使用。

（2）八月札：为木通科植物木通、三叶木通或白木通的干燥成熟果实。性甘，味寒，无毒，入血分，功能疏肝理气，活血止痛，除烦利尿。利于肝部肿瘤的消除。

（3）凌霄花：原名紫葳，始载于《神农本草经》，列中品。性微寒，味辛，为活血化瘀药，原用于妇女经闭，痛经，有凉血祛风之效，善治瘀血症瘕积聚。

（4）鳖甲：是动物鳖的背甲，性寒，味甘、咸，有软坚散结，退热除蒸之效。《神农本草经》称其"主心腹症瘕坚积，去痞息肉……"将其用在肝癌治疗中，取其软坚散结之功，利于肿瘤的消散。

（5）绿萼梅：性平，味微酸、涩，功能疏肝解郁，化痰和中。李教授在治疗肝癌属肝郁气滞时，很喜爱使用这味药，以减轻肝郁气滞之胁肋胀痛，脘腹痞满，嗳气纳呆诸症。它性平不燥，又没有一般理气药的苦燥伤阴之弊，病证属寒属热均可使用。

5. 癌痛的预防

肝癌晚期疼痛的发生比例很高，达80%～90%，患者痛不欲生。李教授在临床工作中发现长期服用中药的患者疼痛的发生比例明显下降，中药在一定程度上能预防晚期肝癌患者癌性疼痛的发生并减少中度和重度镇痛药的临床使用。

李教授经长期的临床实践，研制了痛块消口服液，该药是根据古方越鞠丸和芍药甘草汤加味而成。由香附、川芎、苍术、神曲、栀子、党参、茯苓、菊花、玫瑰花、甘草、白芍、白花蛇舌草等组成。肝癌患者在疼痛发生之前或疼痛发生之初，及时使用，可延缓癌痛的发生和进一步加重。

五、辨证调护

肝癌患者的肝功能受损，导致肝脏合成白蛋白的功能下降，所以通常会伴随低蛋白血症，尤其是肝癌腹水的患者，白蛋白更低。所以李教授在诊病中不忘提醒患者多吃蛋白质含量丰富的肉、蛋、奶等食物，以补充白蛋白。

肝硬化发展到肝癌的患者多合并门静脉高压、胃底食道静脉曲张，很容易破裂出血。所以李教授还嘱咐患者进食宜软，易于消化，不宜吃粗糙、硬物，如油炸之品、坚果、老玉米等。

六、病案举例

病例1　××，男，54岁。

初诊：2004年3月10日

患者于2003年初出现肝区不适，8月腹部B超及CT检查见：肝右叶占位2.9cm×2.5cm，门静脉癌栓1.0cm×0.8cm，腹水中等量，脾大，甲胎蛋白异常升高。既往有乙肝肝硬化病史，小三阳30余年。在西医院行肝右叶肿物介入治疗2次后，因副作用大，患者拒绝再行西医治疗，求助中医。刻下症：消瘦，全身乏力，口干，皮疹，腹胀，关节疼痛，纳呆，腹泻，尿黄，舌质红，苔黄，脉沉。

诊为肝积，辨证属肝郁脾虚，湿热内蕴。治宜健脾疏肝，清热利湿。处方：

柴　胡8g	大生地15g	白藓皮10g	猪　苓10g
茯　苓10g	地肤子10g	丹　皮10g	旱莲草10g
凌霄花10g	葶苈子10g	仙鹤草15g	蒲公英10g
百　合20g	石见穿10g	石榴皮15g	半枝莲10g

水煎服，一日2次。配合痛块消口服液，每次10mL，每日3次。

二诊：2004年10月20日

服药后，皮疹很快消退，口不干，腹泻止，一般状况好转。自行以原方间断服用半年余。到2004年8月复查，见肝右叶占位缩小至1.5cm×1.2cm，腹水减少，门静脉癌栓消失。将上方去葶苈子、猪苓、白藓皮，加秦艽10g，菊花10g，五味子10g，党参10g，土贝母10g。

三诊：2005 年 12 月 8 日

2005 年 11 月复查，仅见肝硬化，肝内占位消失，腹水消失，甲胎蛋白正常。调整药物为：柴胡 10g，五味子 10g，知母 10g，丹皮 10g，枸杞子 15g，沙苑蒺藜 10g，牛膝 10g，青陈皮各 10g，桑寄生 10g，秦艽 10g，莪术 10g，薏苡仁 30g，凌霄花 10g，白花蛇舌草 15g。患者间断服用上方，至今健在，病情稳定。

病例 2　××，男，45 岁。

初诊：2009 年 10 月 9 日

2004 年底在上海行肝癌姑息手术，术后病理为肝细胞肝癌。肝右叶 14cm×11cm 肿物，肝门淋巴结大，互相融合，腹腔淋巴结转移，左锁骨上淋巴结大，AFP>1000μg/mL。既往"小三阳"，乙肝 15 年。术后全身化疗 3 周期，2005 年 3 月结束，再行腹腔淋巴结放疗，曾有上消化道出血。2005 年 6 月，出现放射性肠炎，肠梗阻。2005 年 11 月因肠梗阻二次手术。后服中药为主治疗。现一般情况可，面色暗，复查见肝硬化，有多发小结节性质待定。偶腹胀，食纳尚可。舌质淡紫，苔白，脉滑。

诊为肝积，证属脾虚气滞。治宜健脾益气，解毒散结。处方：

生黄芪 15g	生薏苡仁 20g	党　参 15g	白　术 10g
五倍子 5g	五味子 10g	金钱草 10g	鸡内金 10g
焦三仙各 10g	鳖　甲 10g	八月札 15g	女贞子 10g
旱莲草 10g	清半夏 10g	佛　手 10g	白花蛇舌草 20g

14 剂，水煎服，每日 1 剂，早晚各 1 次。

二诊：2010 年 5 月 14 日

患者一直按上方加减间断服用中药，肝癌病情比较平稳，未见肝内肿物增长，也未出现远处转移灶。为改方而再次就诊。一般情况尚可，无明显腹胀、腹痛等不适，尿黄，失眠，多梦，舌紫，苔白滑，脉弦。

处方：

党　参 10g　　白　术 15g　　生　地 15g　　鸡内金 10g

焦三仙各 10g　绿萼梅 10g　　陈　皮 10g　　八月札 10g

炙鳖甲 10g　　菖　蒲 10g　　合欢皮 10g　　郁　金 10g

石见穿 10g　　青　皮 15g　　佛　手 10g　　焦槟榔 10g

14剂，水煎服，每日1剂，早晚各1次。

体会：本例患者肝癌术后近5年，并且手术时已出现肝门淋巴结大，互相融合，腹腔淋巴结转移，左锁骨上淋巴结大，病期偏晚。术后经过化疗，再行腹腔淋巴结放疗，病情控制良好，生存期已达5年。但近日复查见肝硬化，有小结节未能定性为肝硬化结节或癌结节。故求诊于李教授，希望能控制肿瘤，缓解症状。

李教授诊其证属脾虚气滞，治宜健脾益气，解毒散结。生黄芪、党参、生薏苡仁、白术益气健脾，五倍子、五味子敛肝气，八月札、佛手行气，金钱草解毒利湿，鸡内金、焦三仙开胃，鳖甲、白花蛇舌草散结抗癌。患者一直间断服用该中药近7个月，肝癌病情比较平稳，未见肝内肿物增长，也未出现远处转移灶。为改方而再次就诊。无明显腹胀、腹痛等不适，尿黄，失眠，多梦，再加入菖蒲、合欢皮解郁安神。

第五节　乳腺癌

一、概述

乳腺癌是指乳腺导管上皮细胞在各种内外致癌因素的作用下，细胞失去正常特性而异常增生，以致超过自我修复的限度而发生癌变的疾病，以乳腺肿块为主要临床表现。乳腺癌是女性最常见的恶性肿瘤之一，发病率呈逐年上升的趋势。

世界各国家、地区之间发病率有很大差异。发展中国家的发病率明显低于发达国家。美国和北欧为高发地区，东欧和南欧以及南美其次，亚洲的发病率最低。我国是乳腺癌的低发国家，但在国内的发病率也有较大的差别，沿海大城市的发病率及死亡率较内陆地区为高，并有逐渐上升趋势。

乳腺癌主要发生在女性，男性甚少见，其发病率比女性约低60～100倍，仅占乳腺癌发病人数的1%左右。妇女在月经初潮前发生乳腺癌者甚少，在20岁以后发病率逐年上升。我国乳腺癌患者死于15岁以前的很少见，96%的患者死于35岁以后，女性乳腺癌平均死亡年龄为67.91岁。流行病学调查研究显示社会经济地位及文化水平高的妇女，乳腺癌的发病率较高。影响乳腺癌发病的危险因素主要包括：

（1）家族史：妇女一级直系亲属有乳腺癌病史者，其患乳腺癌的危险性是正常人的2～3倍。

（2）初潮早：月经初潮年龄与乳腺癌的发病有关。初潮年龄早于12岁患者发病的危险性为初潮大于17岁患者的2.2倍。

（3）绝经晚：绝经年龄大于55岁患者比小于45岁的危险性增加1倍；绝经年龄小于35岁的妇女，乳腺癌的危险性仅为绝经年龄大于50岁妇女的1/3。行经40年以上的妇女比行经30年以下的妇女，发生乳腺癌的危险性增加1倍。

（4）孕产：①妇女在30岁以前妊娠对乳腺癌的发生有保护作用，而30岁以后则发病倾向增加；②足月妊娠对乳腺癌的保护作用仅限于首次；③流产没有保护作用，会增加乳腺癌的发病倾向；④高产次的妇女患乳腺癌的概率小。

（5）哺乳：哺乳可降低乳腺癌发病的危险性。生育后未哺乳或哺乳不正常（哺乳期过短或过长）其危险性均增高。

（6）雌激素的摄入：长期应用雌激素治疗可能会增加患乳腺癌的危险性。

综上所述：有本病家族史、初潮早、绝经晚、初产过晚、不正常哺乳及长期的雌激素摄入都增加乳腺癌的发生概率，应予注意。

乳腺癌具有女性发病率高，颇具侵袭性，但进程缓慢，自然生存期长等特点，一般乳腺癌的自然生存期约 26.5 ~ 39.5 个月。经治疗后，乳腺癌的 5 年生存率能达到 70% 以上，而无淋巴结转移的早期乳腺癌患者 10 年生存率达 80% ~ 100%，有淋巴结转移则降至 25% ~ 47%。男性乳腺癌患者预后较女性差。

乳腺癌的西医治疗方式较多，也很规范。主要以手术为主，术前可行新辅助化疗、新辅助内分泌治疗，术后可以行化疗、放疗、内分泌治疗及生物靶向治疗。晚期患者的姑息放化疗、姑息内分泌治疗及靶向治疗亦很有效，明显延长生存期。

二、病因病机

乳腺癌属于中医的"乳石痈"、"乳岩"、"乳疳"、"妒乳"等范畴。如隋代巢元方《诸病源候论》描述："石痈者，其肿结确实，至牢有根，核皮相亲，不甚热，微痛。"宋代陈自明《妇人大全良方》提出乳岩"初起内结小核……不赤不痛，积之岁月渐大，岩崩破如熟榴，或内溃深洞，血水滴沥……名曰乳岩，为难疗"。

关于乳腺癌发病，中医论述颇多。如《外证医案汇编》指出："正气虚则为岩。"《医宗必读》则详述："积之成也，正气不足，而后邪气踞之。"《景岳全书》则谓："肝肾不足及虚弱失调之人，多有积聚之病。"《妇人大全良方》："此属肝脾郁怒，气血亏损，名曰乳岩，为难疗。"《医宗金鉴》则详细指出："乳癌由肝脾两伤，气郁凝结而成。"指出情志内伤，忧思郁怒是发病的重要因素。

李教授非常强调肝郁气滞在乳腺癌发病中的作用。乳房为阳明经所司，乳头为足厥阴肝经所属，情志不畅，所愿不遂，肝失调达，郁久而气血瘀滞；肝木克土，脾伤则运化失常，痰浊内生。肝脾两伤，气血失调，痰浊积聚，痰瘀互结，经络阻塞于乳房致乳岩产生。六淫外侵，邪毒留滞也是发病重要因素。冲为血海，任主胞胎，冲任之脉隶于肝肾，循经上入乳房，冲任失调、肝肾受损、月经不调、气血不畅，经络阻塞亦可发病。

乳腺癌的病位在乳腺，与肝、肾等脏腑及冲任二脉关系密切，肝

李佩文教授 治疗肿瘤经验集

郁气滞、痰浊凝结、瘀毒内阻为主要病机。

三、辨证论治

乳腺癌患者整个病程较长，证候多样，虚实夹杂，错综复杂，临床更多见的是整体属虚，局部属实，正虚邪实。正虚则多见气血两虚、肝肾亏虚、肺肾阴虚、肝郁脾虚、冲任失调等，邪实则多见肝郁痰凝、气滞血瘀、毒邪蕴结等。

临床上一般将其归为4个证型论治，即肝郁气滞、毒邪蕴结、冲任失调含肝肾亏损、气血两虚含肝郁脾虚。然而临床之复杂远非4个证型所能概括，临床证候常可相互交叉，变生出更多的证型。例如：整体是气血两虚证，局部是毒邪蕴结证；可以是肝肾阴虚证与肝郁化火，或肝郁脾虚痰浊蕴结证并见等。

1. 肝郁气滞

主证：乳内有一小椭圆形结块、皮色正常、质地坚硬、边缘欠规则，活动度不大，多见于微小癌、导管内癌、浸润性导管癌。患者情志抑郁不畅，精神忧虑，或烦躁易怒，胸闷不舒，胁肋胀痛。舌质红，苔黄，脉弦滑。

治法：疏肝解郁，行气止痛，化痰散结。

方药：逍遥散加减。柴胡10g，香附10g，郁金10g，青皮10g，八月札15g，天冬12g，当归12g，赤芍15g，海藻12g，全瓜蒌12g，莪术15g，露蜂房9g，山慈姑15g，生薏苡仁20g。

方中柴胡疏肝解郁，香附、郁金、青皮、八月札行气止痛，生薏苡仁健脾，天冬、当归、赤芍养血活血，全瓜蒌宽胸化痰，莪术活血散结，露蜂房、山慈姑、海藻散结。

乳房胀痛加橘核12g，路路通10g，皂刺10g；肝火旺盛可加龙胆草10g，山栀12g，丹皮12g。

2. 毒邪蕴结

主证：乳房肿块坚硬，表面高低不平，状如堆栗，岩肿不溃，血水淋漓、臭秽不堪，创面坚硬，色紫剧痛，多见于硬癌、炎性癌晚期。伴有发热，面红目赤，口干口苦，心烦易怒，胁肋窜痛，大便干结。脉弦滑数，舌暗红苔薄黄。

治法：清热解毒，化痰散结。

方药：化岩汤合五味消毒饮加减。生黄芪 30g，当归 15g，莪术 30g，香附 10g，大贝母 15g，生薏苡仁 15g，银花 15g，野菊花 15g，蒲公英 20g，紫花地丁 12g，草河车 15g，夏枯草 15g，土茯苓 30g，猫爪草 15g，白花蛇舌草 15g，蜂房 10g，生甘草 6g。

方中生黄芪益气，当归养血活血，莪术活血化瘀散结，香附行气，大贝母化痰散结，生薏苡仁健脾利湿化痰，银花、野菊花、蒲公英、紫花地丁清热解毒，草河车清热解毒抗癌，夏枯草、土茯苓、猫爪草、白花蛇舌草、蜂房抗癌消瘤。

疼痛剧烈可加乳香 10g，没药 10g，延胡索 10g；大便秘结可加大黄 6g，厚朴 10g，枳实 8g；热入营血可加生地 12g，丹皮 12g，赤芍 12g。

以上各证应随证加减：肿块坚硬加三棱 15g，莪术 30g，石见穿 30g；皮肤溃疡渗血水加血余炭 15g，白及 15g，茜草根 30g，仙鹤草 30g。

3. 气血两虚

主证：肿块延及胸腋，腋下锁骨上肿块累累，乳房肿块与胸壁粘连，推之不动，乳房遍生疙瘩，皮肤出现溃疡，多见于晚期乳癌，淋巴结转移、恶病质。全身伴有头晕目眩，心悸气短，面色㿠白，神疲乏力，盗汗，脉沉细无力，舌质淡，舌苔白腻，或无苔。

治法：滋补气血、解毒散瘀。

方药：香贝养营汤加减。香附 10g，大贝母 15g，太子参 30g，生黄芪20g，白术15g，茯苓15g，生薏苡仁15g，熟地15g，当归12g，白芍12g，红枣15g，蛇六谷15g，白花蛇舌草30g，生甘草6g。

太子参、生黄芪、白术益气补虚，香附行气，大贝母化痰散结，茯苓、生薏苡仁健脾，熟地滋补肝肾，当归、白芍、红枣养血，蛇六谷、白花蛇舌草抗癌。

脾失健运可加陈皮9g，姜半夏15g，苏梗12g，鸡内金20g，谷麦芽各15g；肺肾阴虚可加生地20g，沙参15g，麦冬12g，五味子10g，旱莲草15g。

4. 冲任失调

主证：乳内结块，质地坚硬，表面高低不平，表皮不红不热，肿块与皮肤粘连，或与深层组织粘连，失去活动度。患者伴有月经不调，经前期乳房胀痛，婚后未生育或有多次流产史，时有烘热汗出、腰背酸痛、形体消瘦、五心烦热、潮热汗出。舌淡红，少苔，脉弦细。

治法：补益肝肾，调摄冲任。

方药：知柏地黄丸合柴胡疏肝散加减。黄柏8g，知母12g，熟地12g，山茱萸10g，枸杞子15g，旱莲草15g，当归12g，赤芍9g，枳壳10g，香附9g，莪术10g，八月札9g，仙灵脾12g，土贝母12g，鳖甲15g，石见穿15g。

黄柏、知母清虚热，熟地、山茱萸、枸杞子补肝肾，旱莲草补肝肾，兼具凉血之功，当归、赤芍、莪术活血化瘀，枳壳、香附行气，八月札行气活血化瘀散结，仙灵脾补肾阳，为阳中求阴，土贝母、鳖甲、石见穿抗癌瘤、消症积。

失眠者，加酸枣仁15g，合欢皮15g，远志10g；盗汗者加丹皮10g，地骨皮12g，五味子10g，浮小麦30g。

四、常用中成药

除了辨证用药外，临证时还可加用中成药增强抗肿瘤效果。乳腺癌常用的中成药包括：

（1）小金丸：主要成分为麝香、木鳖子（去壳去油）、制草乌、枫香脂、乳香（制）、没药（制）、五灵脂（醋炒）、当归（酒炒）、地龙、香墨等。具有散结消肿，化瘀止痛的功效。用于阴疽初起，皮色不变，肿硬作痛，多发性脓肿，瘿瘤，瘰疬，乳岩，乳癖。

（2）西黄丸：主要成分为体外培育牛黄、麝香、乳香（醋制）、没药（醋制）。功效：清热解毒，和营消肿。可用于各类癌肿，痈疽疔毒，瘰疬，流注等。

（3）平消胶囊：主要成分为郁金、马钱子粉、仙鹤草、五灵脂、白矾、硝石、干漆（制）、枳壳（麸炒）。功效：活血化瘀，止痛散结，清热解毒，扶正祛邪。对肿瘤具有一定的缓解症状、缩小瘤体、抑制肿瘤生长、提高人体免疫力、延长患者生命的作用。

（4）痛块消口服液：是李教授依据长期的临床经验制定的药方，为中日友好医院院内制剂，主要成分有夏枯草、山慈姑、郁金、白芍等。功能：理气活血，散结止痛。每次 10mL，1 日 3 次。

五、临证体会

近年来随着医学的进步，乳腺癌虽然发病率有升高，但西医综合治疗规范，治疗效果好，患者的生存期较长。不管早期、中期、晚期患者，都有相应的治疗方法，并且乳腺癌对西医各种治疗方式都很敏感，放疗、化疗、内分泌治疗及生物靶向治疗都具有一定的直接抗肿瘤效果，是中药所达不到的。所以李教授强调乳腺癌患者与肝癌、胰腺癌等放化疗不敏感肿瘤不同，一定要依靠西医综合治疗的力量，不能以单纯中药治疗。

中药治疗乳腺癌的长处在于：一方面在手术后使用防止复发转移；另一个重要作用在于减轻西医治疗的副反应，及处理一些晚期患者的合并症、并发症。包括：

1. 减轻消化道反应

放化疗期间的乏力、恶心、呕吐、食欲下降等消化道反应，通过中药调理，治以益气养血，降逆和胃，健脾补肾。药用：党参、黄芪、白术、茯苓、白芍、半夏、木香、陈皮、竹茹、苏梗、鸡内金、焦三仙等，能使症状明显得到改善，使放化疗顺利进行。

2. 缓解放疗热毒反应

李教授认为放射线属于"火邪"、"热毒"。放疗所致的不良反应，主要表现为热毒伤阴，如口干舌燥、咽痛不适、干咳、胸痛等副反应。中药清热解毒，养阴生津，药用银花、连翘、生地、沙参、麦冬、石斛、花粉、知母、丹皮、玉竹、射干、生甘草等，能缓解放射线的热毒反应，甚至能减少某些敏感患者并发放射性肺炎的概率。

3. 减轻更年期症状

乳腺癌患者手术、放化疗后，尤其是加用内分泌治疗者，绝大部分尤其年轻患者会出现更年期症状，表现为潮热、五心烦热、阵发性大汗、烦躁等症状。此时由于肿瘤原因不适合用激素替代疗法，而加用滋阴补肾，疏肝解郁的中药，能明显减轻症状。

4. 治疗乳腺癌合并症

乳癌术后患侧上肢水肿，通过中药益气活血，通络消肿，药用桑枝、鹿衔草、豨莶草、老鹳草、红花、桃仁、赤芍、络石藤、丝瓜络等煎汤外洗，能缓解肿胀。晚期乳腺癌患者出现骨转移疼痛、恶性胸腹水、癌性发热等，都能通过中药缓解症状，改善生活质量。

5. 重视中药调节内分泌的作用

李教授认为绝经期前后或接受西药的内分泌治疗时会出现许多临

床症状，常见烦躁易怒、阵发性汗出、失眠、周身不适或游走性疼痛等。从中医辨证分型来说这些症状多属冲任失调，兼肝肾亏虚或脾肾不足。脾为后天之本，肾为先天之本，故治疗原则宜以滋补肝肾、健脾补肾或调摄冲任为主。

现代医学认为内分泌失调与乳腺癌的发生有密切的关系。中医在治疗乳腺癌时，滋补肝肾或健脾补肾或调摄冲任，即是通过调节人体的内分泌而达到治疗目的，这是治疗的关键所在。中药对乳腺癌的内分泌调节作用越来越受到临床医生的重视。大量的实验结果表明：某些扶正中药本身就具有类激素样作用：如枸杞子、附子、甘草、地黄、五味子等具有增强肾上腺皮质功能的作用，类似于肾上腺皮质激素。另外，某些扶正中药具有刺激和调节生殖内分泌的作用：如人参、鹿茸、黄芪等可使小鼠的动情期延长；淫羊藿可使动物交尾力亢进；蛇床子对正常及去势小鼠有类似激素样作用。许多温肾助阳药如菟丝子、金樱子、覆盆子、仙灵脾、蜀羊泉、肉苁蓉、山萸肉等含有激素样物质，具有调节性功能的作用。

六、病案举例

病例1 ××，女，48岁。

初诊：2009年12月4日

2009年6月10日外院行右乳腺癌保乳术，术后病理：浸润性导管癌，ER（++），PR（+++），Her-2（-）。术后行放疗，并全身化疗4周期。目前口服三苯氧胺内分泌治疗。希望配合中药预防复发。现一般情况尚好。时有燥热，汗出较多，夜间睡眠欠佳。舌质淡红，苔薄白，脉细滑。诊为乳岩，辨证属肝郁气滞，阴虚内热。治宜疏肝解郁，滋阴清热。拟柴胡疏肝散与六味地黄丸加减。处方：

野菊花10g	郁 金10g	茯 苓15g	炙甘草5g
香 附10g	丹 皮10g	山 栀10g	银柴胡10g
当 归15g	益母草10g	莪 术10g	菖 蒲10g

八月札 10g　　石见穿 10g　　泽　泻 10g　　白花蛇舌草 20g

14 剂，水煎服，每日 1 剂，早晚各 1 次。

二诊：2010 年 1 月 8 日

燥热有好转，但汗出仍较多，夜间睡眠尚可。

处方：

丹　皮 10g　　山　栀 15g　　柴　胡 10g　　茯　苓 10g

郁　金 10g　　当　归 15g　　瓜　蒌 10g　　党　参 15g

麦　冬 10g　　五味子 10g　　益母草 10g　　生黄芪 10g

八月札 10g　　莪　术 10g　　炙鳖甲 15g　　白花蛇舌草 20g

14 剂，水煎服，每日 1 剂，早晚各 1 次。

三诊：2010 年 2 月 12 日

一般情况好，偶有燥热汗出，大便干，3 日一行。余无特殊。近日全面复查未见肿瘤复发转移。中药上方去党参，加生地 15g，地骨皮 12g，火麻仁 10g。

四诊：2010 年 3 月 19 日

服用上方一月，病情稳定，大便通畅。舌质淡，苔薄白，脉细滑。

继续使用 2 月 12 日原方。

体会：患者为乳腺癌早期，行保乳术后，做了放化疗。因为受体是双阳性的，接着行三苯氧胺内分泌治疗，计划 5 年。该患者的西医治疗是很规范的。但行内分泌治疗阻断雌激素后，患者更年期提前，出现明显的更年期症状，如潮热、汗出、烦躁等。此时不宜使用西医的激素疗法，否则会导致肿瘤的复发转移。而中医在治疗更年期综合征上有一定的效果。主要治则是舒肝解郁、补肾滋阴、活血安神。

初诊时李教授诊其为乳岩，证属肝郁气滞，阴虚内热。治宜疏肝解郁，滋阴清热。拟柴胡疏肝散与六味地黄丸加减：野菊花清热解毒疏肝，郁金、菖蒲、香附、当归活血行气解郁，茯苓健脾，山栀、银柴胡、丹皮、泽泻清热，益母草、莪术、石见穿、八月札、白花蛇舌草活血解毒抗癌。

二诊时燥热有好转，但汗出仍较多，加柴胡疏肝气，炙鳖甲既清虚热止汗，又具散结之功，增强抗肿瘤功效。三诊时因为便秘去性热的党参，加火麻仁10g润肠通便，生地15g，地骨皮12g加强补肾滋阴清虚热的力量。患者病情稳定，肿瘤未见转移复发，临床症状好转，嘱其配合中药，继续坚持内分泌治疗。

病例2 ××，女，36岁。

初诊：2009年10月30日

患者2009年8月体检发现左乳腺肿物，外院穿刺活检为癌，淋巴结见癌浸润。行术前新辅助化疗4个周期，TA方案。副作用较大，淋巴结有缩小，但乳腺肿物变化不大。化疗副反应明显，感乏力，面色萎黄，虚汗多，食欲差。舌淡红，脉细。

诊为左乳岩，证属气血两虚。治宜益气养血，健脾和胃。处方：拟四君子汤加减：

党　参15g	枸杞子20g	黄　精10g	五味子10g
茯　苓15g	木　香10g	草　蔻10g	鸡内金10g
佛　手10g	浮小麦30g	陈　皮10g	浙　贝15g
瓜　蒌10g	骨碎补10g	白花蛇舌草15g	焦三仙各10g

14剂，水煎服，每日1剂，早晚各1次。

二诊：2009年12月4日

2009年11月11日手术，术后病理浸润性导管癌，肿瘤大小2cm×2cm×1cm，淋巴结转移3/11，ER（+），PR（+），Her-2（-）。术后继续全身化疗。感乏力明显，虚汗出，不思饮食，白细胞低，头发脱落。舌质淡，苔薄白，脉沉细。

处方：

当　归15g	益母草10g	野菊花10g	沙　参20g
黄　芪15g	五味子10g	浮小麦30g	地骨皮15g
丹　皮10g	五倍子10g	茯　苓20g	白　术10g

黄　精20g　　莪　术10g　　郁　金10g　　婆罗子10g

首　乌10g　　白花蛇舌草15g

14剂，水煎服，每日1剂，早晚各1次。

三诊：2010年1月8日

行术后放疗中，使用诺雷德内分泌治疗，感头痛、脱发，恶心已
止，大便频。

茯　苓15g　　党　参15g　　当　归10g　　生黄芪15g

川　芎10g　　藁　本10g　　羌　活10g　　鸡内金10g

佛　手10g　　元　胡10g　　金铃子10g　　枸杞子15g

升　麻10g　　白　芍10g　　女贞子10g　　焦三仙各10g

14剂，水煎服，每日1剂，早晚各1次。

四诊：2010年2月26日

汗出，腹泻，口苦止，全身有力，舌淡红，苔黄，脉弦。

生黄芪15g　　党　参20g　　茯　苓20g　　银柴胡10g

何首乌10g　　丹　皮10g　　当　归15g　　白　术20g

枸杞子15g　　山　栀10g　　苏　子10g　　浮小麦30g

五味子10g　　莪　术10g　　白　芍15g　　石榴皮10g

陈　皮10g　　诃　子10g　　白花蛇舌草15g

14剂，水煎服，每日1剂，早晚各1次。

五诊：2010年4月23日

诸症在好转，稀便止，自觉好，出汗止，眠可。治疗原则改为软
坚散结为主。处方：

野菊花10g　　夏枯草10g　　鳖　甲10g　　山慈姑10g

生黄芪20g　　五味子10g　　当　归10g　　酸枣仁10g

合欢皮10g　　石榴皮10g　　升　麻10g　　浮小麦30g

藁　本10g　　生熟地各10g　佛　手10g　　石见穿10g

14剂，水煎服，每日1剂，早晚各1次。

六诊：2010年5月7日

出汗好转，腋下肿物消失，多项指标好转。舌淡红，脉沉细。治

宜益气健脾，软坚散结，益气固表。处方：

生黄芪15g	茯　苓20g	五味子10g	浮小麦30g
石榴皮15g	白　术15g	黄　精10g	野菊花10g
旱莲草10g	诃　子10g	升　麻10g	何首乌10g
山慈姑10g	鳖　甲10g	土贝母10g	白花蛇舌草20g

14剂，水煎服，每日1剂，早晚各1次。

体会：该患者为乳腺癌，发病后因腋下淋巴结转移，故西医先行手术前的新辅助化疗，就诊时患者还未做手术，术前化疗已经进行了4个周期。化疗副作用太大，患者感乏力，精神差，面色萎黄，食欲差，舌淡红，脉细，属于一派气血两虚之象。所以李教授在治疗上益气养血，健脾和胃，以四君子汤为主方加减，处方以党参益气，枸杞子养血，茯苓、陈皮、佛手、木香行气健脾，黄精益精，五味子、浮小麦敛汗，鸡内金、焦三仙健脾消食开胃。服药后诸症好转，并且在一个月后顺利做了手术。但12月份二诊时，患者术后化疗中，又出现了明显的化疗反应，主要仍是乏力及消化道反应、骨髓抑制。此时李教授继续以益气养血、健脾开胃为主，加入了黄芪、当归、白术增加养血之力。为防止术后肿瘤的转移复发，又用了莪术、白花蛇舌草等活血解毒散结之品。以后又因放化疗的毒性，患者出现了脱发、腹泻等症，老师对症加入了何首乌、女贞子等补肾养发及石榴皮、诃子、升麻等升提、固涩止泻之药，收到了很好的疗效。患者顺利完成了术后的放化疗。

病例3　××，女，42岁。

初诊：2010年1月15日

2009年8月行左乳腺癌手术，术后病理：浸润性导管癌，ER（－）、PR（－）、Her－2（－）。术后已经完成全身化疗，准备行术后放疗。就诊时诉一般情况好，脾气急躁，有饭后腹痛，曾出现尿隐血。舌淡红，薄白苔，脉沉细。

诊为乳岩，证属肝郁气滞，痰浊内蕴。治宜疏肝理气，健脾散结。处方以四君子汤合柴胡疏肝散加减：

党　参20g	茯　苓15g	白　术15g	枸杞子15g
白　芍15g	炙甘草5g	莪　术10g	泽　泻10g
乌　药10g	升　麻10g	莲　子10g	仙鹤草15g
白　及10g	炒薏苡仁30g	生黄芪20g	

14剂，水煎服，每日1剂，早晚各1次。

二诊：2010年4月23日

腹痛好转，下肢无力但愿意活动，白细胞下降，诸症都有好转。但耳鸣，脾气仍急躁，夜间睡眠差。放疗结束已经1个半月，舌红薄黄苔，脉弦细。

治宜养血安神，疏肝固涩。处方：

当　归15g	赤白芍各10g	生熟地各10g	川　芎10g
菖　蒲10g	合欢皮10g	夜交藤10g	酸枣仁10g
郁　金10g	蔓荆子10g	石榴皮15g	木　瓜10g
牛　膝10g	益母草10g	玫瑰花10g	升　麻10g
茯　苓20g	阿胶^(烊化)15g		

14剂，水煎服，每日1剂，早晚各1次。

三诊：2010年5月14日

睡眠好转，耳鸣，大便不成形，仍下肢无力，舌红，黄燥苔，脉细沉。

处方：

当　归10g	生　地10g	熟　地10g	赤　芍10g
白　芍10g	川　芎10g	菖　蒲10g	合欢皮10g
升　麻10g	蔓荆子10g	玫瑰花10g	茯　苓10g
莪　术10g	坤　草10g	旱莲草10g	石榴皮20g
阿胶^(烊化)20g	白花蛇舌草20g		

体会：乳腺癌目前是常见肿瘤，发病率较高，还有上升趋势。但治疗效果、预后相对其他部位的肿瘤要好，生存期也比较长，手术、放疗、化疗、内分泌治疗都比较有效。中医则认为女子乳房属于肝

经，患病与肝郁气滞有关，肝郁、气滞、血瘀、痰凝，胶着成积。治疗上以疏肝、行气、化瘀为主。

本例患者属于年轻患者，手术分期偏晚，故术后需要行放疗及全身化疗，雌激素与孕激素均为阴性，不需要行术后内分泌治疗，因为治疗无效。这一类三阴乳腺癌是目前乳腺癌的治疗难点，效果不佳，转移复发概率较大。故术后可以加用中药治疗预防肿瘤的转移复发。

初诊时患者已经完成手术及化疗，准备放疗。一般情况好，脾气急躁，与大部分乳腺癌患者相似，有饭后腹痛，为肝郁脾虚，肝木克脾土的症状。李教授辨证属肝郁气滞，痰浊内蕴。治宜疏肝理气。处方以四君子汤合柴胡疏肝散加减，加乌药止痛，莪术散结，仙鹤草、白及止血。

二诊时已完成放疗，腹痛好转，下肢无力但愿意活动，白细胞下降。但耳鸣，脾气仍急躁，夜间睡眠差。治以养血安神，疏肝固涩。

用药后睡眠好转，耳鸣，大便不成形，仍下肢无力，以蔓荆子、菖蒲、合欢皮安神清利头目，生熟地、当归、白芍、阿胶养血柔肝，川芎、赤芍、莪术活血化瘀散结，升麻、石榴皮益气升提，涩肠止泻，白花蛇舌草解毒抗癌。药后患者大便正常，病情稳定。

病例4 ××，女，70岁。

初诊：2009年5月14日

患者2002年左乳腺手术，诊为浸润性导管癌。术后曾行放化疗，病情稳定。但近日感乏力、口干、胸闷，频繁干咳，舌淡红，少苔，脉细。复查未见肿瘤的转移复发迹象，为改善症状及预防肿瘤的转移复发，特至李教授门诊求助。

诊为左乳岩，证属气阴两虚。治宜益气生津，养阴润肺。处方：拟养阴清肺汤加减：

党　参15g	麦　冬10g	五味子10g	全瓜蒌10g
生黄芪10g	枸杞子15g	莲　子10g	浙贝母10g

百 部 10g 　 前 胡 10g 　 陈 皮 10g 　 土茯苓 10g

石见穿 15g 　 当 归 15g 　 丹 参 10g 　 白花蛇舌草 15g

14 剂，水煎服，每日 1 剂，早晚各 1 次。

二诊：2010 年 1 月 15 日

服用上方后患者诸症好转，故自行在老家以原方再服了一月余后停药。近日感胃脘不适再次就诊。现感口干，头沉，胃脘胀满不适，嗳气，肠鸣，无反酸烧心等症，自述心慌、胸闷，喘憋不明显，食纳尚可，小便调，大便不成形，舌质淡红，少苔，脉细。

处方：

党 参 15g 　 麦 冬 10g 　 五味子 10g 　 枸杞子 20g

茯 苓 10g 　 泽 泻 10g 　 决明子 10g 　 蔓荆子 10g

郁 金 10g 　 薤 白 10g 　 全瓜蒌 15g 　 清半夏 10g

竹 茹 10g 　 生 芪 15g 　 白花蛇舌草 20g

14 剂，水煎服，每日 1 剂，早晚各 1 次。

三诊：2010 年 2 月 12 日

心慌、胸闷、肠鸣有好转，仍有嗳气。大便刚成形，较软，舌质红，苔白。

上方去决明子，竹茹，加砂仁 10g，木香 10g，玫瑰花 10g。

四诊：2010 年 3 月 19 日

胃堵有好转，咽部不适，排气多，舌红苔薄白，脉滑。

处方：

全瓜蒌 15g 　 党 参 15g 　 麦 冬 10g 　 野菊花 10g

玫瑰花 10g 　 紫苏子 10g 　 清半夏 10g 　 砂 仁 5g

竹 茹 10g 　 木 香 10g 　 鸡内金 10g 　 谷麦芽各 30g

佛 手 10g 　 蒲公英 10g 　 苦地丁 10g 　 决明子 10g

14 剂，水煎服，每日 1 剂，早晚各 1 次。

体会：该患者为乳腺癌，但就诊并不是因为肿瘤的复发转移，也不是为处理放化疗的副反应，就是说她看病与肿瘤无关，而是出现了别的疾患。

该患者的乳腺癌非常稳定，初诊时因为干咳，老师诊断她证属气阴两虚，治宜益气生津，养阴润肺。拟养阴清肺汤加减，处方以党参、生黄芪益气，麦冬、五味子、浙贝母、枸杞子滋阴敛肺，百部、前胡化痰止咳，全瓜蒌宽胸，收到了很好的疗效。

半年后她又出现了口干，头沉，胃脘胀满不适，嗳气，肠鸣，心慌，胸闷，大便不成形等症，李教授以生脉饮、瓜蒌薤白散加减治疗，症状有明显改善。患者非常满意。

病例5　××，女，46岁。

初诊：2010年12月24日

2010年11月17日体检发现右乳肿物，双侧乳腺增生。11月29日手术，示右乳浸润性导管癌，中分化，大小3cm×2.5cm×2cm，腋窝淋巴结转移1/14。ER（+++），Her-2（+），p53（-），昨日在协和医院首次化疗。脉滑，舌红苔黄燥。

诊为乳岩，证属肝郁气滞。治宜疏肝理气，软坚散结，补气养血。处方：

郁　金10g	柴　胡10g	陈　皮10g	八月札10g
香　附5g	党　参10g	当　归15g	枸杞子10g
苦　参10g	野菊花10g	莪　术10g	山慈姑10g
石见穿10g	炙鳖甲10g	红豆杉6g	

15剂，每日1剂，早晚各1次。

二诊：2011年1月7日

已化疗一次，有口腔溃疡。脉滑，舌红、苔黄燥。

治宜养血疏肝，软坚散结。处方：

当　归15g	党　参15g	沙　参15g	石　斛10g
苦　参10g	郁　金10g	香　附10g	银柴胡10g
升　麻10g	泽　泻10g	地骨皮10g	炒谷麦芽各20g
佛　手10g	炙鳖甲10g	山慈姑10g	野菊花15g

15剂，水煎服，每日1剂，早晚各1次。

三诊：2011 年 1 月 21 日

口疮已愈，第二次化疗开始，恶心、呕吐 1 次，血象低，曾便秘。脉细滑，舌紫、薄黄苔。

治宜滋阴润燥，养血散结。处方：

沙　参 15g	党　参 20g	当　归 10g	枸杞子 15g
女贞子 10g	肉苁蓉 10g	茯　苓 20g	清半夏 10g
鸡内金 10g	焦三仙各 10g	佛　手 10g	射　干 10g
苦　参 10g	野菊花 10g	炙鳖甲 15g	半枝莲 15g

15 剂，水煎服，每日 1 剂，早晚各 1 次。

四诊：2011 年 2 月 11 日

化疗第三周期结束，无明显副反应，血象可，便秘可缓解，化疗中曾恶心，但不吐，眠佳，脉细滑，舌尖红，淡紫，薄黄苔。

治宜健脾养血，滋阴散结。处方：

党　参 15g	当　归 10g	山　药 15g	鸡内金 10g
炒谷麦芽各 20g	野菊花 10g	炙鳖甲 10g	莪　术 10g
金荞麦 10g	佛　手 10g	焦槟榔 10g	肉苁蓉 10g
郁　金 10g	香　附 10g	赭　石 10g	半枝莲 15g

15 剂，水煎服，每日 1 剂，早晚各 1 次。

体会：患者为年轻女性，体检发现乳腺癌，术后行常规多次化疗，就诊 4 次皆以治疗化疗副反应为主。李教授治疗乳腺癌多从肝论治，因乳腺为肝经所属，肝喜条达，主一身气机，女子平素多感情用事，稍有不遂则易肝郁气滞，最后导致气滞血瘀，毒瘀胶结，发为乳岩。虽手术切除，但余毒未尽，加之化疗更伤气血，从该患者治疗看多以疏肝理气，软坚散结，补气养血，滋阴润燥为主。因症状不同加减用药，对防治化疗副反应起到较好疗效。疏肝理气以加味逍遥散为主，补气养血以八珍汤为主加减，软坚散结以炙鳖甲、山慈姑、半枝莲、莪术、三棱为主，滋阴润燥以六味地黄丸、二至丸加减为主。

病例 6　××，女，68 岁。

初诊：2010 年 4 月 2 日

乳癌术后 3 年。3 月 10 日查肺转移，脑转移，近日头部查新生肿瘤 0.7cm×1.7cm，头部已行 γ 刀治疗。近日失眠，入睡难，偶有关节痛，口干，咽不适。脉细，舌红，黄厚苔。

诊为乳岩，证属痰蒙清窍。治宜化痰通路，清利头目。处方：

沙　参 20g	元　参 10g	菖　蒲 10g	酸枣仁 10g
柏子仁 10g	木　瓜 15g	牛　膝 10g	合欢皮 10g
菊　花 10g	玫瑰花 10g	鸡内金 10g	郁　金 10g
蔓荆子 10g	炙枇杷叶 10g	八月札 10g	白花蛇舌草 20g

15 剂，水煎服，每日 1 剂，早晚各 1 次。

二诊：2010 年 4 月 16 日

咽干，入睡难，右眼不适，脉细，舌暗红，薄黄苔。

处方：

沙　参 20g	元　参 15g	石　斛 10g	枸杞子 20g
菖　蒲 10g	木　瓜 10g	牛　膝 10g	玫瑰花 10g
当　归 20g	合欢皮 15g	酸枣仁 10g	柏子仁 10g
浙贝母 20g	八月札 15g	白花蛇舌草 20g	

15 剂，水煎服，每日 1 剂，早晚各 1 次。

三诊：2010 年 4 月 30 日

眠好转，咽干，偶有头晕不适。4 月 22 日 MRI 示：大脑镰小结节 0.4cm。胸腹 CT（－），甲状腺左叶低回声区直径 0.4cm，边界不清，脑转移放疗。脉细，舌红、少苔。

处方：

菊　花 15g	沙　参 20g	麦　冬 10g	枸杞子 20g
菖　蒲 15g	酸枣仁 10g	柏子仁 10g	浙贝母 20g
八月札 10g	白花蛇舌草 15g	合欢皮 10g	夜交藤 10g
当　归 10g	郁　金 10g	射　干 10g	

15 剂，水煎服，每日 1 剂，早晚各 1 次。

四诊：2010 年 6 月 18 日

肺、脑转移，放疗 23 次，稍头晕，有胃酸，呃逆，右颈稍不适，咽部受凉后不适，B 超示甲状腺、肝、囊肿，腋下曾有结节，乳腺曾有增生。舌红，黄厚腻苔，脉弦细。

中药健脾降逆，软坚散结为法。

处方：

茯　苓 20g	党　参 15g	鸡内金 10g	炒谷芽 30g
苏　子 10g	清半夏 10g	竹　茹 10g	赭　石 15g
旋覆花 10g	煅龙牡各 15g	木　香 10g	莪　术 10g
土贝母 10g	白花蛇舌草 20g	石见穿 10g	郁　金 10g

15 剂，水煎服，每日 1 剂，早晚各 1 次。

五诊：2010 年 7 月 2 日

放疗后 25 次，清晨"不清醒"，反酸，呃逆，颈部不适好转，眼睛不适，失眠已好转，乳痛已止。脉短细，舌黄苔微腻。

治宜祛风清窍，降逆散结。处方：

菊　花 10g	茯　苓 20g	党　参 20g	谷精草 10g
苏　子 5g	清半夏 5g	旋覆花 15g	赭　石 15g
煅龙牡各 10g	佛　手 10g	木　香 10g	炙枇杷叶 10g
木蝴蝶 10g	竹茹 10g	蔓荆子 10g	土贝母 10g

15 剂，水煎服，每日 1 剂，早晚各 1 次。

六诊：2010 年 8 月 4 日

反酸已止，有呃逆，右半边脸发麻，现纳差，乏力，耳部痒，眠可。脉沉细，舌淡红，薄白苔。

治宜调理冲任，清窍养肝散结为法。处方：

益母草 10g	山慈姑 10g	当　归 20g	赤白芍各 10g
生熟地各 10g	佛　手 10g	苍耳子 5g	藁　本 10g
蔓荆子 10g	谷精草 10g	酸枣仁 10g	合欢皮 10g
钩　藤 10g	白蒺藜 10g	天　麻 10g	苏　子 5g
清半夏 5g	白花蛇舌草 20g		

15 剂，水煎服，每日 1 剂，早晚各 1 次。

体会：患者乳癌术后 3 年，发现肺转移，脑转移，行头部放疗，初诊失眠，入睡难，有关节痛，口干，咽不适。脉细，舌红，黄厚苔等症状明显，之后有头部放疗引起头部症状及消化道症状，皆因病程日久、正气虚弱、气血阴阳不足、脏腑功能失调，多根据临床症状随证治之。治疗脑转移者，李教授多用半夏白术天麻汤、菖蒲郁金汤、羚角钩藤汤、涤痰汤加蔓荆子、藁本、白蒺藜、谷精草、全蝎子、蜈蚣等治疗，治疗失眠多用酸枣仁、合欢皮、柏子仁、夜交藤加减，止呕降逆多用旋覆代赭汤、左金丸加竹茹、半夏等。从本患者 6 次就诊过程中，可看出李教授临床用药之特色。

第六节　胰腺癌

一、概述

胰腺癌是消化系统常见的恶性肿瘤之一，属于恶性度极高的肿瘤，治疗效果差，死亡率非常高，5 年生存率小于 5%，中位生存期仅 6 个月。近年来，随着经济的发展、生活条件改善和人口老龄化时代的到来，胰腺癌的发病率亦呈持续上升的趋势，已经成为影响人们健康的重要疾病。

北美、欧洲、澳大利亚等发达国家是胰腺癌发病率高的国家和地区，拉丁美洲和中美洲各国的发病率也较高。我国胰腺癌的发病率较低，但近年有不断升高的趋势。

胰腺癌的发病率随着年龄的增长而增长，30 岁以下的病例极其罕见。30 岁以后，胰腺癌发病率逐渐增长，到 70～80 岁为发病高峰。胰腺癌发病率男性多于女性，男女比例约为 1.7～2:1。

胰腺癌的发病同多数恶性肿瘤一样，是环境因素与遗传因素共同作用的结果，迄今为止，其确切病因尚不清楚。到目前为止，仅吸烟已经被证实为胰腺癌的危险因素。除此之外，高脂肪、高动物蛋白、高胆固醇饮食会增加患胰腺癌的风险，慢性胰腺炎、糖尿病病史、肥胖等与胰腺癌的发病亦有一定的关系。

胰腺癌最常发生的部位是胰头，占 2/3 以上，剩下为胰体癌、胰尾癌。从病理来说，90% 为胰腺导管细胞癌，其他腺泡细胞癌、腺鳞癌、黏液表皮样癌、透明细胞癌、胰岛细胞癌等等都较为少见。

由于起病隐匿，诊断困难，仅 10% 的患者在确诊时有手术机会，并且手术后绝大部分病人会复发，复发率与切除程度无关，根治术后的平均生存期亦仅有 17.6 月。对于早期患者，尽量手术，术后辅以放化疗；而中晚期不能手术者，可以选择放化疗。但不管是放疗还是化疗，胰腺癌都不敏感，放疗的目的多半是为了止痛或减轻黄疸及消化道症状，而化疗以含 5－氟尿嘧啶或希罗达、健择方案能改善生存。晚期患者亦可选用生物靶向治疗，目前以特罗凯联合健择使用较多，研究表明联合使用生存期较单用健择延长。

中医没有胰腺癌的病名，大致属于"伏梁"、"积聚"、"痞块"、"积气"、"黄疸"、"胁痛"、"腹痛"等病范畴。

二、病因病机

李教授认为脾虚是胰腺癌患病的根本，肝脾功能的失调是产生一系列病理因素的关键。气机不畅、脾湿困郁是胰腺癌首要病因，正气虚弱、脏腑失调是发病的内在条件。

胰腺癌的病因在于外感六淫之邪、饮食不节或过食厚味，内因情志失调，或情志郁怒，七情（喜，怒，忧，思，悲，恐，惊）伤肝，肝气郁结，肝郁气滞，气化不利，而致脾失运化，脾湿困郁，肝胆气机受阻，脏腑失和。郁久化热，湿热蕴结，气滞致血瘀，久之血瘀痰结成块，形成肝脾瘀结，日久成毒。痰、热、毒、瘀相互交阻，熏蒸肝胆，而发黄疸，形成癥瘕。

李教授认为，胰腺癌总的病因病机系脾胃虚弱、肝气郁结致气滞、血瘀、痰凝、毒结为患，久而结成坚块。其发病与脾、胃、肝、胆功能失调密切相关。胰头癌以湿热表现为多，胰体、胰尾癌则多见脾虚气滞之证。

三、辨证论治

胰腺癌的治疗应根据疾病不同阶段或攻、或补、或攻补兼施。早期以西医手术治疗为主，术后适当化疗结合长期中医中药治疗，有可能取得良好疗效；中期手术不能根治性切除，可行内引流术、外引流术、胃—空肠吻合术、胆总管—空肠吻合术等以缓解黄疸，改善肝功能，也可采用放疗＋化疗＋中药治疗，延长生存期；晚期则以中医中药和对症治疗为主，或结合小剂量化疗，缓解症状，提高生活质量。

由于胰腺癌以正虚特别是脾虚湿困为本，以气滞血瘀、痰湿内蕴、毒热结聚为表象，故胰腺癌中医治疗原则多采用疏肝健脾、行气活血、利湿化浊、清热解毒之法。而晚期则以气血两虚，阴虚内热多见，此时需要补益气血，养阴清热。

李教授在临床上主要将胰腺癌分为以下五种证型治疗：

1. 脾虚湿阻

主证：上腹部不适或胀痛，攻窜两胁，按之舒适，腹部肿块明显，胸闷气短，纳呆，消瘦，便溏，恶风自汗，面浮足肿，或有腹水，口干不多饮，舌质淡，苔薄或薄腻，脉濡细或细弦。

治法：健脾和中，理气化湿。

方药：香砂六君子汤合平胃散加减。党参 30g，白术 15g，茯苓 30g，猪苓 30g，生薏苡仁 30g，泽泻 30g，当归 10g，白芍 12g，木香 10g，砂仁 10g，苍术 10g，厚朴 10g，陈皮 10g，法半夏 15g，柴胡 12g，八月札 30g，丹皮 10g，栀子 10g。

每日一剂，水煎服。

方中党参益气，白术、白芍、茯苓健脾，木香、砂仁理气醒脾，陈皮、法半夏、苍术、厚朴燥湿化痰，生薏苡仁、猪苓、泽泻利水渗湿，当归补血活血，丹皮、栀子清郁热，柴胡疏肝升散醒脾，八月札疏肝理气、活血化瘀，共奏健脾和中，理气化湿之功。

加减：疼痛较甚可加玄胡、徐长卿；尿少肢肿可加车前草、木瓜；乏力气短较甚可加黄芪；食欲不振较甚者可加山楂。

2. 肝郁蕴热

主证：体倦乏力，发热缠绵，口苦口臭，口渴而不喜饮，心中懊恼，恶心呕吐，嗳气，纳呆厌食，上腹部胀满不适或胀痛，心烦易怒，或见黄疸，大便干结，小便黄赤，舌红苔黄或腻，脉滑数。

治法：疏肝解郁，清热化湿。

方药：鳖甲煎丸合茵陈五苓散加减。鳖甲 20g，桃仁 10g，丹皮 10g，赤芍 15g，桂枝 5g，柴胡 10g，黄芩 10g，清半夏 10g，厚朴 10g，绵茵陈 30g，山栀 10g，白术 15g，猪苓 30g，茯苓 30g，泽泻 12g，莪术 15g，每日一剂，水煎服。

方中鳖甲滋阴软坚散结，桃仁、丹皮、赤芍、桂枝、莪术活血祛瘀，通络软坚，绵茵陈清热利湿退黄，黄芩、山栀、柴胡清热降火、疏肝解郁，清半夏、厚朴降逆和中燥湿，猪苓、泽泻渗水利湿，佐以白术、茯苓健脾。

加减：疼痛较甚可加延胡索、青皮；腹胀较甚者可加木香、大腹皮；发热甚者可加知母、黄柏；黄疸较甚可加虎杖、大黄、车前草。

3. 瘀毒内阻

主证：腹部包块疼痛拒按，痛处固定，刺痛为主，消瘦乏力，面色黧黑，身目俱黄，舌质紫暗，苔白，脉涩。

治法：活血化瘀，清热解毒。

方药：桃红四物汤合五味消毒饮加减。桃仁 10g，红花 10g，赤芍 12g，白芍 15g，熟地 12g，川芎 12g，元胡 10g，徐长卿 12g，金银花 20g，蒲公英 12g，野菊花 12g，藤梨根 15g，八月札 15g。

方中熟地、川芎、白芍养血活血；桃仁、红花、赤芍、元胡、徐长卿活血化瘀止痛；金银花、蒲公英、野菊花清热解毒，藤梨根、八月札解毒活血抗癌。

4. 气血双亏

主证：乏力，形体消瘦，倦怠，少气懒言，颜面苍白，腹胀疼痛，腹中包块，舌淡苔白或有瘀斑，脉沉细数。

治法：益气养血，化瘀散结。

方药：八珍汤加减。党参15g，黄芪20g，白术10g，茯苓12g，当归15g，白芍20g，鸡血藤15g，枸杞子15g，熟地12g，元胡12g，乌药12g，八月札15g，浙贝15g，鳖甲15g。

方中党参、黄芪、白术益气，当归、白芍、枸杞子、鸡血藤、熟地养血，茯苓健脾，元胡、乌药行气止痛，八月札、浙贝、鳖甲抗癌散结。

面浮足肿明显可加车前子、木瓜；腹部肿块硬实、疼痛可加三棱、莪术；疼痛明显可加木香、青皮。

5. 阴虚内热

主证：上腹部胀满不适或胀痛，午后低热，颧红，盗汗，口干喜饮，大便干燥，舌质红，少苔，脉细数。

治法：养阴清热。

方药：青蒿鳖甲汤合增液汤加减。沙参15g，麦冬15g，生地15g，玄参15g，青蒿15g，鳖甲10g，知母10g，丹皮10g，甘草6g。

方中鳖甲滋阴，青蒿芳香透热外出；生地、玄参、沙参、麦冬、知母清热养阴生津；丹皮凉血清热；甘草调和诸药。

腹部肿块坚实可加三棱、莪术；大便秘结严重可加大黄、芒硝；黄疸者可加茵陈、溪黄草；腹胀明显者，加大腹皮、香附；兼血虚者，加白芍、首乌。

四、辨病常用方药

在临证中，除了辨证治疗外，李教授还常在方中加入具有抗癌解毒作用的中药，体现辨病治疗的特色。胰腺癌治疗中常用的具有抗癌作用的中草药包括：夏枯草、白花蛇舌草、半枝莲、莪术、白英、八月札、白屈菜、土茯苓、拳参等。

除了汤剂外，对于胰腺癌这种恶性度极高的肿瘤类型，还常使用具有抗癌功效的中成药，配合汤药以加强对肿瘤的控制。常用药包括：

（1）大黄䗪虫丸：含大黄、䗪虫、芒虫、水蛭、干漆等，有活血祛瘀的功效，适用于各期胰腺癌正气未全虚者，服量每次 3～6g，每天 3 次。

（2）鳖甲煎丸：含鳖甲、乌扇、黄芩、柴胡、鼠妇、干姜、大黄、芍药、桂枝、葶苈、石韦、厚朴、丹皮、瞿麦、紫葳、半夏、人参、阿胶、蜂巢、赤硝、蜣螂、桃仁等，有养阴清热、软坚散结、活血化瘀之功效。适用于胰腺癌阴虚内热者。服量每日 3 次，每次 1 丸。

（3）槐耳颗粒：含槐耳菌质，有活血祛瘀、扶正祛邪作用，适用于胰腺癌伴有腹胀、乏力、胁痛、纳差之患者，有直接和明显的抑瘤作用及提高机体免疫功能的作用。服量每次 20g，每日 3 次。

（4）华蟾素片：由中华大蟾蜍的蟾皮中提取，主要成分是蟾蜍毒基和羟基华蟾毒基等，属甾族化合物。可抑制癌细胞生长、扩散，具有解毒、消肿、止痛之功。适用于晚期胰腺癌。每次 3～4 片，每日 3 次。

（5）金龙胶囊：成分为鲜守宫、鲜金钱白花蛇、鲜蕲蛇。具有破瘀散结，解郁通络之功。可用于胰腺癌属血瘀郁结证，证见胸胁疼痛，神疲乏力，腹胀，纳差等。每次 4 粒，每日 3 次。

五、病案举例

病例 1　××，女，64 岁。

初诊：2010 年 6 月 4 日

患者于 2010 年 2 月因为腹痛，当地医院行 CT 检查，结果为胰头占位，考虑为胰腺癌。已经不能手术。因体质太差亦未行全身化疗。病情缓慢进展。上腹痛，恶心，厌食，消瘦，睡眠差。舌质淡，苔薄黄，脉沉细。

诊为伏梁，证属气血双亏。治宜养血止痛，益气安神。处方：

党　参 20g	沙　参 20g	当　归 15g	代赭石 10g
金铃子 10g	元　胡 10g	佛　手 10g	木　香 10g
焦槟榔 10g	土茯苓 10g	红　藤 10g	鸡内金 10g
焦三仙各 10g	炙甘草 5g	白花蛇舌草 10g	

14 剂，水煎服，每日 1 剂，早晚各 1 次。

二诊：2010 年 6 月 23 日

诉胸背痛、下腹痛减弱，恶心减轻，进食增加，精神好，二便调，舌红苔薄黄，脉沉细。调整处方为：

党　参 15g	白　术 10g	茯　苓 10g	白　芍 15g
瓜　蒌 20g	川楝子 10g	元　胡 10g	乌　药 10g
佛　手 10g	陈　皮 10g	鸡内金 10g	焦三仙各 10g
炙鳖甲 10g	红　藤 10g	焦槟榔 10g	络石藤 10g
八月札 15g	藤梨根 10g	白花蛇舌草 20g	

14 剂，水煎服，每日 1 剂，早晚各 1 次。

体会：胰腺癌属于恶性度非常高的肿瘤。一般发现时已经为晚期，很少有患者还有手术机会，就算能手术者，也多在术后 1 年左右复发。胰腺癌对放化疗也不敏感，治疗效果非常差，绝大部分病人的生存期不到一年。并且胰腺癌患者的临床症状也比较多而重，如剧烈腹痛、黄疸、厌食、消瘦、腹水等等，给患者带来很大痛苦。

本例患者发现胰腺癌时已经没有手术机会了，因体质太差亦未行全身化疗。初诊时出现上腹痛、恶心、厌食、消瘦、睡眠差。症状较多，生活质量差。诊为伏梁，证属气血双亏，治宜养血止痛，益气安神。党参、沙参、炙甘草益气，当归养血活血，代赭石降逆止呕，焦槟榔、木香、佛手行气止痛，元胡、金铃子、红藤止痛，鸡内金、焦三仙健脾开胃，土茯苓、白花蛇舌草抗癌解毒散结。

经过中药的使用，患者胸背痛、下腹痛减弱，恶心减轻，进食增加，精神好转，二便调，诸症有所缓解。二诊时加大抗癌消肿的力度，以期控制肿瘤，延长生存期。方中加入了鳖甲、藤梨根抗癌，川楝子、元胡、乌药既加强止痛功效，又有活血化瘀抗癌之功。

病例2 ××，女，69岁。

初诊：2010年8月26日

患者2010年1月因腹痛在安贞医院就诊，全面检查后诊为胰腺癌，肝转移、肺转移。行替吉奥化疗4个周期，病情稳定。2010年7月腹痛加重，中日友好医院腹CT示：胰腺癌肝转移，瘤体较前加大。

就诊时患者一般情况不佳，恶液质，神清精神差，乏力，腹部胀痛，需要使用止痛剂盐酸羟考酮120mg，12小时一次。不思饮食，双下肢水肿，大便秘结，小便调，舌暗红，苔黄厚燥，脉弦细。

诊为伏梁，证属瘀毒内结。治宜清热解毒，行气止痛。处方：乌梅丸加减：

生黄芪15g	当 归15g	赤 芍10g	元 胡20g
白 芍15g	黄 连5g	黄 芩5g	乌 梅15g
细 辛3g	川 椒10g	莪 术5g	八月札12g
黄 精20g	木 香8g	鸡内金20g	白花蛇舌草15g
火麻仁15g	郁李仁10g		

14剂，水煎服，每日1剂，早晚各1次。

二诊：2010年9月10日

腹痛减弱，恶心减轻，进食增加，精神好，二便调，舌红苔薄黄，脉沉细。中药上方加白英12g，厚朴5g。

三诊：2010年10月21日

病情稳定，仍消瘦，止痛剂在缓慢加量，大便略干，一日一行。舌质红，苔薄黄，脉细滑。

处方：

黄　芪 15g	黄　连 5g	太子参 20g	炒枳壳 10g
乌　药 12g	当　归 10g	元　胡 12g	莪　术 10g
八月札 12g	苏　梗 10g	红　藤 12g	白　芍 20g
络石藤 12g	木　香 8g	厚　朴 8g	炒麦芽 20g
火麻仁 10g	白花蛇舌草 15g		

14 剂，水煎服，每日 1 剂，早晚各 1 次。

四诊：2010 年 11 月 4 日

近日咳嗽，有痰不易咯出，胸闷，腹痛。

处方：

生黄芪 15g	黄　连 5g	太子参 20g	枳　壳 10g
瓜　蒌 12g	鱼腥草 20g	前　胡 15g	苏　梗 10g
川　芎 10g	当　归 10g	预知子 12g	元　胡 12g
乌　药 12g	白　芍 20g	木　香 8g	厚　朴 8g
火麻仁 10g	白花蛇舌草 15g		

14 剂，水煎服，每日 1 剂，早晚各 1 次。

五诊：2010 年 11 月 26 日

一般情况尚可，病情稳定。

处方：

生黄芪 20g	黄　连 5g	党　参 15g	枳　壳 8g
乌　药 12g	当　归 10g	元　胡 12g	川　芎 10g
乌　梅 15g	苏　梗 10g	瓜　蒌 12g	白　芍 20g
莱菔子 12g	浙　贝 15g	鳖　甲 15g	白花蛇舌草 15g
火麻仁 12g	炒麦芽 30g		

14 剂，水煎服，每日 1 剂，早晚各 1 次。

体会：由于消化吸收障碍，胰腺癌晚期患者均表现出恶液质状态，食纳差，消瘦，腹痛的发生率也很高，且大部分患者都属于中重度疼痛，需要使用麻醉性止痛剂。

本例患者发现胰腺癌时已经没有手术机会了，曾行全身化疗，效果不明显。7 月份以后病情进展，体质差，已不能再化疗。就诊时呈恶液质状态，极度消瘦，乏力，腹部胀痛，需要使用麻醉性止痛剂盐酸羟考酮。不思饮食，双下肢水肿，大便秘结，小便调，舌暗红，苔黄厚燥，脉弦细。诊为伏梁，证属瘀毒内结。治宜清热解毒，行气止痛。以乌梅丸为主方加减：黄连、黄芩清热，白芍、细辛、乌梅缓急止痛，赤芍、元胡、莪术行气活血，化瘀散结，兼具止痛之功，生黄芪益气，黄精滋阴，当归养血活血，木香行气止痛，川椒止痛，鸡内金健脾开胃，火麻仁、郁李仁润肠通便，白花蛇舌草解毒抗癌。

用药后腹痛减弱，恶心减轻，进食增加，精神好转，二便调。效不更方，二诊基本以原方治疗。

三诊时病情稳定，肿物变化不大，仍消瘦，止痛剂在缓慢加量。由于麻醉性止痛剂的使用，导致大便干。故治疗除继续行气活血，解毒散结外，加用通络止痛药物，如红藤、络石藤，及乌药、八月札以加强止痛治疗。

四诊时出现咳嗽，有痰不易咯出，胸闷，仍腹痛。考虑患者长期卧床，有坠积性肺炎的可能，中药除了针对原发病应用川芎、当归、预知子、元胡、乌药、白芍、木香、厚朴、白花蛇舌草等活血行气，解毒散结药物外，加以瓜蒌、鱼腥草、前胡、枳壳、苏梗宽胸止咳，清肺化痰。

到 11 月时，患者已服药 3 个月，一般情况尚可，病情较为稳定。继续按照原来的辨证思路，维持治疗，以期减轻症状，延长寿命。

病例 3 ××，男，70 岁。

初诊：2010 年 10 月 14 日

患者 2010 年 9 月无明显诱因出现尿色变黄，医科院肿瘤医院 MRI 及 CT 诊为胰头癌肝转移，未行手术及放化疗。后患者逐渐出现黄疸，2010 年 10 月 8 日在朝阳医院行胆总管支架植入，术后黄疸消退。为求中药治疗至李教授门诊。

一般情况尚可，消瘦，皮肤巩膜无黄染，偶有剑下隐痛，食纳可，二便调。舌质淡，苔白腻，脉沉细。

诊为伏梁，证属肝郁脾虚，痰湿内盛。治宜疏肝健脾，利湿化痰。处方：

茵　陈 15g	生大黄 5g	瓜　蒌 15g	青　皮 10g
陈　皮 10g	佛　手 10g	鳖　甲 10g	元　胡 10g
木　香 10g	白　芍 15g	徐长卿 10g	预知子 10g
厚　朴 10g	大腹皮 10g	苏　子 10g	焦三仙各 30g
石见穿 10g	炒麦芽 30g	炒谷芽 30g	

14 剂，水煎服，每日 1 剂，早晚各 1 次。

二诊：2010 年 11 月 11 日

病情稳定，嗳气，偶有呃逆，大便秘结，3 日一行。中药上方去焦三仙，加煅赭石 12g，竹茹 10g，黄连 5g，火麻仁 8g。

三诊：2010 年 11 月 24 日

一般情况可，复查 CA199 较前有升高。

处方：

党　参 15g	瓜　蒌 10g	白　术 20g	炙甘草 5g
苏　子 5g	清半夏 10g	竹　茹 10g	佛　手 10g
木　香 5g	厚　朴 5g	陈　皮 5g	鳖　甲 10g
鸡内金 20g	焦三仙各 30g	焦槟榔 10g	红豆杉 6g

14 剂，水煎服，每日 1 次，早晚各 1 次。

四诊：2011 年 1 月 6 日

感烧心、反酸，腹部略胀，精神体力可。

处方：

生黄芪 15g	瓜　蒌 10g	煅瓦楞 12g	枳　壳 8g
苏　梗 10g	清半夏 10g	黄　连 5g	元　胡 12g
木　香 8g	厚　朴 5g	红　藤 12g	鳖　甲 10g
蒲公英 12g	野菊花 12g	焦槟榔 10g	鸡内金 20g
红豆杉 6g	火麻仁 8g		

14 剂，水煎服，每日 1 次，早晚各 1 次。

五诊：2011 年 2 月 17 日

一般状况可，病情稳定。但食欲稍差，食纳不佳。

处方：

生黄芪20g	清半夏10g	厚 朴5g	竹 茹10g
菊 花10g	丹 皮10g	沙 参20g	石 斛15g
石 斛15g	八月札12g	玫瑰花10g	茯 苓12g
茵 陈15g	柴 胡8g	白 芍15g	当 归12g
黄 连5g	炒麦芽20g	木 香8g	鸡内金20g

14 剂，水煎服，每日 1 剂，早晚各 1 次。

体会：本例患者所患胰头癌，占胰腺癌的大部分，胰头癌的特点之一是易于发生梗阻性黄疸及疼痛。该患者以黄疸发病，确诊胰腺癌时已经合并肝转移没有手术机会了，因体质太差并且治疗不敏感，故亦未行全身化疗，外院行支架置入以减黄。就诊时消瘦，无黄染，偶有剑下隐痛，舌质淡，苔白腻，脉沉细。诊为伏梁，证属肝郁脾虚，痰湿内盛。治宜疏肝健脾，利湿化痰。茵陈、生大黄，有利胆退黄之功，瓜蒌、青皮、陈皮、佛手、木香疏肝行气，厚朴、大腹皮、苏子降气，元胡、徐长卿止痛，白芍柔肝止痛，鳖甲、预知子、石见穿抗癌，焦三仙开胃，增加食欲。

二诊时病情稳定，嗳气，偶有呃逆，大便秘结，中药去一诊方中可能产气的焦三仙，加煅赭石、竹茹降逆，黄连清热，火麻仁润肠通便。

三诊时无明显临床症状，但复查 CA199 较前有升高。故治疗时加用了鳖甲软坚散结、红豆杉抗癌以增强抗瘤之力。

四诊时感烧心、反酸，腹部略胀，精神体力可。加煅瓦楞敛酸，苏梗、木香、枳壳行气消胀。

服药后消化道症状缓解，一般状况可，病情稳定。但食欲稍差，食纳不佳。仍以益气养血，降逆疏肝为主。以鸡内金、炒麦芽、木香行气开胃，增加食欲。通过中药的治疗，患者肿瘤比较稳定，至2011年 9 月仍存活，临床症状不多，生活能自理，生活质量较高。

病例4 ××，男，75岁。

初诊：2010年12月24日

2010年10月底黄疸，MRI胰头等壶腹部占位，活检为癌，2010年9月2日CT：肝门占位，符合转移表现，腹膜后淋巴结肿大，疑门脉、胆总管等处，部分管腔狭窄、闭塞，倒枝形成。升结肠壁厚，除外十二指肠狭窄，近端扩张，左肾上腺转移，双下肺转移可能性大，盆腔积液。11月4日在301医院行胆管下端癌姑息手术，胆肠吻合术。12月8日始厌食、恶心、呕吐，下肢水肿，腹水大量。12月9日DSA下腔静脉造影及支架植入，引流腹水。刻下：腹水、腹胀，抽取腹水约1500mL，憋气好转，下肢稍肿，食欲可，消瘦，尿少。脉沉细，舌红，少苔。

诊为伏梁，证属脾虚湿阻。治宜健脾利水，软坚散结。处方：

生黄芪20g	生薏苡仁20g	猪茯苓各10g	桂　枝5g
牛　膝10g	车前子10g	鸡内金10g	炒谷麦芽各30g
佛　手10g	炙鳖甲10g	八月札10g	莪　术10g
蒲公英15g	石见穿10g	野菊花10g	红豆杉6g

15剂。水煎服，每日1剂，早晚各1次。

二诊：2011年1月14日

现腹胀减，小便较前增多，厌食，委靡，消瘦，大便色黄，睡眠差。脉弦，舌厚腻苔。

治宜健脾疏肝，理气散结。处方：

党　参10g	白　术15g	茯　苓20g	佩　兰10g
柴　胡10g	陈　皮10g	茵　陈10g	鸡内金10g
佛　手10g	木　香10g	厚　朴10g	炒谷麦芽各30g
焦槟榔10g	大腹皮10g	八月札10g	白花蛇舌草20g

15剂。水煎服，每日1剂，早晚各1次。

体会：胰腺癌晚期，广泛转移，导致阻塞性黄疸，恶液质，中医认为气血阴阳不足，脾失健运、水湿内停，治疗当以益气健脾利水为主，软坚散结为辅。方中以生黄芪、生薏苡仁、车前子、猪茯苓益气、健脾、利水，牛膝、桂枝温阳利水，鸡内金、炒谷麦芽助消化、增食欲，佛手理气，炙鳖甲、八月札、莪术、红豆杉软坚散结，石见穿、蒲公英、野菊花清热解毒。二诊在上方基础上加茵陈、木香、厚朴、焦槟榔、大腹皮等，取利胆退黄、理气散结之理。

第七节　大肠癌

一、概述

大肠癌包括了结肠癌及直肠癌，占所有恶性肿瘤的9.4%。临床常见血便或大便潜血阳性，大便性状或习惯发生改变，腹痛、腹部包块等。大肠癌的常见发病部位依次为直肠、乙状结肠、降结肠、横结肠、升结肠。随着年龄的增长发病率有所增高，我国的中位发病年龄为45岁左右，较欧美国家明显提前，男女之比为1.5～2:1。

大肠癌发病具有明显的地理分布性，发达国家和工业化国家如北美、西欧的发生率高于发展中国家，在欧美国家其发病率高居消化道恶性肿瘤的首位。在我国，近年来随着居民饮食和生活习惯的改变，其发病率及死亡率逐渐上升。

大肠癌的病因至今尚不明确，目前认为发病主要与环境因素关系密切，其他因素也有影响，为多因素共同作用的结果。研究各种环境因素的影响，发现饮食因素的影响最大，尤其是高脂肪、高蛋白、低纤维素饮食习惯与大肠癌发病有密切关系。动物实验证明，过量摄取饱和脂肪酸，可加快胆汁分泌、积聚和浓缩，增加中性胆固醇和胆酸等致癌物的浓度；而纤维素可通过吸附水分和有害物质，增加粪便的排出，从而达到降低致癌物的浓度，促进其排泄的作用。其他如遗传因素、大肠慢性炎症、大肠腺瘤、血吸虫病等与大肠癌的发病也有一定关系。

大肠癌的预后是消化道肿瘤中比较好的，据报道大肠癌的术后5年生存率达到了48.9%。即使发生了肝转移，只要肝转移灶能根治性切除，其术后的5年生存率仍能达15%～54%，平均20%～30%。

目前大肠癌的西医治疗主要是以手术治疗为主，加用术后全身辅助化疗、直肠癌的术前术后放疗等综合治疗能减少复发，延长生存期。

二、病因病机

在大肠癌的治疗中，中医药治疗也起到了重要的作用。从历代中医文献所述来看，古代医家虽然未能提出"大肠癌"之病名，但有关大肠癌的症状描述散见于"肠风"、"脏毒"、"锁肛痔"、"肠蕈"、"癥瘕"等疾病中。如《血证论》提到"脏毒者，肛门肿硬，疼痛流血"；《外科大成》曰："锁肛痔，肛门内外犹如竹节锁紧，形如海蛇，里急后重，粪便细而带扁，时流臭水。"这些症状十分类似于现代医学中的直肠癌、肛管癌。

对肠癌的病因病机古代医家已有相当深刻的认识，认为是各种因素影响大肠的正常传导功能，湿热瘀毒蕴结于肠内，壅塞不通，日久成积。如宋代窦汉卿《疮疡经验全书》提到："多有饮食不节，醉饱无时，恣食肥腻……纵情酒色……或久坐湿地……久不大便，关格壅塞，风热下冲乃生五痔。"

李教授在大肠癌的病因病机方面亦强调湿热为患。由于饮食不节，恣食肥甘厚味、醇酒等燥热之品，损伤脾胃，脾失健运，运化失司，湿热内生，热毒蕴结，流注大肠，热伤肠络，瘀积结块而成癌毒。内因则由于内伤七情，忧思抑郁，情志不遂，肝失疏泄，气机失调，造成气滞，气为血帅，气滞则血瘀，日久蕴结成为肿块。癌瘤日久，久病伤正，脾胃不足，气血生化无源，脏器失养，脾虚及肾，久痢久泻，机体失和。

三、辨证论治

在治疗方面，中医以辨证论治为基础提出了一些治则治法，主要包括扶正祛邪，解毒化瘀，清热利湿，理气化滞等。同时结合针灸、外用药及外科手术等多种疗法，使得中医药在大肠癌的诊疗方面达到了相当高的水平。这些理论与实践至今对大肠癌的治疗与预防仍具有指导意义。

中医药在术后的大肠癌患者中往往配合化疗或放疗，既可相互协同化疗和放疗杀灭肿瘤细胞，增强放化疗的敏感性，又可减轻放化疗的毒副作用，提高放化疗的治疗效果，降低大肠癌的复发转移率。在晚期不能放化疗的患者中使用中药，能改善症状，提高患者的生活质量，延长生存。

大肠癌在初期阶段多呈湿热内蕴，邪胜正不虚的状态，治以清利湿热为主；继则呈现气滞血瘀的病理表现，以行气活血，解毒散结为主；病至后期，可出现脾肾阳虚、气血亏虚的正虚邪恋表现，因此应以扶正为主，祛邪为辅，治疗以温补脾肾、补益气血为基本法则。

临证中，李教授常分为以下证型分别施治：

1. 湿热内蕴

主证：发热，腹痛腹胀，胸闷口渴，恶心纳差，下痢赤白，里急后重，肛门灼热。舌质红，舌苔黄腻，脉滑数。

治法：清热利湿，解毒散结。

方药：白头翁汤合芍药汤加减。白头翁 15g，黄连 10g，黄柏 10g，秦皮 10g，败酱草 30g，白芍 15g，当归 12g，槐花 15g，地榆 10g，枳壳 10g，槟榔 10g，生薏苡仁 30g，苦参 10g。

本方以白头翁、黄连、黄柏、秦皮清热利湿，解毒清肠，燥湿止痢；白芍柔肝缓急，调和气血，止泻痢腹痛；木香、槟榔、枳壳行气导滞；当归柔肝活血行瘀，取"行血则便脓自愈"之意；槐花、地榆止血；苦参、败酱草清热解毒，消痈排脓，祛瘀止痛。

2. 瘀毒内阻

主证：心烦易怒，腹胀腹痛，痛处拒按，腹有包块，下痢紫脓血，里急后重，肛门下坠，或便溏便细，口干舌燥，舌质紫黯或有瘀斑，苔黄，脉涩或细数。

治法：行气活血，化瘀解毒。

方药：桃红四物汤加减。归尾 6g，川芎 10g，赤芍 15g，桃仁 10g，红花 10g，枳壳 10g，乌药 10g，丹皮 10g，香附 10g，延胡索 10g，蒲黄 10g，厚朴 10g，黄连 5g，红藤 12g，土茯苓 15g，马齿苋 15g，白英 12g。

本方以归尾、川芎、赤芍、桃仁、红花活血祛瘀；辅以丹皮凉血活血，枳壳、香附、延胡索、厚朴理气化滞，使气行则血行；以乌药行气止痛；黄连、红藤、土茯苓、马齿苋、白英清热解毒抗癌。

3. 气血双亏

主证：形体瘦削，面色苍白，头晕体倦，心悸气短，纳差食少，四肢浮肿，腹部隐痛，时有便溏，或脱肛下坠，舌质淡，苔薄白，脉细弱无力。

治法：补气养血，扶脾益肾。

方药：八珍汤加减。生黄芪 30g，太子参 30g，当归 15g，白芍 10g，熟地 15g，丹参 10g，白术 10g，茯苓 10g，菟丝子 10g，鸡血藤 15g，升麻 5g，炙甘草 5g。

本方以太子参、黄芪、熟地甘温益气养血；辅以茯苓、白术健脾燥湿，当归、白芍养血和营；菟丝子、鸡血藤益肾补血止泻；以炙甘草和中益气，丹参活血行气，升麻益气升提。

4. 脾肾阳虚

主证：面色㿠白，形体消瘦，倦卧懒言，畏寒肢冷，腹痛绵绵，喜温喜按，四肢厥冷，腰酸膝软，五更泄泻，或便溏、便黏液。舌淡，舌体有齿痕，苔薄白，脉沉细弱。

治法：温补脾肾，祛湿散寒。

方药：四神丸合附子理中丸加减。党参20g，白术10g，茯苓15g，干姜6g，附子10g，肉豆蔻15g，补骨脂10g，五味子10g，吴茱萸6g，生薏苡仁30g，升麻10g。

本方以党参益气，甘温补中、强壮脾胃；补骨脂温补脾肾，辅以吴茱萸、附子、干姜温中散寒，肉豆蔻温脾肾止泻；白术、茯苓、生薏苡仁健脾利湿，五味子酸敛固涩。

四、临证体会

1. 治疗大肠癌以清利为主

李教授认为大肠癌之发病与湿、热、瘀、毒胶结肠道有关，正如《外科正宗·脏毒论》："蕴毒结于脏腑，火热流注肛门，结而为肿。"张秉承《方论》："夫肠痈之病，皆由湿热瘀聚郁结而成，然肠中既结聚不散为肿为毒。"李教授主张治疗时早期应用清热利湿，解毒散结为主要治法，用经方白头翁汤、仙方活命饮加减，并随证配以健脾药治之。常用清热解毒类药物，如败酱草、白花蛇舌草、藤梨根、半枝莲、草河车、土茯苓、红藤、白英、白屈菜、龙葵、蛇莓、鸦胆子等；虫类药物，如土鳖虫、蜈蚣、全蝎等；化痰散结类药物，如鳖甲、土贝母、山慈姑、夏枯草等等。大肠癌常用中成药如西黄丸、华蟾素片/注射液、安替可胶囊、鸦胆子乳剂、痛块灵口服液、平消胶囊、去甲斑蝥素片等。

2. 辨病辨证相结合

大肠癌治疗，不仅辨证，李教授也很强调辨病，除了体现在加减药物外，还体现于抗瘤中草药的选取上。由于肿瘤是恶性度很大的疾病，治疗中除了辨证遣方用药外，还要根据癌瘤病的特点选取一些力大而专的药物针对性使用，常用抗癌抑癌中药，如凤尾草清热解毒、凉血止血、利湿。白头翁清热凉血、解毒止痢、消痈散结。白花蛇舌草利湿消肿、清热解毒、活血止痛。薏苡仁利水渗湿、清热排脓（肠痈、肺痈）。苦参清热解毒、燥湿利尿。红藤清热解毒、活血消痛。败酱草清热解毒，破瘀散结。蚤休清热解毒、祛瘀止痛。并强调在辨证的基础上应用此类药物可达到祛邪安正之效。

3. 注重培补脾胃

肠癌病人化疗后，气阴两伤、脾胃不足，轻则食欲不振，甚则恶心、呕吐不能进食，若再一味苦寒解毒抗癌，则必更伤脾胃后天之本，使正气更虚。李教授临证中慎用苦寒，不过用滋腻，喜用四君子益气健脾，生脉饮养阴生津，脾胃之气恢复，诸症缓解。饮食上建议大肠癌患者不宜甜食，肥肉，油炸，盐腌食品，霉变食物。多食具有抗癌作用的蔬菜，如：菌菇、水果、花菜、卷心菜、大蒜、山药、胡萝卜、白萝卜等。

4. 随症加减

根据辨证确定主方主药后，李教授常常根据临床症状进行加减，或方中有一些常用药物。如：心悸失眠者，加炒枣仁、柏子仁、远志各10g；大便带血者，加艾叶、白及各10g，地榆炭、槐花炭各15g，三七粉5g冲服；腹泻明显者，加马齿苋，白头翁各30g，或罂粟壳15g，诃子10g；里急后重者，加广木香10g，藤梨根30g；脱肛下坠、大便频繁者，加柴胡、诃子各10g；热结便秘者，加大黄（后下）10g，枳实、厚朴各10g；大便秘结属体虚者，加火麻仁、郁李仁、柏子仁各15g；腹部胀痛加木香、陈皮各10g，元胡、赤芍、白芍各15g；腹部肿块者，加夏枯草30g，海藻、昆布各15g，三棱、莪术各10g；若肾阳虚明显者，加仙灵脾、巴戟天、肉桂各10g；腹水尿少者，加大腹皮、茯苓皮、猪苓各30g。

五、病案举例

病例1 ××，女，39岁。

初诊：2008年9月17日

2005年5月10日直肠癌手术，术前曾放疗，术后化疗4周期。2007年4月复查CEA升高，肺内肿物，4月17日行肺内肿物切除手术，术后病理结果：转移性腺癌。术后化疗4周期，2007年8月7日结束。2008年8月复查见可疑下肺小结节，因未能定性，西医不同意行化疗。

就诊时患者一般情况尚好，偶有咳嗽，少量白痰，无发热胸痛等不适，食纳可，二便调，舌质淡红，苔薄白，脉沉细。

诊为肠蕈，证属痰浊内蕴。治宜益气补肺，解毒散结。处方：

党　参15g	枸杞子10g	女贞子10g	炒薏苡仁30g
茯　苓15g	白　术10g	枇杷叶10g	山海螺10g
佛　手10g	木蝴蝶10g	野菊花10g	鳖　甲10g
石见穿10g	八月札10g		

14剂，水煎服，每日1剂，早晚各1次。

二诊：2009年9月18日

病情稳定，肺内小结节稳定。一般情况好，大便易干。舌质红，少苔，脉沉。

处方：

沙　参20g	石　斛15g	党　参10g	女贞子10g
枸杞子15g	丹　皮10g	麦　冬10g	百　合20g
当　归10g	龟　板10g	藤梨根10g	鸡内金10g
郁　金15g	鳖　甲15g	焦三仙各10g	半枝莲10g
白　英10g	白花蛇舌草30g		

14剂，水煎服，每日1剂，早晚各1次。

三诊：2010年5月14日

病情平稳，一般情况好。继续用药巩固疗效。

处方：

北沙参20g	石 斛15g	党 参10g	女贞子10g
枸杞子15g	丹 皮10g	麦 冬10g	百 合20g
当 归15g	白花蛇舌草30g	藤梨根10g	鸡内金10g
山 楂10g	麦 芽10g	神 曲10g	鳖 甲15g
龟 板10g	白 英10g	半枝莲10g	郁 金15g
木蝴蝶10g	仙鹤草10g	八月札10g	

体会：患者为直肠癌术后，术前曾行新辅助放疗，术后完成了化疗，属于治疗很规范的患者。但仍在手术后近2年时出现了肺转移，又做了肺内肿物切除，病理证实为直肠癌转移，这也符合目前大肠癌的治疗规范：单个的转移灶争取手术切除，有利于生存期的延长。术后再化疗4周期。2008年复查胸CT再次发现肺内可疑小结节，不除外转移癌，但患者不愿再手术，故求助于中医。

李教授门诊时能看见很多这样的病人，身上有肿物，各种原因导致不能确诊，患者也不愿接受穿刺活检、手术或放化疗，此时求助于中医，希望能控制肿物的生长。李教授也总对我们说，西医一般不给未明确病理的患者治疗，而我们不能再让这样的病人失望而归。中医治未病必需要明确病理，总是按照辨证施治，配合消癌肿的解毒散结之品，有利于患者病情的控制。

这例患者初诊时症状并不明显，稍有咳嗽。主要是肺内有小结节，有肺转移的可能。治疗以益气补肺，解毒散结为主：党参补肺气，枇杷叶、山海螺、木蝴蝶止咳，金水相生，补肺必须补肾，故以枸杞子、女贞子滋肾，炒薏苡仁、茯苓、白术健脾以绝生痰之源，佛手行气以化痰，野菊花、鳖甲、石见穿、八月札解毒散结抗癌。

患者间断服用此方近1年，病情稳定，肺内结节未见增大。二诊时患者出现阴虚证候，故加大养阴润肺之力，沙参、石斛、麦冬、百合滋阴润肺，藤梨根、白英、白花蛇舌草抗癌。病情又稳定了8个月，2010年5月三诊时，继续以补肺益肾、解毒散结、抗癌为大法，巩固疗效。

病例2 ××，男，69岁。

初诊：2009年9月11日

2006年行直肠癌手术，术后完成6周期化疗。现复查未见肿瘤复发转移，但近日眼干，易于疲劳，小便频繁，淋漓不尽，多汗，脉细，舌红，苔薄黄。证属肾气亏虚。

治宜益气升提，补肾固涩。处方：

党　参15g	枸杞子20g	沙苑子10g	五味子10g
郁　金15g	决明子10g	浮小麦30g	升　麻10g
莪　术15g	生薏苡仁30g	椿　皮10g	泽　泻10g
合欢皮10g	生熟地各10g	杜　仲10g	白花蛇舌草30g

14剂，水煎服，每日1剂，早晚各1次。

二诊：2009年11月20日

眼干稍好，仍多汗，胆固醇较高。

处方：

木　瓜15g	牛　膝10g	络石藤10g	鸡血藤10g
生黄芪15g	枸杞子20g	桑白皮15g	葛　根10g
野菊花10g	决明子10g	白蒺藜10g	沙　参20g
麦　冬10g	石　斛10g	石决明20g	椿　皮10g
百　合20g	五味子10g	藤梨根15g	白花蛇舌草30g

14剂，水煎服，每日1剂，早晚各1次。

三诊：2010年4月16日

一般情况好，下肢麻木感，偶有头晕。舌淡红，苔薄黄，脉细。

处方：

枸杞子20g	桑　枝15g	葛　根10g	木　瓜15g
络石藤10g	鸡血藤10g	野菊花10g	沙　参20g
白蒺藜10g	麦　冬10g	石　斛10g	生石决明20g
百　合20g	五味子10g	草决明10g	藤梨根15g

白花蛇舌草 30g

14 剂，水煎服，每日 1 剂，早晚各 1 次。

体会：患者为直肠癌术后，完成了术后化疗，生存期已经 3 年，就诊时一方面是希望服中药治疗一些临床症状，另一方面是为预防肿瘤的复发转移。当时觉眼干，易于疲劳，小便频繁，淋漓不尽，多汗，诊为肠蕈，淋证，证属肾气亏虚。治宜益气升提，补肾固涩。处方以党参、升麻益气升提，眼干、小便频考虑与肝肾阴虚相关，以枸杞子、沙苑子、决明子、生熟地滋补肝肾明目，五味子、浮小麦止汗，莪术、白花蛇舌草抗癌散结。

服药后眼干稍好，仍多汗，胆固醇较高。加用五味子敛汗，石斛、麦冬、野菊花、白蒺藜滋阴祛风明目。三诊时一般情况好，下肢麻木感，偶有头晕。舌淡红，苔薄黄，脉细。加桑枝、葛根、木瓜、络石藤、鸡血藤通络，以改善下肢麻木感，继续以藤梨根、白花蛇舌草解毒抗癌。

通过中药治疗，患者缓解了临床症状，改善了体质，并且肿瘤也比较稳定，至今未见转移复发。

病例3 ×××，男，65 岁。

初诊：2010 年 12 月 16 日

患者 2010 年 4 月因腹胀，在外院查 CT 及肠镜、钡餐造影确诊为十二指肠腺癌，患者拒绝西医的手术及放化疗，希望以中药治疗而求治于门诊。

症状：患者一般情况尚可，感腹胀，肝区不适，偶有发热，体温达 39℃，伴咳嗽咯少量白痰，舌质红，苔黄厚腻，脉滑。

诊为肠蕈，证属湿热内阻。治宜清热利湿，解毒散结。龙胆泻肝汤加减。处方：

龙胆草 5g	茵 陈 15g	虎 杖 12g	生 地 12g
泽 泻 10g	清半夏 10g	苏 梗 10g	荷 叶 10g
浙 贝 15g	前 胡 15g	藤梨根 15g	白花蛇舌草 15g

14 剂，水煎服，每日 1 剂，早晚各 1 次。

配合中成药华蟾素片及鸦胆子油乳剂口服。

二诊：2010 年 12 月 30 日

病情稳定，肝区胀痛减轻，近日不发热，感口苦，下肢无力，舌苔仍黄厚。

处方：

清半夏 10g	陈　皮 10g	知　母 10g	野菊花 10g
射　干 10g	生　地 15g	泽　泻 10g	白　术 10g
茯　苓 15g	荷　叶 12g	牛　膝 15g	络石藤 12g
木　瓜 10g	茵　陈 15g	黄　连 5g	元　胡 15g
乌　药 12g	藤梨根 15g		

14 剂，水煎服，每日 1 剂，早晚各 1 次。

三诊：2011 年 1 月 13 日

病情平稳，一般情况好，下肢有力，饮食增加。近日咳嗽咯黄痰少量。舌质淡红，苔黄厚，脉滑。

处方：

清半夏 10g	陈　皮 10g	知　母 10g	野菊花 12g
射　干 10g	浙　贝 15g	木蝴蝶 12g	前　胡 15g
栀　子 10g	茯　苓 15g	黄　芩 10g	丹　参 15g
络石藤 12g	茵　陈 15g	黄　连 5g	元　胡 15g
乌　药 12g	藤梨根 15g		

14 剂，水煎服，每日 1 剂，早晚各 1 次。

四诊：2011 年 2 月 17 日

病情稳定，2 月初复查肿瘤标志物 CEA 及 CA199 较前有下降。腹胀明显好转，感口苦，时有耳鸣，大便溏，不成形。

处方：

清半夏 10g	椿根皮 10g	黄　连 5g	茵　陈 15g
栀　子 10g	茯　苓 15g	车前子 15g	泽　泻 10g
生　地 15g	白　术 12g	草豆蔻 6g	荷　叶 10g

郁　金10g　　磁　石15g　　射　干10g　　升　麻10g

藤梨根15g　　元　胡15g

14剂，水煎服，每日1剂，早晚各1次。

体会：该患者确诊为十二指肠癌，由于排斥西医，并且认为手术会促使转移及缩短生存期，坚决拒绝手术及放化疗，要求纯中药治疗。经反复劝说无效，鉴于十二指肠癌确实恶性度高，治疗不敏感肿瘤，手术后会很快复发转移，放化疗均不敏感，生存期短，大部分患者在术后2年内死亡，故同意给予纯中药治疗。

患者初诊时，感腹胀，肝区不适，发热，咳嗽咯少量白痰，舌质红，苔黄厚腻，脉滑。诊为肠蕈，属于肝胆湿热证，治疗宜清热利湿，解毒散结，以龙胆泻肝汤加减。龙胆草、茵陈、虎杖清热解毒，清半夏、浙贝、前胡化痰散结，泽泻、荷叶利湿，生地凉血，苏梗理气助化湿，藤梨根、白花蛇舌草抗癌散结。并加用了中成药华蟾素片与鸦胆子油口服乳剂，这2种药均属于中药抗肿瘤制剂，增强汤剂的直接控制肿瘤之功。

二诊时病情稳定，肝区胀痛减轻，未再发热，感口苦，下肢无力，舌苔仍黄厚。此时加强清热化湿之力，加知母、野菊花、黄连清热解毒，白术、茯苓、泽泻、木瓜健脾利湿，牛膝、络石藤、元胡、乌药通络止痛。

三诊时患者一般情况较前好转，下肢有力，饮食增加。但近日咳嗽咯黄痰少量。舌质淡红，苔黄厚，脉滑。舌脉显示湿热仍较甚，肺经有痰，故治疗加用射干、浙贝、木蝴蝶、前胡、黄芩清肺化痰，栀子、黄连加强清热燥湿之力。

四诊时咳嗽已经控制，腹胀明显好转，病情稳定，2月初复查肿瘤标志物CEA及CA199较前有下降。显示经过2个月的纯中药治疗，病情控制满意，肿瘤未见进展。患者感口苦，时有耳鸣，大便溏，不成形。继续以龙胆泻肝汤为底加减，以清肝胆湿热，加草豆蔻燥湿，磁石重镇安神，缓解耳鸣。随访至2011年10月仍病情稳定，生活自理。

病例4 ××，女，32岁。

初诊：2009年4月24日

患者于2008年12月因拟诊卵巢囊肿而进行手术，手术中发现结肠癌广泛转移，无法切除而关闭腹腔。曾先后用过化疗、放疗，但均因白细胞迅速下降而无法继续坚持，改服中药，病情亦无明显好转。2009年4月初起中上腹部疼痛，至4月20日疼痛突然加剧，并伴有恶心呕吐，于4月22日入院。经抗生素消炎，解痉治疗，始终未见好转，依赖吗啡止痛。4月24日会诊：脘腹疼痛已5天，痛甚即欲登厕，便行不畅，质稀而不成形。

初诊：2009年4月22日

诊为肠蕈，证属肝失疏泄，脾失健运，湿浊内蕴而气机不畅；诊之脉来弦滑，弦乃肝脉，滑属痰湿；痛处固定不移，按之有形可及，属气滞血瘀、痰凝毒聚恶候。但形体消瘦，精神委靡，面色少华，纳呆，舌淡而瘦瘪，气血虚衰已极，如投峻药则不能忍受，且加重病情。治宜促脾利湿，化痰散结。处方：

炙黄芪15g	生白芍15g	党参15g	当归12g
延胡索12g	川楝子9g	半夏9g	陈皮6g
炙甘草6g	木香6g	降香3g	

3剂，水煎服，每日1剂，早晚各1次。

痛块消口服液每次10毫升，每日3次。

外敷方：

乳香6g	红花6g	赤芍12g	桃仁12g
生香附12g	乌药12g	阿魏4.5g	

共研细末，以实脾消水膏调成糊状外敷痛处，用纱布固定，1昼夜换药1次。

二诊：2009年4月28日

3天后，痛势日渐缓解，稍能进食稀粥，脉舌同前，原法治疗。

三诊：2009年5月1日

又过3天，脘腹疼痛已止，胃纳、精神逐渐好转，但仍气怯无力，声音低微，脉象细濡，舌体瘦瘪。内服生晒参9g，煎汤代茶饮。

处方：

炙黄芪15g	党 参15g	生白芍15g	当 归12g
炒谷芽12g	山 药12g	白 术9g	炙甘草9g
大 枣3g			

外敷药物同前。

疼虽止，中下腹部扪及坚硬如石的硬块，遂将外敷的部位由中上腹转移至下腹。经过3个多月治疗，腹块质地明显变软，按之已不感疼痛。出院时面色红润，食量增加，随访至今，疼痛未再复发。

病例5 ×××，男，68岁。

初诊：2010年12月29日

结肠黏液腺癌术后，6周期化疗，服中药后，腹泻日久，只吃流食，每日大便6~7次，大便不爽、不净、呃逆、不排气，乏力，消瘦15公斤。ALT 68（0~40），肿瘤标志物（−），12月10日白细胞3.5（4~10），脉细弱，舌淡红，薄黄苔。

诊为肠蕈，证属脾胃气虚。治宜健脾益气，固涩散结。处方：

党 参20g	生黄芪20g	炒薏苡仁30g	白 术15g
茯 苓20g	诃 子10g	五味子10g	升 麻10g
陈 皮5g	焦槟榔5g	鸡内金10g	炒谷麦芽各30g
佛 手10g	石榴皮20g	牛 膝15g	白花蛇舌草20g

共15剂，水煎服，每日1剂，早晚各1次。

二诊：2011年1月14日

近日腹泻稍减，乏力好转，11月18日化疗结束，呃逆，体重不升，脉沉细，舌淡红，苔薄白。治宜健脾益气，固涩散结。处方：

党 参20g	炒薏苡仁30g	炒白术15g	茯 苓20g
生黄芪15g	枸杞子10g	泽 泻10g	椿 皮5g
石榴皮15g	升 麻10g	桂 枝5g	牛 膝10g

鸡内金10g　　焦三仙各10g　　诃　子5g　　藤梨根10g

共15剂，水煎服，每日1剂，早晚各1次。

三诊：2011年1月28日

腹泻好转，由7~8次至2~3次，无脓血便，仍呃逆，体重稳定。脉细滑，舌红苔薄黄。

处方：

生黄芪20g　　茯　苓20g　　泽　泻10g　　升　麻10g

猪　苓15g　　牛　膝10g　　炒薏苡仁30g　石榴皮15g

诃　子10g　　椿　皮15g　　鸡内金10g　　炒谷麦芽各30g

炙鳖甲15g　　半枝莲10g　　仙鹤草15g　　白　芍10g

共15剂，水煎服，每日1剂，早晚各1次。

体会：肠癌化疗后中气不足，脾胃虚弱，导致腹泻、乏力等症状，治疗以补中益气汤加减，以健脾益气，升阳举陷，伍以石榴皮、诃子、五味子固涩止泻，二诊、三诊皆以补中益气汤为主，加椿皮清热燥湿、收涩止泻。石榴皮、诃子、椿皮为李教授治疗腹泻常用药物。

病例6　×××，男，60岁。

初诊：2010年12月1日

反复稀便半年，肠梗阻。6月24日协和手术，直肠高—中分化腺癌，T4N1M1，Ⅳ期。人工假肛，化疗后。6月11日化疗第6次，化疗中出现白细胞3.0×10^9/L，中性粒细胞小于1.5×10^9/L，已用升白药。咽部不利，呃逆连续不断已3日。近日感冒，咽疼，大便偏稀。

6月21日B超：肝内回声不均可见多个中强回声，周边可见低回声囊。诊断肝内多发占位，考虑肝癌。6月22日左肺中叶胸膜小结节影，右胸积液，左胸膜厚。脉沉细，舌淡红，薄白苔。

诊为肠蕈，证属脾胃气虚，胃气上逆。治宜健脾益气、降逆散结。

处方：

党　参20g　　生黄芪15g　　白　术20g　　　炒薏苡仁30g

苏　子 5g	清半夏 5g	石榴皮 10g	代赭石 10g
旋覆花 10g	全瓜蒌 10g	炒谷麦芽各 30g	射　干 10g
茯　苓 20g	菖　蒲 10g	红豆杉 6g	

14 剂，水煎服，每日 1 剂，早晚各 1 次。

二诊：2010 年 12 月 15 日

病情基本同前，呃逆已止，脉沉细，舌淡红，薄白苔。

处方：

茯　苓 20g	白　术 10g	炒薏苡仁 30g	沙　参 20g
仙鹤草 20g	射　干 10g	全瓜蒌 10g	鸡内金 10g
焦三仙各 10g	佛　手 10g	丹　皮 10g	枇杷叶 10g
旋覆花 10g	苏　子 5g	焦槟榔 10g	红豆杉 6g

15 剂，水煎服，每日 1 剂，早晚各 1 次。

三诊：2011 年 1 月 14 日

呃逆好转，纳差。脉细弦，舌红，薄黄苔。

处方：

党　参 20g	茯　苓 20g	白　术 10g	全瓜蒌 10g
苏　子 5g	白　芍 10g	炙甘草 5g	鸡内金 10g
焦三仙各 10g	佛　手 10g	藤梨根 10g	炒薏苡仁 30g
炙鳖甲 10g	白花蛇舌草 15g	石见穿 10g	半枝莲 10g

14 剂，水煎服，每日 1 剂，早晚各 1 次。

四诊：2011 年 1 月 28 日

化疗刚做第 10 周期，现厌食，偶有呃逆，化疗反应较重，血常规（－）。脉弦细，舌紫、多津。

治宜健脾、降逆、散结。处方：

党　参 15g	全瓜蒌 10g	茯　苓 10g	旋覆花 10g
鸡内金 10g	焦三仙各 10g	佛　手 10g	藤梨根 10g
炙鳖甲 15g	清半夏 5g	苏　子 5g	竹　茹 10g
草豆蔻 10g	沙　参 15g	石　斛 10g	木　香 5g

体会：直肠癌术后，反复稀便，咽部不利，呃逆，咽疼，肝转

移、肺转移，根据症状体征当为脾胃虚弱、胃气上逆，治以健脾益气、降逆散结。方中党参、生黄芪、白术、茯苓、炒薏苡仁益气健脾，苏子、代赭石、旋覆花降气止呃，清半夏、菖蒲、瓜蒌化痰利湿，射干利咽，石榴皮收敛止泻，炒谷麦芽健胃消食，红豆杉抗瘤解毒。后续治疗根据病情变化随症加减，总的治法不离健脾益气，理气散结，抗瘤解毒。

第八节　卵巢癌

一、概述

卵巢癌是妇科常见肿瘤，发病率仅次于宫颈癌与宫体癌，占妇科肿瘤的第三位。世界各地卵巢癌的发病率有显著差异，北美、北欧最高，日本最低。发病率近年有明显上升趋势。

发病年龄与所患病理类型有关。绝经后妇女所患卵巢肿瘤 1/3 是恶性的，而绝经前妇女仅占 7%。卵巢上皮性癌多发生于绝经后妇女，高发年龄为 50~65 岁，生殖细胞瘤多发生于青少年，21 岁以前 2/3 的卵巢肿瘤是生殖细胞瘤。

卵巢癌病因至今尚不清楚，环境与内分泌影响最受重视。晚婚、不育或分娩次数少是患卵巢癌的高危因素；家族有遗传性卵巢癌综合征的妇女患卵巢癌的危险增高；其他如初潮年龄早、摄入过多动物脂肪、接触石棉滑石粉、长期服用非避孕性雌激素、青春期前后病毒感染等均与卵巢癌发病有关。妊娠不排卵及长期服用避孕药可减少卵巢癌的发生。

占卵巢癌 80% 的上皮癌死亡率居高不下，5 年生存率仅 20%~30%。其预后差的主要原因是卵巢深藏于盆腔，早期很少有症状，确诊时大多数患者已经为晚期，另一个原因是肿瘤易产生耐药。占卵巢恶性肿瘤第二位的生殖细胞肿瘤的化疗效果取得进步，即使是晚期患者的 5 年生存率也达到 60%~70%。但总的来说，卵巢癌 5 年生存率仍较低，死亡率超过宫颈癌与宫体癌之和。

二、病因病机

祖国医学虽无卵巢癌的病名，但古医籍中有类似卵巢癌的记载。如《灵枢·水胀》篇说："其始生也，大如鸡卵，稍以增大，至其成如怀子之状，久者离岁，按之则坚，推之则移，月事以时下，此其候也。"《素问·玄机原病式》："腹中坚硬，按之应手，谓之也。"《难经·五十五难》："积者，阴气也，其始发有常处，其痛不离其部，上下有所终始，左右有所穷处。"根据以上腹内肿块，逐渐增大，如怀子之状，按之应手，痛有定处等论述，卵巢癌应属于中医的"肠蕈"、"积"的范畴。

李教授认为卵巢肿瘤为内伤七情，抑郁伤肝，气机不畅，血脉受阻，久而少腹瘀血凝结成块。又由于思虑伤脾，脾运失司，痰湿内聚，凝结成块。

三、辨证论治

卵巢癌属于中医的"癥瘕"、"积聚"、"胞积"、"肠蕈"等疾病范畴。中医肿瘤理论强调脏腑虚弱、冲任失调是其发病的首要内因，复加六淫、七情、饮食劳逸相互作用，相互影响，导致本病的发生。

卵巢属于女子胞的范畴，其生理功能与肝脾肾三脏及冲任脉的关系密切。发病不外虚实两类，虚则因患者先天禀赋不足，正气内虚，邪毒外侵，阻滞气血津液的正常运行，或年老正气亏虚，天癸将竭，脏腑功能不足，肝肾阴虚，气血津液运行输布失常，导致痰饮、瘀血内聚，积聚胞宫而发病。实则或因饮食不节，脾胃损伤，运化失调，痰湿内生；或因情志抑郁，肝气郁结，督任冲带功能失调，"冲为血海"、"任主胞胎"，则可导致气血的功能失调，使气滞血瘀或气虚血瘀，痰饮凝滞，积聚成块阻滞胞宫，发为本病。故卵巢癌与肝脾肾三脏和冲任二脉关系密切。治疗上也多从肝脾肾三脏入手，健脾补肾疏肝，行气活血，调理冲任，解毒散结为治疗大法。

常分为以下 5 种证型辨证施治：

1. 肝郁气结

主证：情志抑郁，胸胁胀满，小腹胀痛，纳呆，月经不调，舌红苔黄，脉弦细。

治法：疏肝理气。

方药：柴胡疏肝散加减。柴胡 10g，枳壳 10g，当归 12g，川芎 10g，香附 10g，郁金 10g，佛手 10g，青皮 10g，白术 10g，白芍 15g，茯苓 12g，莪术 10g，鳖甲 15g。

方中柴胡疏肝解郁，枳壳宽胸行气，白芍、当归养血活血，川芎行气活血，香附、郁金、佛手、青皮行气，茯苓、白术健脾，莪术、鳖甲散结。

2. 气滞血瘀

主证：小腹包块，坚硬不移，刺痛，面色晦暗，神疲乏力，口干不欲饮，舌紫暗，有瘀斑，苔薄白，脉沉涩。

治法：活血化瘀，行气止痛。

方药：少腹逐瘀汤合桂枝茯苓丸加减。元胡 15g，当归 12g，川芎 10g，赤芍 12g，桂枝 10g，蒲黄 10g，五灵脂 10g，茯苓 12g，丹皮 10g，青皮 10g，乌药 12g，莪术 10g，夏枯草 12g，土贝母 15g。

方中元胡活血行气，当归养血活血，川芎、赤芍、蒲黄、五灵脂活血化瘀，桂枝温通经脉，茯苓健脾，丹皮清郁热，青皮、乌药行气止痛，莪术、夏枯草、土贝母散结抗瘤。

3. 痰湿凝聚

主证：腹部包块，腹痛腹水，胸脘憋闷，身倦乏力，纳呆欲吐，舌质淡胖，苔白腻，脉滑。

治法：行气化痰，软坚散结。

方药：海藻玉壶汤加减。海藻 15g，夏枯草 15g，浙贝 15g，半夏 10g，陈皮 10g，木香 10g，茯苓 15g，生薏苡仁 20g，白术 10g，川芎 10g，土贝母 15g，莪术 10g，鳖甲 15g。

方中海藻化痰软坚散结，夏枯草解毒散结，浙贝、半夏化痰散结，川芎行气活血化瘀，陈皮、木香行气，茯苓、白术、生薏苡仁健脾利湿，土贝母、莪术、鳖甲散结。

4. 气血亏虚

主证：腹痛绵绵，少腹包块，伴神疲乏力，面色无华，心悸气短，汗出，纳呆，舌质淡，苔白，脉沉细。

治法：益气养血。

方药：十全大补汤加减。党参 15g，黄芪 20g，白术 12g，白芍 15g，茯苓 12g，当归 12g，熟地 15g，黄精 15g，紫河车 12g，木香 10g，砂仁 6g，焦三仙各 20g，土贝母 15g，白花蛇舌草 15g。

方中党参、黄芪、白术健脾益气，当归、白芍、熟地养血，茯苓健脾，黄精补气养阴，紫河车养血益气，大补气血，木香、砂仁行气醒脾，防止补药滋腻碍胃，焦三仙开胃，土贝母、白花蛇舌草解毒抗瘤。

5. 肝肾阴虚

主证：少腹包块，隐隐作痛，消瘦，低热盗汗，面赤颧红，五心烦热，腰膝酸软，舌质红，少苔，脉沉细。

治法：滋补肝肾，解毒散结。

方药：知柏地黄丸加减。知母 10g，黄柏 8g，生地 15g，丹皮 10g，泽泻 10g，山药 15g，山萸 10g，枸杞子 15g，女贞子 15g，旱莲草 15g，地骨皮 12g，鳖甲 15g，白花蛇舌草 15g。

方中黄柏、知母滋阴清热，生地养肾阴，丹皮、地骨皮清虚热，泽泻、山药、山萸肉、枸杞子、女贞子、旱莲草补肾，鳖甲、白花蛇舌草散结抗瘤，鳖甲兼具清虚热之功。

四、临证体会

卵巢癌在治疗上虽然分了五种证型，但临证上李教授非常强调肝肾阴虚的作用，重视滋补肝肾，调理冲任的治则，几乎每方都多少有所体现。

卵巢与冲任二脉密切相关。冲任二脉属于奇经八脉，均起于胞中，下出会阴，循行女性特有的器官，与全身经络相联系。但冲任二脉没有本脏，冲任隶属于肝肾，而任脉系于肾，冲脉又与肾脉并行。肾主藏精，为天癸之源，肾气盛，天癸泌，可激发冲任二脉通盛。如《素问·上古天真论篇》云："女子二七而天癸至，任脉通，太冲脉盛，月事以时下，故有子。""冲为血海"、"任主胞胎"，肾气、天癸、冲任密切联系，又相互作用构成肾—天癸—冲任—胞宫轴，肾气是轴的核心，胞宫是轴的靶器官。

肝藏血，主疏泄，亦主冲任之通调。肝肾同源，肝藏血，肾藏精，肝肾之阴相互滋生。肝气郁结，疏泄功能失常，或思虑伤脾，聚湿生痰，均可致冲任失调，经脉血海宜充盈而未满，宜疏泄而不畅，气滞血瘀，结块于胞宫。

冲任失调是卵巢癌的主要病因病机，因此临床上以调摄冲任为主要治疗大法。但目前，尚未形成系统的冲任治法与方药。有人认为中医没有提到哪些药是专门调节冲任的，如《柳选四家医案》云："古无专属奇经之病，亦无专入奇经之药。"亦有医家认为奇经八脉有专药和专治法，如有人总结叶天士治疗八脉病变的用药经验时写道："冲脉为病，用紫石英以为镇逆；任脉为病，用龟板以为静摄。"清代严西亭在《得配本草》中附有《奇经药考》，收录了43种归奇经的药，如巴戟天、香附、枸杞、木香、当归、黄柏、白术、芦荟、槟榔、吴茱萸入冲脉；龟板、丹参入任脉等。

李教授临证中治疗冲任病变是通过调节与之相关的脏腑来进行治疗的。冲任与肝肾的关系最密切，因此李教授临床治疗卵巢癌时主要以补肝肾、调气血为主进行，基本方常用六味地黄丸与四物汤加减。

六味地黄丸滋补肝肾之阴，四物汤行气养血活血，还可加入逍遥散、柴胡疏肝散以健脾行气，疏肝解郁。常用药包括：熟地黄、山茱萸、怀牛膝、桑寄生、续断、杜仲、白芍、川芎、当归、枳壳、木香、香附、枸杞子、女贞子、旱莲草、益母草等，有时还加入补肾阳的菟丝子、巴戟天、肉苁蓉等药，以期阳中求阴。

五、病案举例

病例1 ×××，女，76岁。

初诊：2009年9月11日

患者于2009年8月出现腹胀，伴嗳气、恶心、食纳不佳，排尿不畅，体质明显下降。外院检查见大量腹水，CA125明显升高，多次行腹水穿刺放出血性腹水，但腹水中未见癌细胞，9月1日PET－CT结果：双卵巢恶性病变伴盆腹腔广泛转移。因反复抽水致精神委靡，全身乏力，体质下降，患者拒绝再行穿刺放液而求助于中医。

就诊时一般情况不佳，轮椅推入，极度消瘦，恶液质，精神不振，浑身乏力，腰背痛，咳嗽，咯少量白痰，短气，腹胀明显，双侧下肢水肿。嗳气，善太息，食欲差，每日仅流食1~2两，大便秘，3~5天一行。舌质红，苔黄，虺脉。

诊为癥积，腹水。证属脾肾两虚，痰湿内阻。治宜健脾强肾，化痰利水。拟用实脾饮合六味地黄丸加减，处方：

党 参15g	车前子10g	猪 苓10g	茯 苓10g
当 归10g	沙苑子15g	狗 脊10g	牛 膝10g
泽 泻10g	枸杞子20g	苏 子10g	大腹皮10g
生 地10g	佛 手10g	木 瓜10g	石见穿10g
柏子仁10g	决明子10g	白花蛇舌草20g	鸡内金10g

共14剂，水煎服，每日1剂，早晚各1次。

二诊：2009年10月9日

服上方后，患者精神体力略好转，小便量增加，腹胀有好转，双下肢水肿减轻。但仍咳嗽，下肢抽搐，失眠，口淡无味，口干不喜饮。

处方：

党　参15g	麦　冬10g	五味子10g	菖　蒲10g
钩　藤10g	生黄芪20g	白蒺藜10g	川　贝10g
百　部10g	天　麻10g	猪　苓10g	茯　苓15g
牛　膝10g	木　瓜10g	葶苈子10g	佛　手10g
鸡内金10g	焦三仙各30g	半边莲10g	白花蛇舌草20g

共14剂，水煎服，每日1剂，早晚各1次。

三诊：2009年10月23日

服上方后，一般状况继续好转，大腿有力，小腿仍力弱，腹围明显缩小，不需要抽水。下肢仍时有抽搐，夜间咳嗽。10月9日原方去百部、猪苓，川贝改为15g，加瓜蒌皮20g，藁本10g，杏仁5g，枸杞子20g。共14剂，水煎服，每日1剂，早晚各1次。并加用中药外洗，处方如下：海桐皮20g，络石藤15g，杜仲10g，透骨草20g，秦艽15g。7剂，水煎后外洗下肢。

四诊：2009年11月20日

服上方后，一般状况继续好转，出汗，食欲不佳，口淡无味，食纳量尚可。舌暗红，薄白苔。

处方：

生黄芪15g	五味子10g	猪　苓15g	茯　苓15g
牛　膝20g	络石藤10g	木　瓜15g	钩　藤10g
车前子10g	白藓皮10g	菖　蒲15g	川　贝10g
地肤子10g	枸杞子15g	浮小麦30g	白花蛇舌草20g

共14剂，水煎服，每日1剂，早晚各1次。

五诊：2009年12月4日

服上方后，尿量明显增多，虚汗好转，继续服用。

六诊：2010年3月22日

复查CT腹水消失，盆腔内未见明显占位性病变，精神体力好转。

但下肢仍偶有抽搐，腰腿乏力，偶有憋气，痰难以咳出。

处方：

当　归15g	白　芍15g	炙甘草5g	桑　枝10g
苏　子10g	川　贝10g	莱菔子10g	木　瓜15g
山　楂10g	神　曲10g	鸡内金10g	麦　芽10g
佛　手10g	瓜　蒌20g	大腹皮10g	桔　梗15g
陈　皮10g	生黄芪10g		

体会：这是一例晚期卵巢癌合并腹水患者使用纯中药治疗有效的病例。患者发现时已经为卵巢癌晚期，伴大量腹水，因年龄大，体质差，已经不能手术及化疗。治疗以对症处理，减轻痛苦为主。而外院行腹腔穿刺放出腹水，减轻腹胀的痛苦。但越放水，腹水生长速度越快，并且由于放水大量丢失蛋白，患者的体力越来越差，故患者拒绝到西医处再放腹水，改为求助中医。

就诊时一般情况不佳，轮椅推入，极度消瘦，恶液质，精神不振，浑身乏力，腰背痛，咳嗽，咯少量白痰，短气，腹胀明显，双侧下肢水肿。嗳气，喜叹息，食欲差，每日仅流食1~2两，大便秘，3~5天一行。李教授判断其证属脾肾两虚，痰湿内阻。治宜健脾强肾，化痰利水。用实脾饮合六味地黄丸加减，服药不到一个月，患者尿量增加，腹胀明显减轻。

以后又经过多次调方，但始终未脱离健脾、行气、补肾、宣肺、利水的原则，使用猪苓、茯苓、车前子、木瓜等健脾淡渗利水药物；"气行则水行"，加用佛手、大腹皮、苏子等行气药物；白薜皮、地肤子引药入皮肤；牛膝引药下行，桔梗载药上行，开宣肺气，一升一降，气机得调，水气得宣。服药半年后全面复查，腹盆腔CT见腹水消失，盆腔内未见明显占位性病变，患者精神体力明显好转。

患者通过纯中医的治疗方式，有效地控制了肿瘤生长，腹水完全消失，改善了症状，提高了生活质量。随访至2011年8月，患者仍健在，病情稳定，腹水未再生长。

病例 2 ×××，女，60 岁。

初诊：2009 年 9 月 18 日

2008 年 12 月 13 日手术，术后病理：右卵巢颗粒细胞瘤部分有卵泡膜成分。术后以 TP 方案化疗 3 周期。就诊时一般状况可，感下腹不适，失眠，急躁，易于发热，脱发，大便干。舌暗红，苔薄黄，脉沉细。

诊为胞积，证属气滞血瘀，痰浊内阻。治宜活血化瘀，解毒散结。拟四物汤加减。处方：

当　归 15g	赤　芍 10g	白　芍 10g	生　地 10g
熟　地 10g	川　芎 10g	坤　草 10g	茯　苓 20g
枣　仁 10g	柏子仁 10g	郁　金 10g	丹　皮 10g
莪　术 10g	地骨皮 10g	合欢皮 10g	石见穿 10g
鳖　甲 15g	龟　板 10g	白花蛇舌草 30g	银柴胡 10g

二诊：2010 年 11 月 20 日

下腹不适好转，失眠偶发，燥热好转，大便溏。

处方：

当　归 15g	赤　芍 10g	白　芍 10g	生　地 10g
枣　仁 10g	柏子仁 10g	茯　苓 20g	远　志 5g
丹　皮 10g	地骨皮 10g	泽　泻 15g	合欢皮 15g
升　麻 10g	石见穿 10g	坤　草 10g	焦三仙各 10
白　英 10g	莪　术 10g	白花蛇舌草 20g	

三诊：2010 年 12 月 20 日

失眠好转，大便好转。易溃疡，下肢不适。舌淡红，多津，少苔，脉沉细。

上方去远志，加旱莲草 10g，地骨皮 10g，白薇皮 10g，木瓜 10g。

体会：本例患者卵巢癌术后 1 年半，术后曾以 TP 方案化疗 3 周期。就诊时没有发现肿瘤的复发转移，但全身症状较多：下腹不适，失眠，急躁，易于发热，脱发，大便干。求助于中医改善临床症状，预防肿瘤的复发转移。这些症状大部分为更年期的综合征，与手术切除了卵巢，使体内雌激素水平下降有关。临床上卵巢癌术后出现更年期综合征的患者是非常多的，中医治疗在这方面很有效果。

李教授诊其证属气滞血瘀，痰浊内阻，治以活血化瘀，解毒散结。拟四物汤加六味地黄丸加减，方中以当归、赤芍、川芎、莪术、坤草活血化瘀，白芍养血，生熟二地补肾养血，茯苓健脾，枣仁、柏子仁、郁金、合欢皮安神，丹皮、地骨皮、银柴胡、鳖甲养阴清热，石见穿、白花蛇舌草解毒散结抗癌，而莪术、鳖甲也兼具散结之功，柏子仁兼通便之效。通过四物汤养血活血，调理冲任，多味补肾养阴、清虚热、安神药物加入，缓解更年期综合征的烦躁、发热、失眠等症状，并加用石见穿、白花蛇舌草、莪术、鳖甲等散结抗癌药物，防治肿瘤的转移复发。

二诊时下腹不适好转，失眠偶发，燥热好转，大便干成了大便溏。考虑滋阴药较多造成大便溏，故治疗上去掉了养阴清虚热的银柴胡、鳖甲，减少清热药量，加入茯苓健脾利湿，升麻益气升提，缓解大便溏，并加入远志进一步改善睡眠。

三诊时失眠好转，大便好转。下肢不适，易溃疡。上方去远志，加旱莲草 10g，地骨皮 10g，白藓皮 10g 滋阴之品，以期缓解口腔溃疡；木瓜 10g，祛风通络，缓解下肢不适。

病例3 ×××，女，67 岁。

初诊：2010 年 7 月 16 日

2002 年 11 月 6 日卵巢低分化癌ⅢC 期，行肿瘤灭减术，后行化疗 8 周期。2005 年 12 月 19 日发现盆腔包块，TP 方案化疗 6 周期，2006 年 12 月 8 日查 CA125 升高，2007 年 1 月 5 日协和医院 PET：肝脾表面、腹膜中上部、脊椎前多发转移灶。2008 年 CA125 再次升高，行 TC 化疗共 6 次。至 2009 年 8 月 27 日，2010 年 CA125 再次升高。有冠心病，高血压，重度脂肪肝病史。

刻下：化疗后，白细胞 $0.62 \times 10^9/L$，中性粒细胞 $0.016 \times 10^9/L$，

高热，予瑞白注射，连用 3 日。曾升高，2 日后下降。偶有小腹隐痛，便秘，脉细滑，舌淡红，薄白腻苔。

诊为癥积，证属气血两亏，冲任失调。治宜益气养血，调理冲任，软坚散结。处方：

党　参 15g	当　归 10g	赤白芍各 10g	炙甘草 5g
生熟地各 10g	枸杞子 20g	菟丝子 10g	元　胡 10g
乌　药 10g	八月札 10g	莪　术 10g	山慈姑 5g
莱菔子 10g	白花蛇舌草 10g	郁　金 10g	麦　冬 30g
五味子 10g			

15 剂，水煎服，每日 1 剂，早晚各 1 次。

二诊：2010 年 8 月 4 日

左耳鸣，头部不适，脑 CT（－）便秘已止，脉沉细，舌齿痕，薄白苔。

治宜益气健脾，养血通络。处方：

党　参 15g	女贞子 10g	肉苁蓉 10g	鸡内金 10g
炒谷麦芽各 30g	蔓荆子 10g	黄　精 10g	谷精草 10g
藁　本 10g	川　芎 5g	苍耳子 5g	五味子 10g
红　藤 10g			

15 剂，水煎服，每日 1 剂，早晚各 1 次。

三诊：2010 年 8 月 20 日

8 月 11 日查 WBC 尿（＋）。CA125：19.81（0～35），较前稍降。

现症：便秘，耳鸣，头部不适，入睡难。脉弦滑，舌淡紫，薄白苔。

治宜安神清窍，养血通便。处方：

柏子仁 15g	百　合 20g	莲　子 15g	藁　本 10g
当　归 15g	肉苁蓉 10g	合欢皮 10g	川　芎 10g
苍耳子 5g	酸枣仁 10g	茯　苓 15g	炙鳖甲 15g
莱菔子 10g	谷精草 10g	墨旱莲 10g	白花蛇舌草 20g

15 剂，水煎服，每日 1 剂，早晚各 1 次。

四诊：2010 年 9 月 3 日

腹膜低分化腺癌，化疗6周期，便秘已止，耳鸣，失眠，焦虑感。近日复查白细胞偏低。

脉滑，舌淡紫，薄黄腻苔。

治宜养血清窍，益阴通便，软坚散结。处方：

当　归20g	枸杞子15g	女贞子10g	肉苁蓉10g
郁　金10g	柏子仁10g	郁李仁10g	野菊花10g
玫瑰花10g	合欢皮10g	茯　苓20g	谷精草10g
墨旱莲10g	党　参10g	麦　冬10g	石见穿10g

15剂，水煎服，每日1剂，早晚各1次。

五诊：2010年9月25日

CA125（2010年9月15日）：47.55（原15）。

耳鸣，头晕，失眠，便秘得缓，原住海淀医院化疗。曾白细胞低。脉沉细，舌淡红，薄黄腻苔。

治宜益气清窍，软坚散结。处方：

当　归15g	鸡血藤10g	谷精草15g	蔓荆子10g
赤白芍各10g	生熟地各10g	党　参20g	麦　冬10g
五味子10g	肉苁蓉10g	山慈姑10g	石见穿10g
白花蛇舌草15g	枸杞子10g	半枝莲15g	白　英15g

15剂，水煎服，每日1剂，早晚各1次。

六诊：2010年10月8日

偶有耳鸣，头晕，睡眠好转。脉沉细，舌淡红，薄白苔。

治宜益气清窍，软坚散结。处方：

当　归15g	菟丝子10g	鸡血藤10g	谷精草10g
蔓荆子10g	野菊花10g	玫瑰花10g	黄　芩10g
枸杞子10g	党　参20g	茯　苓20g	仙灵脾10g
益母草10g	莪　术10g	炙鳖甲15g	石见穿10g

15剂，水煎服，每日1剂，早晚各1次。

七诊：2010年10月29日

失眠好转，8月11日CA125：19.81，10月20日411.7，已约海

淀医院化疗。现仍有耳鸣，脉沉细，舌淡红，黄厚腻苔。

治宜补肾养血，清窍安神。处方：

当　归15g	枸杞子10g	女贞子10g	生黄芪10g
茯　苓15g	猪　苓20g	川　芎10g	野菊花10g
玫瑰花10g	谷精草10g	半枝莲15g	白花蛇舌草20g
石见穿10g	生薏苡仁30g	炙鳖甲10g	生　地15g

15剂，水煎服，每日1剂，早晚各1次。

八诊：2010年11月26日

海淀医院化疗中，用紫杉醇等。

失眠好转，白细胞1.3×10^9/L，肝肾功可，HB 8g/L，进食可，厌食未见发生，二便佳，脉沉细，薄黄苔，微腻。

处方：

党　参10g	当　归15g	白　术10g	茯　苓20g
鸡内金10g	焦三仙各10g	酸枣仁10g	合欢皮10g
柏子仁10g	枸杞子15g	生黄芪10g	半枝莲10g
白花蛇舌草20g			

14剂，水煎服，每日1剂，早晚各1次。

九诊：2010年12月24日

因白细胞低未能化疗，血色素、血小板也低，由妇科出院。现：脉细滑，舌淡红，薄黄苔。

治宜补气养血，健脾散结。处方：

党　参20g	生黄芪10g	当　归10g	升　麻10g
枸杞子15g	女贞子10g	菟丝子10g	五味子10g
浮小麦30g	鸡内金10g	焦三仙各10g	佛　手10g
石见穿10g	莪　术10g	炙鳖甲10g	益母草10g
仙灵脾10g			

15剂，水煎服，每日1剂，早晚各1次。

十诊：2011年1月21日

12月30日查白细胞3.66×10^9/L，RBC3.31×10^{12}/L，腹部不

适，痛减，乏力好转，便秘，多汗，脱发，脉滑，舌淡红，白厚腻苔。

治宜调理冲任，软坚散结。处方：

当 归10g	赤白芍各10g	生 地15g	川 芎10g
枸杞子15g	益母草10g	仙灵脾10g	肉苁蓉10g
浮小麦30g	柏子仁10g	黄 精15g	何首乌10g
元 胡10g	徐长卿10g	炙鳖甲10g	白花蛇舌草20g
焦三仙各10g	佛 手10g	炒薏苡仁30g	红豆杉6g

15剂，水煎服，每日1剂，早晚各1次。

体会：本患者卵巢癌术后，多年后复发，已无手术机会，只能采取内科治疗方法，卵巢癌又是化疗较敏感的疾病，故中药配合化疗不失为一种较好方法，在本患者的治疗中，中药主要起到辅助正气的作用，兼以抗癌消瘤，以达到提高患者生活质量，延长生存期的目的。在长达半年的治疗中患者坚持服用中药，很好地配合了化疗，减轻了化疗副反应。整个治疗贯穿了益气养血，调理冲任，软坚散结，补脾益肾等治法。方中补气多以参芪，养血多以四物汤，益肾用黄精、女贞子、菟丝子、何首乌、枸杞子、仙灵脾、肉苁蓉等，止痛用元胡、徐长卿，理气用玫瑰花、佛手等，抗瘤用白花蛇舌草、红豆杉、石见穿、莪术、半枝莲等。从此案例之治疗，大概能感知李教授治疗卵巢癌的临床辨证思路。

第九节 肾癌

一、概述

中医古籍文献中有关肾癌的记载或描述很少，根据肾癌在临床中的表现，多归属于中医"血尿"、"腰痛"、"癥积"等范畴。中医学中提到的"肾岩"，并不是西医学所谓的肾癌，而是指阴茎癌，两者不可混淆。

肾癌是泌尿系统中最常见的恶性肿瘤之一，占肾脏原发恶性肿瘤的 86%，占所有恶性肿瘤的 1%～3%。近年来肾癌的发病率和死亡率均呈现上升趋势。发病年龄多集中在 40～70 岁，且男性为女性的 2 倍。除血尿、腰痛和肿块三大典型症状外，肾癌还存在不少非泌尿系统的肾外表现，如发热、肝功能异常、贫血、高血压、红细胞增多症和高钙血症等。肾癌治疗以手术治疗、激素治疗、化学治疗、生物治疗为主，晚期肾癌的化疗效果不理想，缓解率在 0%～34%。近年来多激酶抑制剂层出不穷，是未来肾癌靶向治疗的一大亮点。

二、病因病机

肾癌在临床中的表现多归属于中医"血尿"、"腰痛"、"癥积"等范畴。本病乃由肾气不足、水湿不化，湿毒内生结于腰腹；或外受湿热邪毒，湿热下注，入里蓄毒，气滞血瘀阻结水道所致。忧思郁怒，情志不舒，肝郁化火，过于劳累消耗，阴虚火旺，炼液为痰，久蕴成毒而发病。

三、辨证论治

本病辨证当辨明病期早晚，标本虚实。肾癌早期，多属标实，以湿热蕴毒，气血瘀阻为主。本病晚期，多属本虚标实，以气血双亏、肾虚毒蕴为主。

1. 湿热蕴结

主证：腰痛、坠胀不适、血尿，时有低热，腰腹肿块，小便短赤。舌质红，舌苔白或黄腻，舌体胖，脉滑数或濡数。

治法：清热利湿，益肾解毒。

方药：八正散加减。木通 10g，车前子 30g，萹蓄 30g，滑石 15g，甘草梢 6g，栀子 12g，黄柏 12g，生熟地各 12g，生黄芪 30g，土茯苓 30g，白花蛇舌草 60g，瞿麦 20g，草河车 30g，生薏苡仁 30g，牛膝 15g。

纳差者加陈皮 12g，砂仁 6g，焦山楂 15g，炒谷芽 15g；呕吐者加法半夏 10g，竹茹 10g；血尿不止者加生侧柏叶 15g，小蓟 30g，仙鹤草 20g；咽干，手足心热者，加女贞子 10g，旱莲草 10g。

2. 瘀血内阻

主证：面色晦暗、腰痛加剧，多呈刺痛或钝痛，痛处固定，腰部或腹部肿块日渐增大，血尿或伴血块不止，可间有发热、口渴、纳差等，舌质紫暗或有瘀斑、瘀点，苔薄白，脉弦或涩或结代。

治法：活血化瘀，理气散结。

方药：桃红四物汤加减。桃仁 15g，红花 10g，赤勺 20g，丹参 30g，川芎 15g，元胡 15g，木香 6g，枳壳 10g，香附 15g，瞿麦 20g，马鞭草 30g，白花蛇舌草 40g，草河车 30g。

3. 气血亏虚

主证：腰腹肿块日见增大，疼痛，尿血淡红，心悸气短，神疲乏力，纳呆口干，或低热不退，面色苍白，形体消瘦，舌质淡，或见瘀点，苔薄白，脉沉细数或虚大而数。

治法：补气养血，解毒散结。

方药：八珍汤加减。白参 10g，白术 10g，茯苓 15g，当归 12g，生地 15g，白芍 10g，黄芪 30g，黄精 15g，女贞子 10g，枸杞子 15g，白花蛇舌草 30g，石见穿 30g，山慈姑 30g，甘草 5g。

4. 肾虚毒蕴

主证：腰痛，或腹部肿块，或尿血，或腹胀；形体消瘦，全身乏力，面白无华，或低热不退，纳差反胃，舌质淡红，苔薄白乏津，脉沉无力。

治法：肾癌手术后者，宜滋肾益气，解毒通淋；化疗后或晚期者，宜健脾益肾，补气养血，软坚散结。

方药：手术后者以左归丸为主加减；化疗或晚期者以八珍汤加减。

左归丸加减。生地 15g，熟地 15g，山药 30g，枸杞子 15g，女贞子 15g，牛膝 15g，龟板胶 20g，生黄芪 45g，当归 20g，白术 15g，太子参 20g，瞿麦 20g，土茯苓 20g，半枝莲 45g，马鞭草 30g。

八珍汤加减。黄芪 30g，当归 20g，太子参 30g，茯苓 15g，干蟾 10g，僵蚕 10g，半枝莲 60g，白花蛇舌草 60g。

四、专方验方与中成药

1. 专方验方

方 1：马鞭草 60 ~ 100g，瞿麦 120g，生薏苡仁 120g，菝葜 60 ~ 120g，半枝莲 60 ~ 120g，槐豆 30 ~ 60g，以上任选一味，水煎代茶饮。

方 2：刀豆子 30 ~ 60g，生薏苡仁 60g，赤小豆 60g，黑豆 60g，水煎常服，适用于肾癌湿热蕴结型。

方 3：白术 30g，黄精 30g，猪苓 30g，牛膝 30g，山楂 15 ~ 30g，水煎常服，适用于肾虚征象明显者。

2. 中成药

（1）抗癌平丸：具有清热解毒，活血化瘀，消肿止痛之功效。每次 0.5 ~ 1g，每日 3 次，饭后半小时服。适用于肾癌热毒蕴结者。

（2）补肾养血丸：具有补肝益肾、填精养血之功效。每次 1 丸，每日 3 次，空腹温开水送服。服药期间忌食辛辣厚味之品。适用于肾癌术后，化疗后邪毒去而肝肾虚者。

（3）六味地黄丸：具有养阴补肾之功效。每次 6 克，每日 2 次。适用于肾癌肾阴亏虚者。

（4）金匮肾气丸：六味地黄丸加肉桂、附片组成，具有温阳益肾之功效。每次 6 克，每日 2 次。适用于肾癌肾气虚者。

五、病案举例

病例1　××，男，57岁。

一诊：2010年3月24日

于2年前行左肾癌手术，术后用白介素、干扰素交替使用3个月，于一个月前复查PET-CT检查示右肾上腺肿物，提示转移，双髋骨转移。既往有慢性胃炎。

诊为肾积，证属脾肾双亏，气血不足。刻下：胃脘时痛，乏力，腰膝无力，舌淡，苔少，脉细弱。治宜补益脾肾，理气止痛。处方：

生黄芪30g	党　参15g	菟丝子30g	杜　仲10g
首　乌10g	枸杞子10g	黄　精10g	桑寄生15g
牛　膝15g	川　断30g	沙苑子30g	炙甘草10g
生地黄30g	熟　地15g	茯　苓15g	生薏苡仁30g
九香虫10g	延胡索10g	补骨脂30g	

共15剂，水煎服，每日1剂，早晚各1次。

二诊：2010年4月28日

胃脘痛减，咳嗽，无痰，乏力好转，精神好。舌红、苔薄白，脉细。目前用索坦、干扰素治疗。每月用博宁治疗骨转移。

处方：

生黄芪30g	党　参15g	菟丝子30g	杜　仲10g
首　乌10g	枸杞子10g	黄　精10g	桑寄生15g
牛　膝15g	川　断30g	沙苑子30g	炙甘草10g
生地黄30g	熟　地15g	茯　苓15g	生薏苡仁30g
苏　子10g	淫羊藿10g	补骨脂30g	丹　参30g
桔　梗10g	鱼腥草30g		

共15剂，水煎服，每日1剂，早晚各1次。

三诊：2010年9月1日

咳嗽消失，精神好，下肢有力，查血象血小板降低（疑为用索坦或干扰素导致，诉以前用干扰素后有此反应，停药后恢复）。舌红，苔少，脉细。

处方：

生黄芪30g	党 参15g	菟丝子30g	杜 仲10g
首 乌10g	枸杞子10g	黄 精30g	桑寄生15g
牛 膝15g	川 断30g	沙苑子30g	炙甘草10g
生地黄15g	熟 地15g	茯 苓15g	生薏苡仁30g
炒山药30g	淫羊藿10g	补骨脂30g	丹 参30g
白花蛇舌草15g	阿胶珠10g	当 归10g	

共15剂，水煎服，每日1剂，早晚各1次。

体会：患者肾癌术后复发，骨转移，无再次手术机会，治疗以姑息治疗为主，免疫治疗、靶向治疗是复发后的选择。中药治疗李教授多采用补脾补肾。此患者初诊有胃痛，乏力，下肢无力，脉细弱，说明脾肾双虚，气血不足，治疗以补益脾肾，理气止痛为主。以生黄芪、党参、茯苓、生薏苡仁、炙甘草补脾益气，菟丝子、杜仲、首乌、枸杞子、黄精、桑寄生、牛膝、川断、沙苑子、生地黄、熟地、补骨脂补肾壮骨。九香虫、延胡索理气止痛。二诊胃脘痛减，故去九香虫、延胡索，因有咳嗽症状，故加苏子、桔梗、鱼腥草降气、止咳、清肺。三诊血小板降低故加阿胶珠、当归补血养血。

病例 2 ×××，男，56岁。

一诊：2010年3月24日

右肾癌术后5年，左肾萎缩，慢性肾衰竭，原发性高血压，已坚持中药治疗5年，病情平稳，肌酐、尿素氮都高出正常值2倍，未透析。刻下：身痒，便秘，舌淡、苔白，脉细弱。

诊为肾积，证属肾气亏虚。治宜补气益肾。处方：

生黄芪30g	川 断30g	炒白蒺藜30g	菟丝子30g
黄 精10g	玫瑰花10g	牛 膝15g	桑寄生15g
生薏苡仁30g	鸡内金15g	黄 连6g	甘 草6g

枸杞子 10g　　何首乌 30g　　肉苁蓉 30g　　　枳　实 10g

泽　泻 15g　　淫羊藿 10g　　蝉　蜕 10g

共 15 剂，水煎服，每日 1 剂，早晚各 1 次。

二诊：2010 年 4 月 7 日

身痒减，大便软，继以前方加地肤子 10g、枸杞子 15g、白藓皮 10g、防风 10g。

三诊：2010 年 5 月 5 日

处方：

生黄芪 30g　　太子参 15g　　川　断 30g　　炒白蒺藜 30g

黄　精 10g　　玫瑰花 10g　　牛　膝 15g　　桑寄生 15g

生薏苡仁 30g　鸡内金 15g　　地肤子 15g　　生甘草 6g

枸杞子 10g　　何首乌 30g　　白藓皮 30g　　防　风 10g

泽　泻 15g　　淫羊藿 10g　　蝉　蜕 10g　　菟丝子 30g

生地黄 15g

共 15 剂，水煎服，每日 1 剂，早晚各 1 次。

体会：患者病程 5 年，肾功能不全，坚持服药达 5 年，病情平稳，是中药延长生存期的典型案例。在治疗上李教授以补气益肾为法，根据病情随症加减。方中生黄芪益气；川断、菟丝子、黄精、牛膝、桑寄生、枸杞子、淫羊藿补益肾气；泽泻泄浊利湿；何首乌、肉苁蓉、枳实养血益肾通便；蝉蜕、白蒺藜祛风止痒。二诊身痒好转，大便软，在原方基础上加枸杞子加强补肾作用，加地肤子、白藓皮、防风加强祛风止痒效果。三诊继续原法治疗。在肾癌治疗中李教授注重补肾、益气、温阳药物的使用，避免使用有肾毒性的药物。

病例3　×××，男，51 岁。

一诊：2010 年 4 月 7 日

肾恶性肿瘤，有高血压，脑梗病史。乏力，头痛，左手麻木，功能不受限，舌淡，苔少，脉细。

诊为肾积，证属气血不足，脉络瘀阻。治宜益气活血，补肾通络。处方：

生黄芪 30g	川　芎 10g	天　麻 10g	地　龙 10g
赤　芍 15g	白　芍 15g	牛　膝 15g	桑寄生 15g
狗　脊 30g	杜　仲 10g	生薏苡仁 30g	枸杞子 10g
白蒺藜 30g	北沙参 15g	丹　参 30g	生甘草 6g
葛　根 30g			

共 15 剂，水煎服，每日 1 剂，早晚各 1 次。

二诊：2010 年 4 月 28 日

左手麻木、头痛减，舌脉同前。前方加菟丝子 30g、威灵仙 30g，共 15 剂。

体会：患者肾癌术后合并高血压，脑梗塞，主要症状以高血压，脑梗塞引起，故治疗起来以异病同治的方法。其病机为气血不足，脉络瘀阻为主，故治疗以益气通络补肾活血为法治疗。方取补中益气之意，用生黄芪益气；牛膝、桑寄生、狗脊、杜仲、枸杞子补益肝肾；天麻、葛根、白蒺藜祛风通络；地龙、丹参、川芎、赤芍活血化瘀；北沙参、白芍养阴柔肝，生薏苡仁、生甘草健脾和中。二诊诸症减，故以原方继服，加菟丝子、威灵仙加强补肾通络之效。

第十节　鼻咽癌

一、概述

鼻咽癌是鼻咽部上皮组织发生的恶性肿瘤。世界人口标化发病率高达男 30/10 万，女 13/10 万。本病在世界范围内有明显的地域性，黄种人多发，中国占鼻咽癌总人数的 80%。近年有关世界鼻咽癌流行的报道和研究显示，部分国家和地区的鼻咽癌流行趋势正在或已经发生了较大变化。如中国香港、新加坡和中国台湾等地区的鼻咽癌发病与死亡出现了明显下降。中国以广东、广西、福建等省，尤以广东珠江三角洲和西江流域发病率为最高。在中国，其发病率和死亡率居恶性肿瘤的第八位，东南亚的泰国、新加坡，加拿大西部及美国阿拉斯加州，非洲北部及西北部的一些国家，如突尼斯、阿尔及利亚亦属本病的高发区。本病可发生于任何年龄，以 40～50 岁为最多，男女之比约 2.07:1。初诊鼻咽癌患者中，70%左右病例为Ⅲ、Ⅳ期患者；且90%以上为非角化性癌，因而决定了鼻咽癌的治疗模式是以放射治疗为主，结合化疗、手术、中医中药、基因治疗、免疫疗法等方法的综合治疗。

二、病因病机

中医学中无"鼻咽癌"这一疾病名称，古籍中的"鼻渊"、"控脑砂"、"耳鸣证"、"上石疽"、"失荣"等病症的记载与本病的临床症状颇为相似。如《素问·气厥论》曰："鼻渊者，浊涕下不止也。传为衄蔑、瞑目。""鼻窍中时流黄色浊涕……若久而不愈，鼻中淋漓腥秽血水，头眩晕而痛者，必系虫蚀脑也，即名控脑砂。""石疽生于颈项旁，坚硬如石色照常，肝郁凝结于经络，溃后法依瘰疬疮。"

鼻咽癌的发病与机体内外多种致病因素有关，若先天禀赋不足，正气虚弱，情志不遂，饮食不洁，脏腑功能失调，致邪毒乘虚而入，凝结成癌肿。肺主气，司呼吸，主宣发肃降。肺开窍于鼻，肺气通于鼻，鼻咽为呼吸之通道。外感风邪热毒，或素嗜烟酒炙爆之品，热邪袭肺，肺经蕴热，宣发肃降失司，热灼津伤，炼液成痰，痰热互结，阻滞脉络而成肿块。《医学准绳六要》曰："至如酒客膏粱，辛热炙煿太过，火邪炎上，孔窍壅塞，则为鼻渊。鼻中浊涕如涌泉，渐变鼻衄、衄血，必由上焦积热郁塞已久而生。"肝主疏泄，调畅情志与气机；足厥阴肝经循喉咙上入顽颡。若情志抑郁日久，或暴怒伤肝，气机郁滞，肝火循经上犯，灼津成痰，阻滞经脉，痰瘀内阻结聚局部积块乃成。《素问·气厥论》曰："胆移热于脑，则辛颏鼻渊。"《疡科心得集》曰："失营者由肝阳久郁，恼怒不发，营亏络枯，经道阻滞。"脾主运化，职司运化水谷和水液。外受湿邪，或饮食不节，或思虑劳倦，脾胃运化无权，水湿内停而成痰饮，痰浊痹阻脉络，日久而成肿块。《丹溪心法》曰："痰之为物，随气升降，无处不到。""凡人身上、中、下有结块者，多是痰。"先天禀赋不足，或后天失养，正气日损，气血不足，脏腑功能失调，气机不利，瘀血痰浊等病理产物结聚日久而成积聚。《医宗必读》云："积之成也，正气不足，而后邪气踞之……"《外证医案》谓："正气虚则为癌。"

总之，鼻咽癌是在机体气血阴阳亏虚的基础上，因禀赋、六淫、饮食、情志，导致脏腑经络功能失调，肺失宣降，气机不利，血行瘀滞，津液不布，生成瘀血痰浊等病理产物，通过邪正斗争的矛盾运动，邪胜正衰而成。本病病位在颃颡，与肺、脾、肝关系密切，以"热、痰、瘀、虚"为主要病理特点，是一种全身属虚，局部属实的疾病。

三、辨证论治

鼻咽癌的主要病理特点为热结、痰阻、血瘀、津亏，故鼻咽癌的辨治总以清热解毒、化痰祛瘀，益气养阴为主。病至晚期，由阴损阳，由气及血，则须滋肾养阴、益气养血。

1. 肺热痰凝

主证：鼻塞或微咳，鼻涕带血，时有鼻衄，口苦，咽干，头痛，舌质红，舌苔薄黄，脉滑数或弦数。

治法：清热宣肺，除痰散结。

方药：清气化痰丸加减。胆南星、瓜蒌仁、黄芩、枳实、辛夷花各 15g，茯苓 25g，陈皮、法半夏各 10g，杏仁 12g，石上柏 20g。

本方以南星为君，取其味苦性凉，清热化痰治痰热之壅闭，以瓜蒌仁、黄芩为臣，以泻肺火、化痰热，助南星之力。治痰当需理气，故佐以枳实下气消痞。脾为生痰之源，肺为储痰之器，故又佐以茯苓健脾渗湿，杏仁宣利肺气，法半夏燥湿化痰，石上柏清热解毒，辛夷花辛通鼻窍，兼引药归经，为佐使药。诸药配伍，共奏清热宣肺，除痰消积之效。

2. 气郁痰结

主证：鼻塞、鼻衄、耳聋耳鸣，胸胁胀闷，头重胀痛，颈项肿块，舌质暗红，苔厚腻，脉滑或弦数。

治法：理气解郁，化痰消积。

方药：消瘰丸加减。煅牡蛎、生黄芪各 30g，海带、三棱、莪术、浙贝母、玄参、龙胆草各 15g，血竭、乳香、没药、甘草各 6g。

方中重用生黄芪健脾益气，煅牡蛎、海带消痰软坚为君，三棱、莪术善理肝胆之郁，能开至坚之结，配以血竭、乳香、没药以通气活血，使气通血畅，体内积块自当渐散渐消为臣，玄参、浙贝母宣肺除痰为佐，甘草甘缓益气和药为使。

3. 火毒血瘀

主证：鼻塞鼻衄、鼻涕黄稠臭秽，头痛较剧或偏头痛，复视舌歪，或口眼歪斜，口干口苦，心烦失眠，大便秘结，溺黄，舌质红苔黄或黄腻，脉弦数。

治法：泻火解毒，消积止痛。

方药：通窍活血汤加减。赤芍、丹皮、黄芩、栀子、桃仁、红花、八月札、苍耳子各 15g，川芎 10g，当归、郁金各 12g，生地 20g、蜂房 20g，壁虎 6g。方中赤芍、丹皮、黄芩、栀子清热解毒，凉血活血为君药，桃仁、红花为臣，祛瘀活血，助君药之力，气为血之帅，气行则血畅，川芎为血中气药，取其理气活血之功，八月札、郁金疏肝理气，生地滋补阴液，共为佐药。蜂房、壁虎为辨病用药，解毒散结，通络止痛。

4. 气阴两虚

主证：头晕头痛，唇焦咽干，形体消瘦，短气乏力，心悸纳呆，手足麻痹，颈项肿块，或胸腹肿块，舌质嫩红或绛红，或中有裂纹，苔少或无苔，脉细数。

治法：益气养阴，解毒消癥。

方药：生脉散合增液汤加减。太子参30g（或西洋参15g），玄参、麦冬、生地、女贞子各15g，石斛、天花粉各20g，白花蛇舌草、半枝莲各30g，壁虎6g，僵蚕6g，甘草6g。本方太子参、玄参、麦冬益气养阴为君药，生地、女贞子滋养肾阴为臣药，佐石斛、天花粉滋阴润燥，壁虎、僵蚕解毒散结，白花蛇舌草、半枝莲清热解毒，甘草调和诸药为使。

随证加减：鼻塞加苍耳子、辛夷花各10g；涕血加仙鹤草、旱莲草、侧柏叶各15g；头痛加白芷、羌活各10g；面麻、舌歪、复视加蜈蚣3条，钩藤15g；颈淋巴结肿大者加生南星、生牡蛎各30g，夏枯草20g，海藻、昆布、浙贝各15g；咽喉肿痛加射干、牛蒡子、山豆根各10g，胖大海5枚；咳嗽无痰加北沙参30g，百合20g，川贝母（另研末，冲服）、桔梗各10g；舌质红绛或青紫、舌边尖瘀点或瘀斑加丹参、赤芍各10g，红花6g；气血亏虚加首乌、黄精各20g，补骨脂15g，鸡血藤、黄芪（或党参）各30g。

四、常用中草药和中成药

（一）常用中草药

重楼：性微寒，味苦，归肝经。具有清热解毒，消肿止痛，凉肝定惊的作用。用于疔疮痈肿，咽喉肿痛，毒蛇咬伤，跌扑伤痛，惊风抽搐。重楼的水提物和醇提物及其中的皂苷对多种肿瘤细胞有不同程度的抑制作用，重楼的醇提物对鼻咽癌细胞有很强的增殖抑制活性。

石上柏：辛、温，有活血化瘀、清热解毒之功效。《大明日华诸家本草》称："生用破血，炙用止血。"《本草求真》称："生则微寒，活血通经，故治癥瘕淋结等症。"适用于鼻咽癌火毒内阻者。常用量为30～60g。

苍耳子：甘、温，有毒。有散风通窍、祛湿止痛之功效。《神农本草经》："主风寒头痛……恶肉死肌。"《日华子本草》："治瘰疬、疥癣及瘙痒。"《要药分剂》："治鼻瘜。"临床常用治鼻咽癌属寒凝、痰湿积聚者。常用量为6~12g。

壁虎：咸，寒，有小毒，功能祛风，定惊，散结，解毒。壁虎咸寒入血分而通透经络，善于止痛消积，作为鼻咽癌的辨病用药，可以在放疗前和放疗中用，亦可在放疗后作为预防复发的持续用药，《本草纲目》在《卷四十三·守宫》引《青囊杂纂》方，单用本品焙干，专治颈部瘰疬肿块。常用量2~3g，焙研入丸、散剂或入汤剂。

全蝎：辛，平，有毒。具有祛风止痉、通络解毒之功效。《开宝本草》谓："治疗诸风瘾疹及中风半身不遂、口眼歪斜、语涩、手足抽掣。"《玉楸药解》谓："穿筋透骨。"适用于鼻咽癌气郁痰结、痰阻清窍者。常用量为4.5~6g，入煎剂或丸、散。

蜈蚣：辛，温，有毒。具有攻毒散结、通络止痛、熄风止痉之功效。《本经》言其："主啖诸蛇虫鱼毒，温疟，去三虫。"《别录》谓："疗心腹寒热结聚，堕胎，去恶血。"《本草纲目》曰："治小儿惊痫风搐，脐风口禁，丹毒，秃疮，瘰疬，便毒，痔漏，蛇瘕，蛇瘴，蛇伤。"临床常用治鼻咽癌瘀毒内蕴，或见肝风内动者。常用量1~3条。

山慈姑：味甘微辛性寒，有消肿散结、化痰解毒之功。《滇南本草》言其："消阴分之痰，止咳嗽。"《本草新编》曰："……山慈姑正消痰之药，治痰而怪病自除也……不知毒之未成者为痰，而痰之已结者为毒，是痰与毒，正未可二视也。"适用于气郁痰结型鼻咽癌，痰郁化热，热毒征象明显者。常用量10~15g，水煎服，或为末服。

硇砂：咸、苦、辛、温，有毒。有去积聚，破积血之功效。《本草纲目》谓："治噎、癥瘕、积痢、骨鲠、除痣黡疣赘。"《圣济方》谓："治悬痈卒肿，硇砂半两。绵裹含之，咽津即安。"适用于鼻咽癌火毒内阻、气郁痰结者。常用量0.3~3g。

薄荷：辛，凉，芳香。入肺、肝经。功能宣散风热，清头目，透疹。《本草纲目》曰："治瘰疬，疮疥，风瘙瘾疹。"《滇南本草》云：

"上清头目诸风，止头痛、眩晕、发热，去风痰，伤风咳嗽、脑漏鼻流臭涕，退虚痨发热。"临床常用治鼻咽癌属肺热痰凝者。内服煎汤（不宜久煎），3~10g，或入丸、散。

白芷：辛，温。归肺、胃经。功能解表，祛风燥湿，消肿止痛。白芷为祛风散寒，通鼻窍的常用药，消肿排脓的常用之品。《神农本草经》谓："主女人漏下赤白，血闭阴肿……"《日华子本草》云："主乳痈、发背、瘰疬、肠风、痔瘘、排脓、疮痍、疥癣、止痛生肌、去面野疵瘢。"《本草纲目》曰："治鼻渊、鼻衄、齿痛、眉棱骨痛。"临床常用治鼻咽癌痰湿结聚者。常用量3~10g。

（二）常用中成药

西黄丸（《外科证治全生集》）：由牛黄、麝香、乳香、没药组成。具有清热解毒、活血消肿的功效。本药为糊丸，每瓶装3g，每次3g，日2次，温开水或黄酒送服。适用于气郁痰结型的鼻咽癌。

玉枢丹（又名紫金锭，《片玉心书》）：由麝香、冰片、山慈姑、雄黄、千金子霜、红大戟、朱砂、五倍子组成。具有化痰开窍、辟秽解毒、消肿止痛之功效。每次1.5g，日2次，温开水送服。适用于肺热痰凝及火毒血瘀型鼻咽癌。

小金丹（又名小金丸）（《外科证治全生集》）：由白胶香、草乌、五灵脂、地龙、乳香、没药、当归、香墨等组成，具有化痰散瘀通络的功效。每次1丸，每日2次，温开水送服。适用于气郁痰结、火毒血瘀型鼻咽癌。

六神丸（《中国医学大辞典》）：由麝香、牛黄、冰片、珍珠、蟾酥、雄黄组成，炼成丸剂，每次服5~10粒，日服2~3次，小儿酌减。本品可用于放化疗后口腔溃疡。

五、病案举例

病例1 ×××，女，69岁。

初诊：2010 年 1 月 29 日

鼻咽癌放疗后已经 3 年，2009 年 10 月曾昏迷。复查头颅 CT 显示：鼻咽后壁增厚，右咽隐窝大面积溃疡，颌下淋巴结大，双肺尖索条影，右脑大片低密，考虑脑梗死或放疗后损伤。一般情况不佳，消瘦，口干咽痛，双耳听力明显下降，头晕，头颈不适，行走不利。RBC 下降，Hb 曾降至 6g（但检查未发现活动性出血），经输血后好转。舌质淡，苔白厚，脉沉细。

诊为鼻疳，证属气血双亏，痰浊内停。治宜益气养血，化痰散结。

处方：

党　参15g	麦　冬10g	五味子10g	枸杞子20g
黄　精10g	沙　参20g	蔓荆子10g	当　归15g
藁　本10g	泽　泻10g	鸡血藤10g	川　芎10g
升　麻10g	白　术15g	山药15g	

14 剂，水煎服，每日 1 剂，早晚各 1 次。

嘱患者复查颅脑 MRI，除外肿瘤复发转移。

二诊：2010 年 4 月 2 日

2 月 24 日检查 MRI 显示：颅内复发转移灶，合并瘤内出血、水肿，陈旧脑梗，脑白质脱髓鞘病。在外院行头颅脱水及放疗，现放疗已经完成，患者剧烈消瘦，浑身不适，疼痛，耳听力下降，视力下降。舌质红，少苔，脉沉细。

处方：

藁　本10g	茯　苓20g	蔓荆子10g	猫爪草10g
当　归15g	白　芍20g	炙甘草5g	金铃子10g
泽　泻10g	川　芎10g	野菊花10g	羌　活10g
白　芷10g	党　参20g	生黄芪15g	白花蛇舌草20g

14 剂，水煎服，每日 1 剂，早晚各 1 次。

三诊：2010 年 6 月 30 日

恶液质，复查脑 MRI 病灶稳定。患者浑身不适、乏力较前有好转，咽部不适，偶有干咳，听力下降，舌淡红，苔薄黄，脉弦细。

治宜益气清肺，通络疏风，散结。处方：

北豆根 10g	射 干 10g	浙 贝 10g	百 部 15g
枸杞子 20g	女贞子 15g	蔓荆子 10g	菊 花 10g
白蒺藜 10g	钩 藤 10g	藁 本 10g	川 芎 10g
炙鳖甲 15g	石见穿 10g	山慈姑 10g	八月札 10g
白花蛇舌草 20g			

14 剂，水煎服，每日 1 剂，早晚各 1 次。

体会：鼻咽癌的恶性度不太高，预后相对较好。不一定需要手术，放疗也能达到根治的目的。本例患者鼻咽癌就未手术，行放疗已经 3 年，病情稳定。2009 年 10 月因昏迷，复查头颅 CT 显示：鼻咽后壁增厚，右咽隐窝大面积溃疡，颌下淋巴结大，右脑大片低密，考虑脑梗死或放疗后损伤，未能确诊是否为肿瘤复发转移。一般情况不佳，消瘦，口干咽痛，双耳听力明显下降，头晕，头颈不适，行走不利。不能除外肿瘤的复发及颅内转移。故初诊时李教授一方面积极治疗缓解症状，另一方面建议患者一定要进行脑 MRI 的检查，除外脑转移。

诊为鼻疽，证属气血双亏，痰浊内停。治宜益气养血，化痰散结。党参益气，当归、鸡血藤、川芎、枸杞子、白术养血活血，鼻咽癌放疗后的病人多半有阴虚热毒症状，故加用麦冬、沙参、黄精、五味子养阴润燥，蔓荆子、藁本、升麻清利头目。

患者 2 月 24 日检查 MRI 果然确定颅内复发转移灶，合并瘤内出血、水肿。在外院做了头颅脱水及放疗。但放疗后患者剧烈消瘦，浑身不适，疼痛，耳听力下降，视力下降，均为放射线的毒性所致。治疗上以扶正祛邪为主：党参、生黄芪益气，白芍、当归、川芎养血，藁本、蔓荆子、白芷、野菊花、羌活清热疏风，清利头目，缓解头痛头晕，金铃子行气止痛，猫爪草、白花蛇舌草散结抗瘤。

三诊时患者浑身不适、乏力较前有好转，复查脑 MRI 病灶稳定。感咽部不适，偶有干咳，听力下降。治宜益气清肺，通络疏风，散结。以射干、北豆根利咽，浙贝、百部化痰止咳，加入炙鳖甲、石见穿、山慈姑、八月札抗瘤。

病例 2 ×××，男，59 岁。

初诊：2009 年 9 月 11 日

患者于 2007 年 6 月行鼻咽癌手术，局部有肿物侵犯颅底，术后行放化疗，致左耳聋。2009 年 8 月复查见左颈部中下小淋巴结影，未再放化疗。现口干、反酸，舌质红，少苔，干燥。

诊为鼻疽，证属气阴两虚，治宜益气生津、养阴润燥。拟麦门冬汤加减。处方：

沙 参 10g	石 斛 10g	麦 冬 15g	生 地 10g
北豆根 10g	牛蒡子 10g	野菊花 10g	射 干 10g
煅龙牡各 10g	石见穿 10g	白花蛇舌草 10g	鸡内金 10g
焦三仙各 10g	佛 手 10g	木 瓜 15g	厚 朴 10g
大腹皮 10g			

14 剂，水煎服，每日 1 剂，早晚各 1 次。

二诊：2009 年 10 月 23 日

服上方后，口干有好转，饭后烧心，易于流鼻血。左颈部中下小淋巴结稳定。舌质干红，少苔。

处方：

野菊花 10g	丹 皮 15g	地骨皮 10g	谷精草 15g
络石藤 10g	仙鹤草 20g	白 及 20g	茜 草 10g
花蕊石 20g	沙 参 20g	石 斛 20g	麦 冬 15g
猫爪草 10g	紫 草 6g	柏子仁 15g	白花蛇舌草 20

三诊：2009 年 12 月 4 日

偶有鼻血，量减少，心烦。舌红，黄燥苔，脉弦滑。

处方：

蒲公英 10g	地 丁 10g	野菊花 10g	黄 芩 10g
沙 参 10g	石 斛 15g	麦 冬 10g	地骨皮 10g
枳 壳 10g	丹 皮 10g	槐 花 10g	仙鹤草 20g

炒谷芽 30g　　炒麦芽 30g　　鸡内金 10g　　白 及 15g

白花蛇舌草 15g 佛 手 15g　　谷精草 15g

四诊：2010 年 1 月 8 日

鼻血止，耳鸣，烧心可，视物不清，眼底黄斑结构不清。复查 B 超左颈部中下小淋巴结已消失。舌红少苔，已不燥。

处方：

野菊花 15g　　公 英 15g　　地 丁 10g　　北豆根 10g

木 贼 10g　　石决明 20g　　丹 皮 10g　　槐 花 10g

仙鹤草 15g　　地骨皮 10g　　苍耳子 5g　　白 及 15g

谷精草 15g　　玫瑰花 10g　　青 皮 10g　　鸡内金 10g

焦三仙各 10g

五诊：2010 年 4 月 30 日

鼻衄止，"烧心"减少，视物不清，舌红少苔，脉弦。

上方加茯苓 10g，柏子仁 10g。

体会：患者为鼻咽癌，于 2007 年 6 月行手术，局部有肿物侵犯颅底，遂在术后行放化疗。由于放疗量较大，导致左耳聋。2009 年 8 月复查见左颈部中下小淋巴结影，并出现鼻衄之症，虽然未确诊为复发转移，但从临床判断，与肿瘤应该相关，但患者拒绝再次放化疗，求治于中医。

就诊时诉现口干、反酸，偶有鼻衄，舌质红，少苔，干燥。因放疗对于局部唾液腺的损伤是长期的，难于恢复，故口干与放疗密切相关。此时诊为鼻疽，中医辨证为气阴两虚，治宜益气生津、养阴润燥。方用麦门冬汤加减，大量使用生地、麦冬、沙参、石斛、黄精等养阴生津之品，配合野菊花、射干、山豆根等清热解毒利咽药物，收到了很好的改善口干的功效。

服上方后，二诊时口干有好转，饭后烧心，易于流鼻血。左颈部中下小淋巴结稳定。因出血，故加大止血药的力度，中药加用清热凉血、止血散结之品，如丹皮、地骨皮、仙鹤草、白及、茜草等，迅速收到止血之功。颈部的小淋巴结使用石见穿、猫爪草、谷精草、木贼等清热解毒散结药物。随后病情好转，出血减少，颈部小淋巴结通过用药也消失了。

第十一节　前列腺癌

一、概述

前列腺癌是男性泌尿生殖系统的恶性肿瘤，是人类特有的疾病，其他哺乳动物自发倾向极为罕见。我国的发病率较欧美各国为低，但近20年有上升趋势。近年对前列腺癌的诊断方法不断改进，如酸性磷酸酶的放射免疫测定、前列腺液的乳酸脱氢酶同工酶测定、经直肠的超声显像、CT检查以及前列腺穿刺针改进等，使前列腺癌得以早期诊断。治疗方面一般采用前列腺根治手术，睾丸切除术佐以内分泌、化学药物和各种放射治疗等。如能早期发现、早期诊断、正确治疗，可取得较好的疗效。

前列腺癌主要发生于50岁以上的男性，偶尔发生于年轻人，甚至儿童。前列腺癌为老年病，随着人类平均寿命的延长、诊断技术的提高、生活方式的改变，前列腺癌的发病率在不断上升，我国也不例外。前列腺癌的发病率世界各国很不一致。据统计，其发病率在北欧各国占男性癌瘤的第一位；在美国发病率为14.3%，为仅次于肺癌的最常见的恶性肿瘤，占男性恶性肿瘤的10%，居男性癌瘤的第二位。其死亡率与年龄成正比：在60~64岁人中，居癌症死亡的第五位；65~69岁中居第三位；70~79岁中居第二位；80岁以上居第一位。

前列腺癌的发病率有着明显的地区和种族差异。欧洲人最高，非洲和以色列居中间，亚洲较低，我国和日本等国家为低发地区。有人认为东方人此癌的增长比西方人缓慢。据有关资料统计，美国黑人一生患前列腺癌的概率为9.6%，白人为5.2%；死于前列腺癌的黑人占3.0%，白人占1.4%，平均死亡年龄为72~77岁。前列腺癌的发病率不仅各国、各种族间有明显差异，同一民族居住在不同地区者的发病率可相差几倍，由此可见环境、生活方式对前列腺癌的发病有重大影响。

近年来的资料表明，不论在高发地区或低发地区，前列腺癌的发病已有明显的增长。前列腺癌的病程进展缓慢，从形成肿瘤细胞到临床出现肿瘤症状往往要经过 10 ~ 20 年。如果能从不同地区前列腺癌发病率的巨大差异中找出其原因，及早调整生活方式，则可能预防前列腺癌的发生或降低前列腺癌的发病率。环境、经济生活对前列腺癌的发病率有重大影响。前列腺癌的发病中环境因素比遗传特征更为重要。近年来许多流行病学家致力于研究营养、食物构成对前列腺癌发病的影响，大多认为过多摄入脂肪、红色肉类（猪、牛、羊肉）可以影响前列腺癌的发病率。由于前列腺癌的形成要经过 10 ~ 20 年，青壮年时期就应注意，尤其是家中有前列腺癌病人的中年人，更宜加强预防。

二、病因病机

中医文献尚未见前列腺癌之病名，属于祖国医学"积聚、癥瘕、癃闭、尿血、劳淋"范畴，李教授认为前列腺的病因病机大致有以下几点：

1. 年老体虚、正气不足

前列腺癌好发于老年人。老年人生理特点是脏腑气血虚衰，正如《内经》说"年过半百而阴气自半"，"男子七八，肝气衰，筋不能动，天癸竭，精少，肾脏衰，形体皆极"。《内经》曰："正气存内，邪不可干"、"邪之所凑，其气必虚"，本身体质虚弱是外邪入侵的基础。《医宗必读》也论述到"积之成也，正气不足，而后邪气踞之。"老年人正气亏虚，卫外无能，外感邪毒乘虚内侵；或脏腑虚衰，气血津液运化失司，湿热、痰浊内生，局部气滞血瘀，"癥瘕"、"积聚"乃成。正如《灵枢·九针论第十七》中论述"四时八风客于经络之中，为瘤病者也"；《诸病源候论》所论述"积聚者，由阴阳不和，脏腑虚弱，受于风邪，搏于脏腑之气所为也"。晚期前列腺癌，癌肿多侵犯或压迫临近脏腑，如侵犯尿道，造成小便淋漓、排尿困难、血尿、会阴疼痛等症状。

2. 阴阳失调、脾肾两虚

前列腺癌多发于老年患者，老年男性本已肾脏虚衰，累及五脏阴阳不足。加以癌肿日久，病至晚期，耗伤人体正气，癌毒久郁化火伤阴，阴阳互根，阴损及阳，阳损及阴，最终导致人体阴阳失调，阴阳两虚。脾为后天之本，肾为先天之本，脾肾是人体的根本。肾主水，主骨，肾阴和肾阳为五脏阴阳根本。而前列腺癌病邪直接伤及肾主水主骨之功能，反之病邪内生亦会重伤肾气，进而波及五脏。脾主运化，主升清，主统血，主四肢和肌肉，"为气血生化之源"。前列腺癌患者多见四肢乏力，神疲倦怠，食少便溏等脾气亏虚之证，脾气亏虚不但后天之精无以化生，先天之精亦难以补充。所以，晚期前列腺癌侵及脾肾二脏，是动摇了人体正气的根本。

3. 痰湿、瘀毒是主要致病因素

前列腺癌患者脾肾两虚，水液代谢失司，湿从内生，或四时气候偏湿，外感湿邪，湿性趋下，移于下焦。前列腺位于下焦水湿代谢外出的必经之路，痰湿之邪更易停滞其处，而致癃闭。癃闭又导致水液排泄不畅，进一步加重水湿停滞，日久聚湿成痰，痰湿胶结成癥瘕。"怪病多由痰作祟"，《丹溪心法》云："痰之为物，随气升降，无处不到"，"凡人上中下有块者，多是痰。"高锦庭亦谓："癌肿者，非阴阳正气所结肿，乃五脏瘀血浊气痰滞而成，而痰浊毒邪易流窜为患。"前列腺癌的发生，与气血失常、郁结壅塞有关。瘀毒内阻，经络阻塞，气血湿浊凝聚，久而形成癥瘕。《叶氏医案存真》也论述："精腐瘀血阻闭溺窍为痛，似淋非淋。"瘀血阻塞精室，致癃闭，血不循经，则发为血尿。

综上所述，本虚标实，虚实夹杂，以虚为主是前列腺癌总的病因病机。晚期前列腺癌病入膏肓，正虚以阴阳失调、脾肾两虚为主，邪实以兼夹痰湿、瘀毒等为多见。

三、辨证论治

1. 下焦湿热

主证：小便点滴不通，或少而短赤灼热，小腹胀满，口苦口黏，或口渴不欲饮，或大便不畅，苔黄腻，舌质红，脉数。

治法：清热利湿，通利小便。

方药：八正散加减。木通 10g，车前子 20g（包煎），萹蓄、瞿麦、山栀、滑石各 15g，甘草 5g，大黄 10g，苍术、黄柏各 15g，竹叶 10g。

2. 肺热壅盛

主证：小便涓滴不通，或点滴不爽，咽干，口渴欲饮，呼吸短促，或有咳嗽，苔薄黄，脉数。

治法：清肺热，利水道。

方药：清肺饮加减。黄芩、桑白皮、麦冬各 15g，车前子 20g，木通 10g，茯苓、山栀、竹叶、杏仁各 15g。

3. 肝郁气滞

主证：情志抑郁，或多烦善怒，小便不通或通而不畅，胸腹胀满，苔薄或薄黄，舌红，脉弦。

治法：疏调气机，通利小便。

方药：沉香散加减。沉香 10g，陈皮 15g，当归 10g，王不留行 10g，石韦、冬葵子、滑石各 15g，龙胆草 10g。

4. 尿路阻塞

主证：小便点滴而下，或尿如细线，甚则阻塞不通，小腹胀满疼痛，舌质紫暗，或有瘀点，脉涩。

治法：行瘀散结，通利水道。

方药：抵当丸加减。当归尾 10g，山甲片 15g，桃仁 10g，大黄 5g，芒硝、红花、牛膝各 10g。

5. 中气不足

主证：小腹坠胀，时欲小便而不得出，或量少而不畅，精神疲乏，食欲不振，气短而语声低细，舌质淡，苔薄，脉细弱。

治法：升清降浊，化气利水。

方药：补中益气汤合春泽汤加减。党参、黄芪、白术、陈皮各 15g，甘草 5g，当归、天麻、柴胡各 10g，猪苓、泽泻、茯苓各 15g。

6. 肾阳衰惫

主证：小便不通或点滴不爽，排出无力，面色㿠白，神气怯弱，畏寒，腰膝冷而疲软无力，舌质淡，苔白，脉沉细而迟弱。

治宜温阳益气，补肾利尿。

方药：济生肾气丸加减。肉桂、附子各 10g，牛膝 5g，车前子 15g，茯苓、泽泻、丹皮、熟地、山萸肉各 15g。

四、病案举例

病例1 ××，男，69 岁。

一诊：2011 年 1 月 7 日

前列腺癌 3 年，睾丸去势术后，纳差，乏力，尿黄，大便不爽，小便不利，脉细滑，舌紫，黄厚腻苔。

诊为癃闭，证属肾气亏虚，湿阻下焦。治宜利湿化浊，健脾散结。处方：

| 枸杞子 10g | 生黄芪 10g | 生薏苡仁 30g | 泽　泻 10g |
| 牛　膝 10g | 苦　参 10g | 鸡内金 10g | 白　芍 15g |

乌　药 10g　生地黄 10g　　滑石粉^(包煎)10g　　金荞麦 10g

山　药 20g　白花蛇舌草 15g　佛　手 10g　　鳖甲^(先煎)10g

共 15 剂，水煎服，每日 1 剂，早晚各 1 次。

二诊：2011 年 1 月 21 日

纳可，乏力好转，尿黄，大便稍畅，小便利，脉细滑，舌淡紫，黄厚苔。加野菊花 10g、公英 10g、红豆杉 6g。共 15 剂。

体会：前列腺癌为下焦肿瘤，属于激素依赖型肿瘤。为老年男性多发肿瘤。发病以年老体虚、肾气衰惫为本，下焦湿热，毒瘀交结为标，治疗以利湿化浊、健脾散结为法。方中生黄芪、生薏苡仁、山药益气健脾，枸杞子、牛膝、生地黄滋阴补肾，佛手、白芍、乌药理气止痛，滑石粉、金荞麦、苦参、泽泻、白花蛇舌草、鳖甲清热解毒，软坚散结。二诊症状好转，在上方基础上加野菊花、蒲公英、红豆杉加强清热抗瘤效果。

病例 2　×××，男，69 岁。

一诊：2010 年 7 月 16 日

前列腺癌 1 年，肝转移、骨转移，呃逆，腹泻，多汗，口渴，小腹痛，脉沉细，舌淡红，边有齿痕。治以补益肝肾，降逆散结，健脾止泻。

诊断为癥瘕，证属肝肾亏虚，气血不足。

处方：

黄　芪 10g　党　参 10g　枸杞子 20g　菟丝子 10g

石榴皮 10g　五味子 10g　浮小麦 30g　茯　苓 15g

茅　根 10g　炒薏苡仁 30g　诃　子 15g　石见穿 10g

土贝母 10g　夏枯草 10g　白　英 15g　鸡血藤 10g

共 15 剂，水煎服，每日 1 剂，早晚各 1 次。

二诊：2010 年 8 月 4 日

口渴减，汗减，呃逆、腹泻已止，小腹隐痛，服中药后转氨酶正常，化疗后白细胞 3.74×10^9/L，尿频、尿急、尿痛。脉沉细，舌淡红，边有齿痕。前方去五味子、浮小麦、石榴皮、诃子，加黄柏10g、茅根30g、桑螵蛸10g、萹蓄30g，共15剂，水煎服，每日1剂，早晚各1次。

体会：患者前列腺癌肝转移、骨转移，病属晚期，肝肾亏虚、气血不足，脾胃受损，胃气上逆，气机不畅，故见呃逆，腹泻，腹痛，多汗，口渴等。治疗以黄芪、党参、茯苓、炒薏苡仁补脾益气；枸杞子、菟丝子益肾；五味子、浮小麦止汗；诃子、石榴皮收敛止泻；鸡血藤养血活血；石见穿、土贝母、夏枯草、白英解毒散结抗瘤。二诊时口渴减，汗减，呃逆、腹泻已止，有尿频、尿急、尿痛等下焦湿热症状，故前方去五味子、浮小麦、石榴皮、诃子，加黄柏、白茅根、桑螵蛸、萹蓄清利下焦湿热。

第十二节　宫颈癌与子宫内膜癌

一、概述

宫颈癌是发生于子宫颈的上皮性恶性肿瘤，可发生于任何年龄，是女性中仅次于乳腺癌的第二个最常见恶性肿瘤，在我国一直居妇科恶性肿瘤的首位。宫颈癌的发展较慢，预后相对较好，总的5年生存期59.8%，鳞癌预后较腺癌好。

宫颈癌好发于经济地位低下妇女，可能与性卫生、早婚、吸烟等相关。高发地区为南美（如哥伦比亚、巴西、哥斯达黎加等国）及亚洲（如印度、菲律宾、中国香港等），日本、芬兰、加拿大等国发病率低。

由于普查工作的开展及经济的提升，近30年世界范围内宫颈癌的发病率与死亡率均有明显下降。

子宫内膜癌又称子宫体癌，大多发生于子宫内膜腺体。在我国它是继宫颈癌后的第二位常见妇科恶性肿瘤，约占女性生殖系统恶性肿瘤的 15% ~ 20%。预后较好，5 年生存率一般在 60% ~ 70%。

多发生于绝经后妇女，发病高峰年龄为 50 ~ 59 岁。近年世界范围内子宫内膜癌呈上升趋势，高发地区在欧洲及北美等脂肪摄入较高的西方国家。

子宫内膜癌的发病原因暂时没有完全明了，一般认为其发生与内分泌有关，尤其与雌激素密切相关。长期持续或高量的雌激素刺激可以引起子宫内膜增生，并进一步演变为内膜癌。致病的高危因素还包括：肥胖、不孕不育、绝经晚、内源性雌激素升高、外源性雌激素的摄入、合并糖尿病及高血压等。有研究表明，口服避孕药减少了发生子宫内膜癌的危险性。

二、病因病机

中医文献中没有子宫内膜癌与宫颈癌的病名。相关症状主要属于"石瘕"、"带下"、"崩漏"、"癥瘕"等疾病范畴。《灵枢·水胀》曰"石瘕生于胞中……如怀子之状……月事不以时下，皆生于女子"，说明石瘕是子宫内肿块，逐渐长大，形如妊娠，月经不正常，这与子宫癌等肿瘤相似。《血证论》云："崩漏者，非经期之下血之谓也。"《医宗金鉴·妇科心法要诀》云："更审其带久淋漓之物，或臭腥啰，乃败血所化，是胞中病也。"中医诊疗中不能完全区分子宫颈癌与子宫内膜癌，故在此一并论述。

本病的发生，李教授认为以七情内伤、肝郁气滞、冲任不固为内因，产后、经行不慎，则风、寒、湿、热之邪外感而入，导致脏腑功能失常，气血功能失调，冲任失固所致。或气郁化火，破血妄行；或气滞血瘀，血不循经；或湿热结毒，蕴结下焦；或劳倦伤脾，气虚失摄；或肾亏虚寒，冲任不固。瘀血、痰饮、湿毒内生，留滞小腹、胞中，日久成积。病位在胞宫，与肝、脾、肾三脏，冲任二脉关系密切。

三、辨证论治

1. 肝郁气滞

主证：阴道有血性分泌物，或接触性出血，或白带挟血，伴胸胁胀满，善太息，性情急躁，口苦咽干。舌暗红，苔薄白，脉弦。

治法：疏肝理气，解毒散结。

方药：柴胡疏肝散合丹栀逍遥散加减。柴胡10g，当归12g，川芎12g，枳壳8g，丹皮10g，栀子10g，白术10g，白芍12g，茯苓12g，郁金12g，乌药12g，川棟子12g，半枝莲15g，白花蛇舌草15g。方中柴胡、郁金疏肝解郁，当归、川芎行气活血，枳壳宽胸行气，丹皮、栀子清热，茯苓、白术健脾，白芍养血柔肝，缓急止痛，乌药、川棟子行气止痛，半枝莲、白花蛇舌草解毒抗癌。

2. 湿热蕴毒

主证：阴道分泌物多，带下赤白或黄赤相混，如脓似血，臭哕异常，伴纳呆脘闷，身重腰沉。舌质暗红，苔黄厚腻，脉弦滑。

治法：清热利湿，活血解毒。

方药：疏肝清胃汤合四妙丸加减。银花30g，蒲公英12g，连翘12g，败酱草15g，黄柏10g，苍术15g，茯苓15g，生薏苡仁30g，川牛膝12g，莪术10g，夏枯草15g，八月札15g，蚤休12g，漏芦15g。

方中银花、蒲公英、连翘、败酱草清热解毒，黄柏清利下焦湿热，苍术燥湿，茯苓、生薏苡仁利水渗湿，川牛膝补肝肾兼具活血利水之功，莪术、夏枯草、八月札、蚤休、漏芦散结抗癌。

3. 气滞血瘀

主证：时崩时止，淋漓不尽，其色或紫或黑，夹杂血块，小腹胀满或疼痛拒按，舌质紫暗或夹有瘀点，苔厚，脉涩。

治法：行气活血，化瘀止痛。

方药：少腹逐瘀汤合桂枝茯苓丸加减。当归12g，川芎10g，官桂8g，赤芍12g，白芍15g，丹皮10g，桃仁5g，蒲黄10g，五灵脂10g，延胡索12g，乌药10g，小茴香6g。

当归、川芎、赤芍、桃仁、蒲黄、五灵脂活血化瘀，蒲黄兼具止血之功，官桂温通阳气，利于活血药的使用，白芍缓急止痛，丹皮清血分热，延胡索、乌药、小茴香行气止痛。

4. 气虚失摄

主证：阴道下血，淋漓不尽，色淡质稀，面色苍白，神疲倦怠，气短懒言，小腹隐痛。舌质淡白，苔薄白，脉沉细。

治法：益气健脾，固涩止血。

方药：归脾汤合举元煎加减。黄芪20g，党参15g，白术12g，茯苓15g，当归12g，白芍15g，阿胶15g，艾叶10g，升麻12g，木香6g，郁金10g，酸枣仁15g。方中黄芪、党参、白术益气补虚，茯苓、当归、白芍、阿胶养血，艾叶温经止血，升麻益气升提，木香、郁金行气解郁，酸枣仁安神。

5. 肝肾阴虚

主证：阴道出血，色泽鲜红，或兼赤白带下，形体消瘦，腰酸耳鸣，五心烦热，口渴盗汗，潮热颧红，心烦失眠。舌质红，少苔，脉细数。

治法：滋补肝肾，固冲止血。

方药：知柏地黄丸合左归丸加减。知母12g，黄柏8g，生地15g，山萸肉10g，泽泻10g，丹皮10g，枸杞子15g，女贞子15g，旱莲草15g，仙鹤草15g，鳖甲15g，龟板15g。

方中知母、黄柏养阴清热，生地、山萸、泽泻滋补肝肾，丹皮清血分热，枸杞子、女贞子、旱莲草补肾，仙鹤草止血，鳖甲、龟板既清虚热，又具散结之功。

6. 脾肾阳虚

主证：神疲乏力，腰膝酸冷，小腹坠胀，纳少便溏。白带质清量多，阴道流血量多色淡。舌体胖大，苔白润，脉沉细。

治法：健脾益气，温肾散寒。

方药：参苓白术散合肾气丸加减。党参15g，黄芪15g，白术12g，茯苓15g，附子10g，干姜6g，菟丝子10g，杜仲15g，仙灵脾10g，木香8g，吴茱萸8g，桑寄生12g，补骨脂10g，砂仁6g。

方中党参、黄芪、白术益气，茯苓健脾，附子、干姜、菟丝子、桑寄生、杜仲、仙灵脾、补骨脂温肾阳，木香行气，吴茱萸散寒止痛，助阳止泻。

四、病案举例

病例 ×××，女，59岁。

初诊：2009年12月18日

患者于2009年5月18日在当地行子宫癌手术，术后病理为：子宫内膜高中分化腺癌（Ⅱ级），占整个宫腔，侵肌层过1/2，脉管内癌栓，淋巴结转移15/34，ER（＋），PR（＋），CK（＋），CA125（＋），EGFR（－）。术后行5次化疗，末次为12月10日。现化疗后白细胞低，1.9×10^9/L，口淡无味，腹胀，下肢酸软，双足浮肿。舌淡红，苔白厚，脉细滑。

诊为胞积，证属气血两亏，痰浊内蕴。治宜益气养血，化痰利湿。处方：

党 参 15g	当 归 10g	枸杞子 10g	女贞子 10g
丹 皮 10g	麦 冬 10g	旱莲草 10g	地骨皮 10g
厚 朴 10g	木 香 10g	大腹皮 10g	银柴胡 10g
木 瓜 10g	牛 膝 10g	生薏苡仁 30g	泽 泻 10g

14剂，水煎服，每日1剂，早晚各1次。

二诊：2010 年 1 月 8 日

腹胀减轻，双足浮肿减轻，但一般状况不佳，乏力，消瘦，颤抖，双下肢为甚，食欲差。舌淡紫，苔薄白，脉细。

处方：

枸杞子 15g	女贞子 10g	黄 芪 10g	党 参 10g
五味子 10g	麦 冬 10g	牛 膝 15g	泽 泻 10g
鸡内金 10g	焦三仙各 30g	佛 手 10g	厚 朴 10g
生薏苡仁 30g	石见穿 10g	泽 兰 10g	苏 木 10g

14 剂，水煎服，每日 1 剂，早晚各 1 次。

三诊：2010 年 1 月 29 日

诸症明显好转，一般情况可，双下肢久行后无力，近日还出现口腔溃疡。

处方：

党 参 15g	枸杞子 15g	女贞子 10g	当 归 10g
木 瓜 15g	五味子 10g	全瓜蒌 20g	麦 冬 10g
赤 芍 10g	白 芍 10g	川 芎 10g	牛 膝 10g
坤 草 10g	厚 朴 10g	络石藤 10g	千年健 10g
大腹皮 10g	地肤子 10g	石见穿 10g	

四诊：2010 年 2 月 26 日

口腔溃疡愈合，胃口好转。但大便异常，便溏，带血丝，手脚麻。脉沉细，舌淡红。上方去川芎，加茯苓 20g，仙鹤草 15g，金铃子 10g。

五诊：2010 年 4 月 23 日

进食不当则泻，手脚麻木较甚，较前有好转，脉细弱，舌淡红，苔薄黄。

治宜养血安神，健脾固湿，调理冲任。处方：

当 归 15g	赤 芍 10g	白 芍 10g	生 地 10g
熟 地 10g	川 芎 10g	枣 仁 10g	菖 蒲 10g
合欢皮 10g	山 药 15g	茯 苓 10g	石榴皮 10g
升 麻 10g	焦三仙各 10g	坤 草 15g	鸡血藤 10g

桑　枝15g　　白花蛇舌草10g

体会：由于胞宫与肝肾同属下焦，为冲任所主，所以中医在宫颈癌、子宫内膜癌的治疗上，注重补肾，调理冲任，临床治疗中常以六味地黄丸为主方加减。患者为子宫内膜癌术后，平素体质就不好，比较瘦弱。因手术分期偏晚，术后行多次化疗，导致患者体质进一步下降，化疗的消化道反应、骨髓抑制也都比较明显。患者出现食欲不佳，口淡无味，白细胞下降，仅 1.9×10^9/L，腹胀明显，下肢酸软无力，双足浮肿。

故诊其为胞积，证属化疗后气血两亏，痰浊内蕴。治以益气养血，化痰利湿。以党参益气；当归、枸杞子、女贞子、旱莲草养血；木香、大腹皮、生薏苡仁、木瓜行气健脾利湿；地骨皮、银柴胡清虚热；泽泻、牛膝利水消肿。诸药合用，水湿得泄、气血生长。

患者用药后白细胞恢复，腹胀、双足浮肿减轻，但乏力仍很明显，双下肢颤抖为甚，食欲仍差。故二诊去木香、大腹皮以防行气太过而伤气，热象不重故去地骨皮、银柴胡，加用鸡内金、焦三仙开胃，泽兰、苏木通络。

三诊时诉诸症明显好转，体质有恢复，但双下肢久行后无力，还出现口腔溃疡，故三诊时加入赤芍、川芎活血，千年健补肾壮骨，麦冬、五味子滋阴。后因便血，去活血的川芎，加仙鹤草止血，大便稀加升麻、石榴皮。症状病情得以控制，患者生活质量好转。肿瘤也很稳定，目前未出现转移复发。

第十三节　脑瘤

一、概述

脑瘤泛指生长于颅内的肿瘤，包括颅内的原发良恶性肿瘤及转移性肿瘤。

原发的脑瘤主要是指原发于颅内的中枢神经系统肿瘤，在成人约占全身恶性肿瘤的1.5%，居第11位；儿童则占全身恶性肿瘤的7%，是仅次于白血病的第二种恶性肿瘤。

原发于脑的肿瘤种类非常复杂。主要按照来源分为：神经上皮组织肿瘤（如星形细胞瘤、少枝胶质瘤、室管膜瘤、松果体瘤等）、神经鞘膜细胞肿瘤（如神经鞘瘤、神经纤维瘤等）、脑膜瘤、血管组织肿瘤（如血管网状细胞瘤）、胚胎细胞瘤、脑垂体瘤、颅内原发恶性淋巴瘤等等。

脑转移瘤包括原发于全身各脏器的恶性肿瘤转移至脑引起的继发性肿瘤。恶性肿瘤脑转移的发生率较高，为17%～57%，居肝转移、肺转移后的第三位。易于发生脑转移的肿瘤如肺癌、乳腺癌、恶性淋巴瘤，其他还包括大肠癌、鼻咽癌、食管癌等等。脑转移单发者仅14%～30%，其余大多数为多发转移。

约2/3脑转移瘤患者会出现颅内压增高和神经功能缺失等中枢神经系统症状，属于肿瘤科的危重症，临床症状严重，生存期短。而治疗难度大，手术难以切除干净，术后易于复发，放化疗效果都不满意，肿瘤短期内可能复发或加重，危及生命。不治者多在1个月内死亡，经过综合治疗后的中位生存期约10个月左右。手术切除和全脑放疗（WBRT）是传统的治疗方式。近年来，立体定向放疗等新技术以及新化疗药物的出现，使人们对脑转移瘤的治疗也有了新的认识。

李佩文教授在多年的临床实践中将中医理论与现代医学有机结合，在脑瘤的诊疗方面积累了丰富的经验，对脑瘤的病因病机、辨证施治及临证用药上有自己独特的见解，并取得了良好的疗效。

二、病因病机

祖国医学没有"脑瘤"一词，关于脑瘤的症状论述散见于各类古典医籍中，如头晕、头痛、呕吐、颠扑、肌肉抽动等。临床中可将脑瘤归属于"头风"、"头痛"、"肝风"、"中风"、"偏枯"等疾病。病因病机不外虚实两类，或独立致病，或合而为之，实者责之于风、痰、毒、瘀诸邪，如风阳内动、风火相煽、痰湿凝结、瘀毒内阻等邪气积聚盘旋于脑海，日久而成积；虚者为平素体弱或久病耗伤，气血不能上荣于脑，脑髓失养；或肾精不足，不能生髓上充于脑，髓海空虚，痰浊内生，导致肿瘤的形成。

在临证中李教授更强调"风"与"痰"的因素，认为脑瘤西医属于神经系统疾病，而中医则可将之归于"风"，病位不仅在脑，更要关注于肝。虚邪贼风入体或肝风内动，与痰瘀毒诸邪胶结，即可上扰清空，结聚脑腑。而"痰"亦需重视，"诸般怪病多属于痰"，"百病多因痰作祟"，痰之为病，可随气升降，流窜全身，无处不到。上入于脑，凝结成块，痰蒙清窍，清阳不升，浊阴不降，即可导致头痛昏蒙，眩晕耳鸣诸症。通常脑瘤多为虚实夹杂之证，来势凶猛，治疗比较棘手，胶固难愈。

临床上以肝肾阴虚、肝风内动者较多。故治疗上多采用平肝熄风为治则，以天麻钩藤饮加减。同时加用清窍药物，如菊花、蔓荆子、生龙骨、生牡蛎等；化痰药如半夏、苏子、浙贝母等；引经药物如藁本、川芎。合并气滞血瘀者加用桃仁、红花、赤芍；神志不清者加苏合香丸、局方至宝丹；抽搐者加全蝎、蜈蚣、僵蚕；大便燥结者加大黄、芒硝、郁李仁。

三、辨证论治

辨证施治是中医的精华，在脑瘤的诊治中也有充分体现。

1. 肝阳上亢

主证：面赤头晕，头痛剧烈，烦闷躁扰，恶心呕吐，口干口苦，肢体抽搐，行走不稳，尿赤便秘等。舌红苔黄或黄腻，脉弦或滑。

治法：平肝潜阳熄风。

方药：天麻钩藤饮合镇肝熄风汤加减。天麻15g，石决明20g，钩藤12g，沙苑子12g，菊花15g，杜仲15g，桑寄生15g，怀牛膝15g，栀子12g，龙骨20g，牡蛎20g。

方中天麻、钩藤平肝熄风，石决明、龙骨、牡蛎平肝潜阳除热，与天麻、钩藤合用，加强平肝熄风；栀子、菊花清热泻火，沙苑子、杜仲、桑寄生补益肝肾；川牛膝补肝肾，同时还引药下行。其中天麻尤为有效，但目前野生者极少，多为人工栽培，效力有限。所以李教授多次提到天麻临床用量宜大。通常的 3～10g 已经不起作用，建议用 15～20g。

2. 痰热上扰

主证：神志昏蒙，头晕头重，喉中痰鸣，痰多色黄，恶心呕吐，舌强失语等，舌红苔黄厚腻，脉滑。

治法：清热化痰开窍。

方药：以温胆汤合涤痰汤加减。药用南星 12g，海浮石 15g，青礞石 15g，白附子 10g，半夏 10g，海藻 15g，牡蛎 15g，菖蒲 10g。

方中南星、海浮石、青礞石化老痰、顽痰，白附子祛风化痰，善治头面之风，半夏燥湿化痰，海藻、牡蛎化痰散结，菖蒲解郁安神。

3. 瘀血内阻

主证：头痛如裂，口眼歪斜，舌强不能语，四肢运动不利或肢体不遂，舌淡紫有瘀斑，苔白，脉涩。

治法：活血化瘀通窍。

方药：通窍活血汤合补阳还五汤加减。桃仁 15g，莪术 10g，赤芍 15g，川芎 12g，泽兰 12g，元胡 15g，全蝎 3g，蜈蚣 1 条。

方中桃仁、莪术、赤芍、川芎活血化瘀，泽兰活血兼具利水之功，元胡活血行气止痛，全蝎、蜈蚣消肿散结，熄风止痉。

4. 气血双亏

主证：神疲乏力，面色㿠白，头晕头重，眩晕耳鸣，四肢无力，恶心呕吐等。舌质淡，苔白，脉细弱。

治法：益气补血。

方药：以八珍汤加减。生黄芪20g，太子参20g，茯苓15g，白术12g，川芎10g，当归15g，白芍20g。

益气养血之品外，还可加入黄精20g，桑葚15g，益智仁12g，龟板15g，鹿角胶15g。益肾填精、血肉有情之品。

方中生黄芪、太子参、白术益气，茯苓健脾，川芎、当归活血化瘀，白芍养血，黄精、桑葚、益智仁滋阴补肾，龟板、鹿角胶为血肉有情之品，益肾填精。

5. 肝肾阴亏

主证：头晕目眩，健忘，耳鸣，心悸失眠，盗汗、腰膝酸软。舌红，少苔，脉细。

治法：补肾填精，清肝养阴。

方药：以大补阴丸合一贯煎加减。地黄15g，知母12g，沙参20g，龟板15g，枸杞子15g，当归12g，旱莲草15g，女贞子15g。

方中地黄补肾阴，知母滋阴润燥，龟板滋阴潜阳，沙参养阴，旱莲草、枸杞子、女贞子补肝肾之阴，当归养血活血。

虽然证型分了5种，但临证上李教授并不单独拘泥于某一种。由于癌瘤是多种致病因素、多种病理产物相互胶结、共同作用的结果，在一个脑瘤患者身上可能同时有几种因素在共同作用，合而为病，只是轻重不同。如肝肾虚于下，痰热扰于上；既有风痰，又挟瘀毒；久病气血双亏，同时痰湿内扰等等。用药则祛风、化痰、行瘀、解毒、补虚并用，既根据主证有主方主药，又辅以次药、佐药，集数法于一方，综合调治。而辨证中李教授尤其重视肝风的作用，故在遣方用药上重用祛风通络药物，如天麻、白蒺藜、钩藤等几乎每方必用。

四、结合辨病治疗为补充

李教授认为，中医治疗辨证是基础，但在恶性肿瘤的治疗上，仅有辨证是不够的，抗癌抑瘤及缓解临床症状的作用均不足，必须加用辨病治疗作为补充。在此应该吸取西医的长处，针对某种并发症、某个失常的方面加以相应的药物。具体到脑瘤上，需要加用如抗肿瘤药物、脱水药物、虫类药、引经入脑药等等。

1．抗肿瘤药物

通常李教授会在辨证基础上在药方中加入一些具有抗肿瘤作用的中药，增强软坚散结的效果，提高疗效。例如：（1）以毒攻毒药物如蟾酥、斑蝥、蜈蚣、全蝎等；（2）清热解毒药如半枝莲、半边莲、白花蛇舌草、土茯苓等；（3）活血化瘀药如莪术、乳香、没药、延胡索、穿山甲、丹参等；（4）化痰散结药如半夏、天南星、浙贝母、海藻、牡蛎、鳖甲等。

2．引药上行

因脑瘤为痰毒瘀诸邪聚于脑髓，病位在头。头为人身至高之处，选药宜轻清上扬，故李教授于处方中还会加用引经药物或药性属升的药物，引导诸药上行，直达病所，如川芎、藁本、桔梗、柴胡等。

3．善用虫类药物

脑瘤由于邪毒阻滞脑窍，清窍不利，所以李教授很强调虫类药在此的应用。他认为虫类擅动，飞升走窜，虫能入窍络，搜剔逐瘀祛邪，并且虫类多为有毒之品，性峻力猛而专，又多具有消肿散结、熄风止痉、镇静止痛之功，可以增强疗效。如地龙、全蝎、蜈蚣、僵蚕、水蛭等。但这类有毒药物使用时需要定期查肝肾功能，以免造成机体损伤。

4．清利头目药物

脑为清窍，痰毒瘀诸邪内阻，神明失主，清窍不利，诸症丛生，故方中多加入清窍之品如蔓荆子、菊花、郁金、菖蒲等。还包括一些重镇安神药如石决明、青礞石、珍珠母、羚羊角等。

5. 随证加减

恶性脑瘤患者的症状多而复杂。除了主证外，有许多并发症或伴随疾病也给患者带来极大痛苦，所以李教授在临证中也很强调随证加减，以减轻症状，提高患者生活质量。在脑瘤中常见的症状包括头痛、恶心呕吐、乏力、半身不遂、失眠、便秘等等。

（1）头痛明显者加用蜈蚣、全蝎、蔓荆子、菊花、川芎、藁本、羌活等；

（2）若头痛因脑水肿引起者，或头痛虽不明显，但脑水肿严重者，加用茯苓、猪苓、生苡米、车前子、泽泻等淡渗利水药；

（3）恶心呕吐剧烈者加用姜半夏、竹茹、代赭石、陈皮等；

（4）抽搐者加全蝎、蜈蚣、僵蚕；

（5）高热神昏者加用水牛角、黄芩、石膏、知母、郁金、菖蒲，或灌服安宫牛黄丸等药物；

（6）下肢无力者加用牛膝、木瓜、独活、杜仲、鸡血藤等；

（7）失眠烦躁者加用酸枣仁、柏子仁、珍珠母、合欢皮、龙骨、牡蛎等；

（8）半身不遂者加黄芪、川芎、桃仁、红花、姜黄、络石藤等；

（9）便秘者加用大黄、芒硝、郁李仁、火麻仁、肉苁蓉、草决明、番泻叶等等。

五、结合西医治疗

脑瘤是颅内的占位性病变，无论是颅内原发肿瘤或原发于身体其他组织器官的恶性肿瘤转移进入颅内，大部分情况下，都会出现脑肿瘤直接压迫或大范围水肿导致的颅内高压，产生头痛、恶心、呕吐等颅高压症状。这属于肿瘤急症，需要尽快处理，否则会产生脑疝等严重后果危及生命。此时单用中药不能迅速而有效地缓解症状，李教授多次强调这时不能一味固守中医，而应该加用西医方法迅速控制症状，挽救生命。如使用20%甘露醇、甘油果糖、呋噻米等脱水药物，甚至加用糖皮质激素如强的松、地塞米松以缓解颅内水肿，减轻颅高压症状，并联系放射肿瘤科行放射治疗。经过西医迅速有效的处理，绝大多数患者的症状几日内即能得到控制，第一时间挽救了生命，改善了临床症状，增强了患者的治疗信心，为后续的中药治疗赢得了时间与机会。

六、 中医治疗脑瘤的适用范围

脑瘤是临床上比较难于治疗的肿瘤。中医有优势，但李教授也强调中医不是万能的，中医在脑瘤也有适宜人群。

（1）瘤体小，病灶多，位置深，生长缓慢，不易做手术或手术后易于复发者。这类患者大多惧怕手术或再次手术的风险，拒绝行手术治疗，而西医内科通常没有好的治疗方法。此时使用中药能减慢肿瘤的生长速度，甚至缩小颅内肿瘤，或阻止肿瘤手术切除后的复发。

（2）脑瘤术后行辅助放化疗或未能行手术切除直接行放化疗的患者。治疗期间副反应较重，如化疗的消化道反应、骨髓抑制，头颅放疗时急性期的脑水肿症状等，通过中药治疗能减毒增效，有效缓解毒副反应，帮助放化疗的顺利进行，提高体质体力状态。

（3）晚期脑瘤患者，已经不能手术或放化疗。这些患者通常已经过多种治疗方式，体质很差，而体内肿瘤负荷又比较大，临床症状多，西医已经束手无策，只能进行最好的支持疗法，消极等待。此时通过中医药的治疗，可以调整全身，改善症状，延长带瘤生存时间。

七、 生活调摄

李教授在临床诊疗中，不仅重视疾病的治疗，还强调辨证调护在疾病康复中的作用。常对我们说，"三分病，七分养"，对患者要"告之以其败，语之以其善，导之以其所便"。正确的生活调摄不仅能提高患者的生活质量，还对治疗起到重要的辅助作用。重点强调以下两点：

1. 饮食

除了常规的低盐饮食，加强营养，摄入足够的蛋白质、维生素、纤维素，营养均衡以外，因为有部分脑瘤患者合并了神志异常或吞咽困难，需要叮嘱家属及护理人员，注意给患者的食物要易于咀嚼和吞咽，否则食物不小心呛入气管会导致患者窒息。

2. 便秘

李教授特别强调便秘的防治。临床工作中大家都有体会，脑瘤患者如果大便困难，如厕时使劲用力，会导致头痛的加重，甚至导致脑疝。而解决了便秘的问题后，口气臭秽、头痛、神志异常等症状也会随之有好转。所以脑瘤患者除服用通便药物外，在日常生活中，也需要重视通便。饮食上摄入足够的粗粮及纤维素含量高的食品，如玉米、大豆、白薯、芹菜、大白菜、小油菜等；也可多吃水果帮助通便，如香蕉、苹果、梨、芦柑等；或晨起喝杯蜂蜜水也会很有帮助。

通过中西医综合诊治脑瘤，常会收到意想不到的效果。李教授经常对我们说，中医在脑瘤的治疗上是很有特色的，单用或西医联合中医药治疗可以缓解临床症状，改善生活质量，更有利于控制肿瘤的转移复发，延长生存期。

八、病案举例

病例1　×××，男，64岁。

初诊：2009年12月11日

2009年6月发现颅内占位，外院行手术治疗，术后病理为：脑胶质细胞瘤Ⅱ～Ⅲ级。2009年11月复查脑MRI见颅内2个病灶，考虑为脑胶质细胞瘤术后复发。当地医院行γ刀放疗后，至李教授门诊求治。

患者乏力明显，头晕头痛，右侧上、下肢活动不利，记忆力差，语言不完整，便秘。脑 MRI 见大片水肿。舌淡红，苔黄腻，脉细滑。

诊为脑瘤。证属痰湿内阻，上蒙清窍。治宜祛风健脾利湿，通络清窍散结。处方：

蔓荆子 10g	钩 藤 15g	天 麻 15g	川 芎 10g
藁 本 10g	党 参 10g	茯 苓 10g	莱菔子 10g
菖 蒲 10g	苏 子 10g	木 瓜 15g	牛 膝 15g
苏 木 10g	络石藤 10g	柏子仁 10g	野菊花 10g

白花蛇舌草 20g

14 剂，水煎服，每日 1 剂，早晚各 1 次。

二诊：2010 年 1 月 5 日

患者二诊时诉乏力明显好转，言语流利，右侧肢体肌力较前恢复，但呕吐明显。上方去通络的络石藤、木瓜，加入清半夏 10g、玫瑰花 10g，增强燥湿行气之功。

三诊：2010 年 2 月 12 日

药后患者呕吐好转，病情稳定。再来复诊时，查脑 MRI 见颅内肿物缩小，水肿消失，但患者反应稍迟钝，考虑与射线损伤有关。嘱继续服用化痰散结开窍中药巩固疗效。基本方：

党 参 20g	黄 芪 15g	蔓荆子 10g	川 芎 10g
全瓜蒌 20g	半 夏 10g	茯 苓 15g	玫瑰花 10g
苏 子 10g	郁 金 10g	菖 蒲 10g	柏子仁 10g
全蝎粉^(冲)3g	石见穿 10g	半枝莲 10g	白花蛇舌草 15g

患者目前仍健在，颅内病灶未见增大，生活能够自理，在门诊继续中药治疗。

体会：患者小细胞肺癌脑转移，发现颅内有 2 个病灶，因惧怕未曾手术，以 γ 刀治疗为主。但放疗后颅内水肿比较明显，反应迟钝，并且放疗 2 个月后颅内水肿加重。由于惧怕副反应，患者未再行放疗、化疗等西医治疗，改以中药治疗为主。对该患者治法采取祛风健脾利湿，通络软坚散结，以天麻、钩藤、川芎、藁本祛风，蔓荆子、菖蒲、野菊花开窍清利头目，茯苓、木瓜、牛膝、莱菔子、苏子利水行气，络石藤、苏木通络，党参补气，柏子仁通便，白花蛇舌草抗癌。用药后乏力好转，右侧肢体肌力较前恢复，故二诊时去通络的络石藤、木瓜，但呕吐明显，加入清半夏10g、玫瑰花10g，增强降逆燥湿，行气止呕之功。药后患者呕吐好转，病情稳定。再来复诊时，查脑MRI见颅内肿物缩小，水肿消失，病情稳定，继续服用化痰散结开窍中药巩固疗效。

病例2 ×××，男，53岁。

初诊：2009年8月14日

2007年10月当地医院气管镜确诊为右肺小细胞肺癌，伴纵隔淋巴结转移，未手术，行胸部放疗及全身化疗多次，肺内病灶达到完全缓解。2008年9月脑MRI检查发现右额叶转移灶，行全脑放疗及化疗，病灶消失。2009年2月复查时右额叶又新发现一个转移灶，行病灶γ刀治疗及全身化疗后病灶稳定。到2009年6月复查时见双侧大脑半球及小脑多发转移灶，部分病灶周围伴脑水肿，再行全身化疗，效果不佳，患者身体状况明显下降，颅高压症状明显，不愿再行放化疗。至门诊求治。

患者全身乏力，情绪低落，头晕头痛，时有恶心、呕吐，不思饮食，无四肢活动不利、抽搐等症，舌质淡；苔白，脉沉细。甘露醇需要一日4次。

诊为脑瘤。中医辨证为痰湿上扰，气血两亏。治宜健脾利水，祛风清窍，补气养血。处方以苓桂术甘汤合天麻钩藤饮加减：

茯　苓20g	猪　苓10g	桂　枝8g	白　术15g
泽　泻10g	生薏苡仁30g	车前子12g	牛　膝15g
天　麻15g	钩　藤12g	蔓荆子10g	藁　本12g
菊　花10g	石决明15g	黄　芪20g	白　芍15g
丝瓜络12g	白僵蚕10g		

10剂，水煎服，每日1剂，早晚各1次。

二诊：2009年8月28日

患者诉乏力、头痛、恶心呕吐明显好转，甘露醇逐渐减量至每日2次。李教授考虑中药的益气健脾、利水清窍治疗减轻了脑水肿，效不更方，继续以上方为底，去桂枝，加川芎10g。9月底复诊时，患者已经停用甘露醇，查脑MRI水肿减轻，颅内仍有多发转移灶，在原方基础上加炙鳖甲15g，全蝎5g，增强抗瘤散结之功，并鼓励患者回乡继续行全身化疗。

体会：患者肺癌脑转移，脑水肿症状较明显，因体质较差不能耐受进一步放化疗，所以求助中药以减轻症状、延长生存时间。根据初诊时症状，中医辨证为痰湿上扰，气血两亏。采取健脾利水，祛风清窍，补气养血方法治疗，方中茯苓、猪苓、桂枝、白术泽泻温阳利水；天麻、钩藤、蔓荆子、藁本、菊花、僵蚕、石决明祛风清窍，平肝潜阳；黄芪，白芍补气养血；牛膝、丝瓜络通络散结。服药后症状明显好转，体质有所恢复，故后续治疗加炙鳖甲、全蝎以加强抗瘤散结作用。

第三章
放疗、化疗常见毒副反应的治疗

随着肿瘤治疗方法探索的不断深入，采用多学科、多手段的综合治疗方法治疗肿瘤已为广大中外肿瘤界专家所承认。中西医结合治疗肿瘤是我国与西方国家不同的、独具特色的治疗方法。由于中药可减轻放疗、化疗的毒副反应，如改善骨髓的造血机能，保护肝肾功能，减轻胃肠消化道反应，防护放射引起的肺损伤，治疗放射引起的直肠炎、膀胱炎等。尤其是在减轻放疗、化疗毒副反应的同时可增强机体的免疫功能、提高治疗肿瘤的效果、提高患者的远期生存率。这些进展和成就，使人们越来越关注中医药这一传统的治疗方法，使中医学在治疗肿瘤领域中发挥着越来越大的作用，日益受到世人瞩目。我们将从临床到基础几个方面，介绍中医药在减毒、增效、提高免疫力等方面的作用及研究进展。

第一节　扶正培本中药的增效减毒作用

随着中西医结合治疗肿瘤工作的深入，在用中药配合放疗、化疗以减轻其毒副反应的同时，人们也看到了配合中药后治疗效果的提高。因此，在用西医手段治疗肿瘤时，临床医生也配合使用中药开展临床和实验研究，取得了令人鼓舞的效果。李教授临床常用的中医治疗法则有健脾益肾、扶正培本、益气活血、软坚散瘀等法。李教授认为放化疗毒副反应的出现主要是由于癌症病人在接受放疗、化疗之后造成体内热毒过盛、津液受损、气血不和、气血损伤，脏腑功能失调。癌症病人在放疗中所导致的毒副反应因其症候群热象较多，热毒伤阴之证较重，因此其主要治疗原则以清热解毒、生津润燥、凉补气血、健脾和胃、滋补肝肾和活血化瘀为主。癌症病人在化疗中随着化疗药物在体内累积量的增加，其毒副反应主要表现为气血损伤、脾胃失调及肝肾亏损等症候群，而热毒及伤阴之证不如放疗副反应那样严重，因此其主要治疗原则以扶正为主，即以补气养血、健脾和胃和滋补肝肾为主。如出现炎症反应时，可酌情增加清热解毒之剂。下面主要介绍扶正培本法和活血化瘀法。

扶正培本是以健脾益肾、益气补血为主的治疗法则。因为肾为先天之本，脾为后天之本，故补益脾肾就是从根本上进行扶正治疗。中医学讲辨证论治，就是通过辨证用药来调节机体脏腑阴阳之平衡，使"正气存内，邪不可干"。

李教授认为活血化瘀、清热解毒、养阴生津，甚至一些抗肿瘤的解毒散结药，均有免疫调节作用。这些药物通过调节机体免疫功能，来达到减毒增效的目的。

凡有补益之功能，以治疗虚损病症为主要功能的药物，简称为补虚药或扶正药。根据补虚药主治病症的不同，又可分为补气、补血、补阴、补阳四大类。

常用提升血象药物及方剂：李教授认为许多补虚药及方剂都有这方面的作用。如人参、党参、黄芪、当归、熟地、制何首乌、阿胶、鹿角胶、枸杞子、鸡血藤、麦冬、黄精、女贞子、石斛、桑葚子、鹿茸、淫羊藿、菟丝子、补骨脂、冬虫夏草、锁阳、巴戟天、益智仁、杜仲、蛤蚧等。方剂如十全大补丸、人参养荣汤、八珍汤、补中益气汤、六味地黄丸、麦门冬汤、河车再造丸、阿胶补血汤等。

提高细胞免疫药物及方剂：如人参、党参、黄芪、灵芝、当归、何首乌、枸杞子、黄精、女贞子、天冬、旱莲草、鳖甲、桑葚、淫羊藿、菟丝子、锁阳、沙苑子。方剂如玉屏风散、四君子汤、生脉散、香砂六君子汤、黄芪建中汤、补中益气汤、当归补血汤等。

提高体液免疫药物及方剂：如人参、党参、灵芝、枸杞子、麦冬、黄精、女贞子、天冬、石斛、桑葚、鹿茸、淫羊藿、菟丝子、补骨脂、锁阳、仙茅。四君子汤、补中益气汤、生脉散、玉屏风散、六味地黄汤、乌鸡白凤丸等。

临床上李教授常将扶正增效方应用于放疗患者，既能增加放射敏感性，减轻放射反应，又能扶正培本，提高机体免疫功能，延长患者生存期。

药物组成：生黄芪 30g，太子参 10g，白术 10g，茯苓 12g，当归 12g，鸡血藤 15g，天冬 10g，天花粉 10g，枸杞子 15g，女贞子 15g，菟丝子 12g，熟地 15 g，山药 15g，陈皮 9g，木香 6g，甘草 6g 等。

方中生黄芪、太子参、白术益气，茯苓健脾，当归、鸡血藤养血，天冬、天花粉滋阴润燥，枸杞子、女贞子、熟地、山药滋补肝肾，菟丝子温阳，陈皮、木香理气醒脾，甘草益气并调和诸药。全方共奏益气养血，滋补肝肾之功。

纳差加焦山楂 15g、六曲 15g、麦芽 10g、砂仁（后下）6g；白细胞下降加阿胶（烊化）20g、鸡血藤 30g、紫河车 10g、黄芪 30g；出血（消化道出血或呼吸道出血）加云南白药 3g、三七粉 3g 冲服；疼痛加全蝎 3g 焙粉冲服、蜈蚣 3g 焙粉冲服；黄疸加茵陈 30g；恶心呕吐加姜半夏 10g、公丁香 3g。每日 1 剂，水煎浓缩为 200mL，分 2 次服用，14 天为 1 个疗程。

化疗加中药使患者的消化道症状、白细胞降低和血小板降低均较单纯化疗明显减轻，而且可以提高食欲，增加体重，提高 Karnofsky 评分指数，保证化疗方案的实施。可见中医扶正益气中药在减低化疗副反应同时，还有对化疗增效作用。

生黄芪、生白术、北沙参、天门冬等益气养阴中药对晚期肺癌气阴两虚型患者的红细胞免疫功能也有调节作用，可提高患者红细胞免疫黏附肿瘤细胞的功能，这对于改善病情，提高生存质量有重要意义。运用补气血、健脾胃、益肝肾作用的仙鹤草、黄芪、当归、鸡血藤等为基本方加减，可减少化疗病人全血细胞的下降，减轻肝肾损伤，减少胃肠道症状，减少或不发生膀胱炎、血尿、脱发、口腔炎及其溃疡等，从而提高患者的生存质量。

第二节　常见放疗、化疗毒副反应的治疗

一、骨髓抑制

（一）放疗、化疗引起骨髓抑制的主要原因

放疗、化疗可影响骨髓的造血机能，使白细胞下降。当周围血白细胞总数低于 $4.0 \times 10^9/L$ 时，称白细胞减少症。当粒细胞绝对值低于 $1.5 \times 10^9 \sim 1.8 \times 10^9/L$ 时，称为粒细胞减少症。正常情况下，骨髓内细胞的增殖、成熟、释放与外周血液中粒细胞衰老死亡、破坏和排出处于相对恒定状态。某些肿瘤在其治疗的过程中破坏了这种平衡，即可出现白细胞减少，甚至出现粒细胞缺乏症。放疗、化疗引起的骨髓增殖抑制的主要原因是：① 各种放射线对骨髓的抑制。多见于肿瘤放射治疗过程中及放射治疗后。放射线不仅使骨髓抑制而且可以直接杀伤粒细胞或引起染色体改变，其微循环的改变往往在相当长时间内得不到恢复。由于骨髓和淋巴组织对放射线高度敏感，所以骨髓损害程度决定于射线剂量大小、照射范围、照射时间等。② 抗肿瘤药物对骨髓的抑制。抗肿瘤药物作用于癌细胞增殖周期的不同环节，抑制 DNA 分裂增殖能力，从而起到对肿瘤的治疗作用。但在杀死大量肿瘤细胞的同时亦可杀死不少正常骨髓细胞，尤其是对粒细胞系影响最大。

（二）临床表现及病机

白细胞减少时一般有头晕、乏力、面色苍白或萎黄、四肢酸软、纳差、易感冒、心悸、失眠等症状。舌质淡或淡红，脉象多见沉细。本症属中医的"虚劳"、"血虚"范畴。李教授认为：血者水谷之精也，生化于脾，"中焦受气取汁，变化而赤，是谓血"，若脾虚

则血之生化无源。"肾主骨、生髓"、"肾藏精，血为精所化"，若肾虚则髓不得满，血不能化。故认为本症与脾、肾的关系最为密切。

（三）治法及常用方药

由于血的生成来源于脾胃主化和肾脏藏精，故血虚证的治疗法则应以益气养血、健脾补肾为主。常用的药物有：黄芪、党参、黄精、地黄、当归、白芍、龙眼肉、阿胶、鹿角胶、龟板胶、鸡血藤、枸杞子、菟丝子、紫河车、女贞子、何首乌等。根据临床辨证，又可分为以下几个证型：

1. 心脾两虚

主证：心悸，气短，身倦乏力，头晕，食少，面色不华，寐差，舌质淡，有齿痕，苔薄白，脉细弱。

治法：补益心脾，养血安神。

方药：归脾汤或八珍汤加减。白术 10g，人参 6g（另煎），黄芪 15g，当归 10g，甘草 6g，茯神 10g，远志 10g，龙眼肉 10g，大枣 3 枚，阿胶 10g（烊化另兑）。

上方以白术、人参、黄芪、大枣、甘草健脾益气，脾气得健则气血生化有源；当归、阿胶、龙眼肉养血补血；茯神、远志养心安神，全方共奏补脾生血之功。纳差明显者加焦三仙各 30g；腹胀者加炒枳壳 10g、木香 6g；若气血两虚者，用八珍汤气血双补。

2. 肝肾阴虚

主证：头晕、耳鸣、腰膝酸软、手足心热、失眠多梦、舌质偏红或少苔、脉细数。

治法：滋阴凉血，补益肝肾。

方药：归芍地黄汤加减。当归 10g，白芍 10g，生地 15g，山药 15g，山萸肉 10g，丹皮 10g，茯苓 15g，泽泻 15g，菟丝子 30g，女贞子15g，鸡血藤30g，龟板胶15g（烊化另兑）。

上方以当归、白芍、鸡血藤养血补血；山药、茯苓健脾益气；龟板胶、生地、丹皮、女贞子滋阴清热；泽泻渗湿、菟丝子补肾。虚热明显者加地骨皮10g、知母10g、黄柏6g以滋阴清热。

3．脾肾阳虚

主证：神疲体怠、面色㿠白无华、畏寒肢冷、纳差、便溏、腰膝酸软、舌淡胖、苔薄白、脉细迟。

治法：温补脾肾，益气填精。

方药：右归饮加减。熟地10g，山药15g，山萸肉10g，肉桂6g（后下），附子6g（先煎），枸杞子15g，甘草6g，杜仲15g，补骨脂15g，当归10g，黄芪15g。

上方以附子、肉桂温肾壮阳；当归、熟地温阳补血；甘草、山药、黄芪健脾益气；杜仲、补骨脂、枸杞子补益肾气，全方共奏温补脾肾，益气填精之效。腹泻者加炒薏苡仁30g、炒白术10g、茯苓10g、炮姜3g。

在临床治疗血象低下时，李教授以辨证为主，选择符合中医辨证又有确切升高血细胞疗效的中药，往往能收到明显的效果。如膀胱癌的病人在做局部灌注化疗时白细胞下降，又有下焦湿热的表现，这时李教授在辨证的基础上加用龙葵、苦参等，其效果往往比单用当归、阿胶类补血药好，说明中、西医结合的必要性。

（四）病案举例

病例 ×××，男，61岁。

左肺鳞癌半年，放射治疗及两周期化疗后一个月，血象及细胞免疫指标持续偏低。来诊时见患者消瘦，面色㿠白，述头晕目眩，腰酸腿困，下肢无力，干咳少痰，尿黄便秘。脉细数，舌淡，苔薄。化验指标：WBC 3.0×10^9/L，Hb 92g/L，RBC 3.5×10^{12}/L，PLT

$95 \times 10^9/L$，$CD3^+$：65%，$CD4^+$：33%，$CD8^+$：30%，$CD4^+/CD8^+$：1.1，NK：16%。

诊为肺积，证属肝肾阴虚，气血两亏，以六味地黄汤化裁：

生熟地各15g	山萸肉10g	山　药15g	泽　泻10g
茯　苓10g	女贞子10g	桑葚子30g	当　归20g

阿胶^(烊化)20g

服中药半月后，二诊来查，面色已见红润，头晕气短便秘均见缓解，腰膝自觉有力。化验指标：Hb 115g/L，RBC $4.5 \times 10^{12}/L$，PLT $112 \times 10^9/L$，WBC $4.5 \times 10^9/L$，$CD3^+$ 76%，$CD4^+$ 46%，$CD8^+$ 29%，$CD4^+/CD8^+$ 1.58，NK 20%。

体会：放化疗常致血象及免疫功能损伤，尽管西药的升白药及免疫增强剂起效迅速，但作用时间尚难持久，最终病人多有气血双亏，气阴两虚症状。本例肝肾阴虚症状明显。中医有肾主骨、生髓、主精血及肝藏血之说，阴精亏虚不能涵养肝木，发生肝肾虚损，容易造成血象及免疫功能低下。今以六味地黄汤滋补肝肾，加桑葚子生津补血、润肠通便，当归、阿胶补血，女贞子滋阴养肝肾。共奏气血双补、补肾养肝的作用。

今以本方化裁治疗中晚期肺癌有如下体会：① 肺癌患者有胸水、心包积液及痰多者应注意辨证，对"痰湿"者不用本方，防止助湿生痰。中晚期肺癌多正虚邪实，虚实夹杂，辨证困难，需认真辨证。② 本方山萸肉、熟地虽用于滋阴养血，为补阴要药，但性偏温、黏腻，对有实热、气滞、便溏、厌食症状者当慎。③ 中医肿瘤处方中多见有软坚散结、活血化瘀中药，肺经用药多见白英、蚤休、山海螺、鱼腥草、龙葵、石上柏等，这类中草药在动物实验中具有抑制肿瘤细胞的作用，在临床上多具有清热解毒和利水通淋作用。应避免苦寒伤阴和利水伤阴，故在这类药的选择上应关注辨证和辨病兼顾，在用量和种类上应权衡利弊，防止影响六味地黄汤滋补肝肾的基本治疗初衷。

二、肝功能损害

（一）概述

放化疗常导致肝脏功能的破坏。常引起肝损伤的化疗药包括：甲氨喋呤、阿霉素、吉西他滨、亚硝脲类化疗药等。放疗时正常肝组织的耐受量与受照的肝体积有关，全肝照射或照射野大于正常肝体积的50%，照射量不宜超过30~35Gy，而照射野小于正常肝体积的25%，放射剂量可达45~50Gy。

肝脏是机体的解毒器官，也是许多化疗药代谢的重要器官。有较多的抗肿瘤药物在长期或大剂量应用时对肝功能有损害，引起肝细胞损伤、变性，甚至坏死及胆汁淤积等改变。恶性肿瘤患者在进行放疗和化疗时可导致放射性或药物性肝损害，这与各型肝炎病毒所引起的真正的肝细胞的炎症不同，而是放射线或抗癌药物毒性所导致的炎性反应。主要原因是：

（1）放射线作用于肝脏血管系统，特别是静脉系统使血管内皮细胞肿胀、脱落，管腔内纤维素沉着，以致管腔逐渐狭窄，最终血管闭塞造成门脉高压。由于肝内血液循环紊乱、肝组织营养不良继发了肝细胞的萎缩、坏死，肝小叶结构的破坏，出现了肝功能异常。

（2）某些抗癌药物可引起肝细胞坏死、炎症，长期用药引起纤维化、脂肪性变、肉芽肿形成、嗜酸粒细胞浸润等。引起中毒性肝炎或胆汁郁滞的药物如甲氨喋呤（MTX）、苯丁酸氮芥（CLB）、6－琉基嘌呤（6－MP）。MTX可使肝细胞损害，有时引起黄疸；阿糖胞苷（Ara－C）、亚硝脲药物可引起短暂转氨酶升高。

（3）长期应用MTX可导致肝纤维化，这种纤维化改变终将导致肝硬化，尤其是长期小剂量给药或较大剂量静脉治疗，或肝动脉注射时使外周血内药物半衰期延长更易发生。

（二）临床表现及病机

多数病人起病急，病程较短，停药后恢复较快，放射性肝炎恢复较慢。部分病人可出现黄疸，同时有恶心、腹胀、腹泻、乏力、肝区痛等。少数严重者消化道症状加重，甚至出现腹水、出血、肝昏迷，最后可因肝功能衰竭而死亡。化验室检查肝功能异常，出现血清转氨酶一过性升高，碱性磷酸酶、转肽酶增高。

肝功能损伤在中医属于"胁痛"、"黄疸"等范畴。李教授认为其病机主要是毒、热、燥等邪气损伤肝脏，使肝的疏泄功能受到影响，气机升降失调导致肝气郁滞而出现胁胀、肝区痛，郁滞日久则影响脾的运化功能，使脾胃虚弱而出现腹胀、腹泻、乏力等症。气滞亦可使血循环不畅导致血瘀而出现面色黧黑或晦暗，舌质紫黯或有瘀斑，脉多弦或弦细。

（三）辨证论治

由于肝藏血、主疏泄，故肝病应从血治，特别是放疗、化疗引起的肝损害，柔肝养血、疏肝理气、祛瘀通络，配以清热解毒是治疗的主要法则，临床疗效较明显。主要药物有：柴胡、黄芩、当归、丹参、白芍、茵陈、虎杖、黄精、生地、生芪、甘草、公英、五味子、白花蛇舌草等。

李教授认为保肝作用较好的中药有：五味子、甘草、龙胆草、白术、地黄、当归、连翘、灵芝、青黛、败酱草、垂盆草、泽泻、茵陈、茯苓、厚朴、柴胡、栀子、黄芪、公英、薄荷等。利胆作用较强的药有：三颗针、大黄、龙胆草、玄参、半边莲、金钱草、虎杖、双花、茵陈、黄芩、栀子、姜黄、水红花子等。

李教授常用方剂如小柴胡汤、蒿芩清胆汤、逍遥散、半夏泻心汤、龙胆泻肝汤、左金丸、茵陈蒿汤等，根据辨证结果加减施治。临床常根据辨证分为以下5种证型：

1. 肝郁气滞

主证：肝区疼痛、胁胀不舒，因情志变动而增减，嗳气、反酸。舌质淡红，苔薄白，脉弦。

治法：疏肝解郁，理气养血。

方药：柴胡疏肝散合四物汤加减。柴胡6g，郁金10g，枳壳10g，姜黄10g，黄芩10g，香附10g，当归10g，白芍15g，生地15g，川芎6g，元胡10g，川楝子10g，甘草6g。

上方以柴胡疏肝解郁；黄芩清热；香附、郁金、姜黄行气活血；当归、白芍、生地柔肝养血；川芎、元胡、川楝子活血止痛，全方共奏疏肝解郁、柔肝养血之效。有气郁化热者加丹皮10g、栀子10g。

2. 脾虚痰湿

主证：乏力、腹胀、腹泻或大便溏薄、纳差，舌暗或淡红，脉弦细或沉细。

治法：健脾益气，和胃化湿。

方药：补中益气汤或四君子汤加减。黄芪30g，党参15g，白术15g，茯苓15g，生薏苡仁30g，厚朴10g，陈皮6g，柴胡6g，当归10g，砂仁6g（后下），鸡内金10g，神曲30g，山药30g，甘草6g。

上方以四君子汤、黄芪、山药健脾益气，柴胡升举阳气，当归、砂仁、鸡内金、神曲和血养胃。若腹泻较重者加煨葛根30g、木香6g、黄连3g。

3. 血瘀停着

主证：肝区刺痛、面色黝黑、口唇发紫、肝大、肌肤甲错，舌暗有瘀斑，脉弦或涩。

治法：疏肝理气，活血化瘀。

方药：逍遥散合膈下逐瘀汤加减。柴胡6g，当归10g，赤白芍各10g，丹参30g，生甘草6g，川芎6g，丹皮10g，香附10g，青陈皮各

6g，郁金 10g，莪术 6g，三七粉 6g（冲服），元胡 10g，鳖甲 15g（先煎）。

上方以逍遥散疏肝理气，膈下逐瘀汤活血散瘀，气血通调，则诸症向愈。

4．肝胆湿热

主证：黄疸，面色鲜黄伴腹胀、尿黄，舌红苔黄或脉弦。

治法：清热、利湿、退黄。

方药：茵陈蒿汤合龙胆泻肝汤加减。茵陈 30g，栀子 10g，郁金 10g，姜黄 10g，金钱草 30g，赤芍 10g，大黄 10g，甘草 6g，车前子 10g（包煎），丹皮 10g，大腹皮 10g。

上方以茵陈、栀子、金钱草清热、利湿、退黄；郁金、姜黄活血散瘀；赤芍、丹皮清热凉血；车前子、大腹皮泻热利湿；大黄清热通下。若肝区痛可加元胡 10g、川楝子 10g。

5．肝肾阴虚

主证：肝区隐痛，吞酸吐苦，口干舌燥，心中烦热，狂躁易怒，舌红少苔，脉弦细。

治法：滋阴疏肝。

方药：一贯煎合六味地黄丸加减。当归 12g，生地 15g，沙参 20g，山萸肉 10g，山药 15g，泽泻 10g，丹皮 12g，枸杞子 15g，女贞子 15g，五味子 12g，麦冬 12g，川楝子 12g，白芍 15g，旱莲草 15g。

以单项转氨酶高为主，其他临床症状不明显者拟柔肝养血，清热解毒。以当归六黄汤加减：当归 10g，生地 15g，熟地 10g，黄芩 10g，黄柏 6g，黄芪 15g，茴香 6g，郁金 10g，柴胡 6g，丹参 15g，甘草 6g，公英 30g，五味子 15g，白花蛇舌草 30g。

胃脘饱胀者，加广木香 5g，炒枳壳 6g，炙内金 10g。

大便溏薄者，加煨木香 9g，煨肉蔻仁 6g。

胁肋痛甚者，加元胡 9g。

黄疸者，加茵陈15g，泽泻9g，车前子（布包）9g。

气滞甚者，加沉香3g，川楝子10g，大腹皮10g，枳壳10g，木香6g。

瘀血明显者，加丹参10g，桃仁6g，红花10g，赤芍10g，延胡索15g；热重，加银花15g，黑山栀10g，夏枯草10g，蒲公英20g。

热毒甚者，加白花蛇舌草20g，龙葵20g，蜀羊泉15g，蛇莓15g，石打穿15g，半枝莲15g，草河车15g。

某些中成药也可应用于预防和治疗化疗药导致的肝损伤。在应用对肝功能有损害的化疗药时，可同时口服具有保肝降酶作用的中成药，如平肝疏络丸、茵连清肝口服液、丹栀逍遥丸、复方木鸡冲剂、护肝片、复方益肝灵片、茵栀黄口服液等，有预防、保肝作用。若出现了肝功能异常，可每天静滴复方苦参注射液20～40mL，茵栀黄注射液10～20mL，后者降酶作用较好。

出现肝硬化，早期未出现静脉曲张症者，可药用炒枳实6g，川白术6g，香附9g，莱菔子9g，大腹皮9g，鸡内金9g，白芍12g，水煎服。

中晚期见两胁痞块坚硬，腹水明显，青筋暴露，身体衰弱者，可选用炙鳖甲12g，生牡蛎12g，红人参4.5g，青皮9g，枳壳9g，莪术6g，三棱6g，鸡内金9g，茯苓12g，赤芍9g，泽泻9g，水煎服；脾肾阳虚甚者，出现阳痿，肢冷便溏，无力，加黄芪60g，白术30g，炮附片9g，干姜3g，肉桂（后下）9g。

三、肾功能的损害

（一）概述

有些抗癌药物容易发生肾脏毒性作用，可在用药时即发生，也可在长期应用中或停药后延迟发生。顺铂、大剂量氨甲喋呤是易致肾脏毒性的药物，其中以顺铂最甚。长期应用环己亚硝脲、丝裂霉素和甲环亚硝脲也可造成肾损害。肾脏改变主要是局灶性肾小管坏死，肾小管明显扩张和管型形成。其病理改变是肾小球硬化，肾小管萎缩和间质纤维化，最终引起肾功能衰竭。

腹部肿瘤在放疗过程中致肾脏的血管内皮损伤，首先是近端肾小管细胞消减，晚期则由于肾实质细胞消减引起肾损害。

（二）临床表现及病机

早期可出现水肿、贫血、乏力等症状，有的患者表现为头昏、恶心、呕吐、血压增高或出血倾向，急性期病人可有少尿期和多尿期两个阶段，严重者可出现少尿甚至无尿而发生肾功能衰竭。部分病人可有血尿。

放疗、化疗引起的肾损害由于分期不同症状表现不一，病机变化较为复杂。中医学认为肾主水，司二便，毒热邪气损伤肾脏，肾虚气化无权则二便失司，致使水湿滞留，影响胃纳脾运，升降失常，可见呕恶，食欲不振，脘痞胀满；水气凌心，则胸闷心悸、乏力、头晕，严重时肾阴亏耗，肾气虚惫。肾藏精和主水的功能失职，多见腰酸腰痛，尿少水肿，热注下焦而见血尿。甚或影响肾主骨生髓的功能而出现贫血。

（三）辨证论治

1. 以水肿为主要临床表现的辨证施治

（1）脾虚型：水肿伴面色萎黄、纳差乏力、腹胀痞满、大便溏、舌淡、齿痕、脉沉细。

治法：健脾益气利水。

方药：参苓白术散合五苓散加减。党参 15g，茯苓 15g，白术 15g，陈皮 10g，山药 30g，甘草 6g，莲子 30g，黄芪 15g，桂枝 6g。

上方以黄芪、党参、山药、白术、莲子、甘草健脾益气；桂枝温阳化气；也可加猪苓 10g、泽泻 10g 以加强利水之效。

（2）瘀血型：放疗后，局部血液循环受阻，血瘀不行，影响三焦气化和肾主开阖的功能，继而发生小便不利和水肿。临床可见面色晦暗、唇紫、舌有瘀斑、脉弦涩。

治法：活血化瘀利水。

方药：少腹逐瘀汤合五皮饮加减。川芎6g，赤芍10g，当归10g，五灵脂10g，蒲黄10g，牛膝30g，陈皮6g，姜皮10g，桑白皮10g，大腹皮10g，车前子10g（包煎），水红花子10g。

以上药物以少腹逐瘀汤活血化瘀；五皮饮利水渗湿。若血瘀较甚者加桃仁10g、红花10g以加大活血之力。

（3）水湿型：水肿、腹满、便溏、小便不利、苔腻脉濡。

治法：淡渗利湿祛水。

方药：五苓散合六一散加减。茯苓15g，猪苓15g，泽泻30g，白术15g，肉桂6g（后下），滑石15g（包煎），甘草6g，薏苡仁30g，通草6g。

本方以茯苓、猪苓、泽泻、通草淡渗利湿；白术、薏苡仁健脾燥湿；滑石、甘草利水通淋。若阳虚较甚者可加附子10g（先煎），以加强温阳之力。

2. 肾功能损害以蛋白尿、尿素氮升高为主的辨证论治

肾功能损害出现蛋白尿或尿素氮升高时，除临床辨证外，近年来发现温补肾阳、活血化瘀法与清热解毒法合用，对改善实验室指标可取得一定疗效。药用当归、赤芍、川芎、桃仁、红花、丹参、益母草、银花、白茅根、板蓝根、紫花地丁。以益母草、蝉衣、海藻、昆布四味药为基础，阳虚者加巴戟天、菟丝子、肉苁蓉、仙茅、仙灵脾；阴虚者加生地、熟地、女贞子、旱莲草、桑葚、枸杞子、阿胶；湿热者加黄柏、车前子、泽泻、猪苓、瞿麦、萹蓄、半枝莲、连翘、白花蛇舌草，亦可明显缓解蛋白尿。

用当归芍药散、桂枝茯苓丸、血府逐瘀汤治疗蛋白尿。其他温补脾肾方如附子五苓散、真武汤合五苓散、金匮肾气丸等可酌情使用。

3. 以血尿为主要症状的辨证论治

血尿患者常伴排尿灼热感或疼痛、尿少色深，或肉眼血尿，或镜检可见红细胞，患者多舌红、口干、脉数。

血尿多因热、燥等毒邪之气损伤脉络，或热扰血分伤及肾阴致营血妄行而产生，虚者宜滋阴凉血，实者应清热泻火。

（1）虚热型：小便短赤带血、色鲜红，可伴耳鸣，神倦，口干不欲饮，虚烦不得眠，腰膝酸软，舌红少苔，脉细数。

治法：滋阴凉血法。

方药：小蓟饮子加减。小蓟 15g，蒲黄炭 10g，藕节 10g，滑石 30g（包煎），木通 6g，生地黄 15g，当归 10g，栀子 10g，甘草 6g，竹叶 10g，白茅根 15g。

上方以小蓟、藕节、白茅根、栀子清热凉血止血；滑石、木通利水通淋；生地黄滋阴凉血；当归养血；竹叶清虚热。也可加知母 10g、黄柏 10g、仙鹤草 10g、三七粉 6g 以加强清热止血之力。

（2）实热型：小便赤热灼痛、心烦口渴喜饮、面赤口疮、大便干燥、舌红苔黄、脉弦数。

治法：清热泻火。

方药：导赤散加减。生地 15g，木通 6g，甘草 6g，竹叶 10g，大黄 10g（后下），卷柏 10g，海金沙 15g（包煎），金钱草 30g，侧柏炭 10g，血余炭 10g，黄芩炭 10g。

上方以生地、卷柏清热凉血；金钱草、海金沙、木通清热通淋；侧柏炭、血余炭、黄芩炭清热止血；大黄清热通下。也可加栀子 10g、黄连 6g 以加强清热之力。

体会：李教授认为预防放疗、化疗引起的肾毒性，无论中西医都离不开利尿药的应用。中医除淡渗利湿药如猪苓、茯苓、泽泻、车前子等外，现代药理研究亦证明某些活血化瘀药、健脾益气药及温补肾阳药等亦有利尿作用。这与中医辨证治疗的理论和治则是一致的。活血化瘀药有：三七、大黄、牛膝、地黄、当归。温补肾阳药有：鹿茸、杜仲、肉桂。健脾益气药有：党参、白术、黄芪。淡渗利湿药有：车前草、玉米须、泽泻、茯苓、猪苓、竹叶、瞿麦。清热解毒药有：白茅根、半边莲、连翘、苦参、金钱草、鱼腥草、茵陈、黄芩。其他如苍术、枳壳、穿山龙、秦皮、桔梗、桑白皮、桑寄生、麻黄等，均有利尿作用。它们的药理机制不完全一样，在临床结合辨证用药，灵活使用，会收到较明显的效果。

四、放射性肺炎

（一）概述

肺癌、食管癌、乳腺癌、纵隔肿瘤、何杰金病等胸部肿瘤进行胸部放疗时，均可引起放射性肺损伤。放射线主要作用于肺泡Ⅱ型细胞，使细胞活性物质逐渐减少，甚至消失，对肺泡的保护作用减弱，肺泡萎缩。从病理上看，放疗3～4周时，多数患者局部发生急性渗出、炎性细胞浸润、肺泡间质水肿、肺泡崩溃、胶原纤维增生。此时如果停止放疗，炎症可吸收，肺组织可恢复正常。如果损伤继续加重，则出现进行性血管硬化，肺组织被纤维组织替代，支气管也会被分泌物积聚，组织弹性消失。临床最常见的主要症状为干咳、咯血、胸痛胸闷、气短气急，合并感染时可有发热，咳黄痰或白痰。

（二）临床表现及病机

中医根据肺为娇脏、喜润，其性宣发肃降的特点及临床以干咳、咯血等为主要症状，临床辨证多为肺阴虚。因此，治疗放射性肺炎应以养阴润肺为治法。如合并发热咯血等症时，则应根据不同情况辨证用药。常用的养阴润肺药有：沙参、桑白皮、瓜蒌、桑叶、麦冬、百合、玉竹、生地、玄参等。除肺阴虚外，也可见到痰热、热毒蕴肺等证型。下面介绍李教授针对不同证型常用的主要治法和方剂。

（三）辨证论治

1. 阴虚内热

主证：干咳少痰、口渴不欲饮、咽喉干燥、鼻燥、身热心烦、舌质红苔薄白，少津或无苔，脉细数。

治法：养阴润肺止咳。

方药：清燥救肺汤加减。石膏30g（先煎），冬桑叶10g，甘草6g，沙参15g，胡麻仁10g，阿胶10g·（烊化另兑），麦门冬15g，杏仁10g，枇杷叶10g。

本方以杏仁、冬桑叶、枇杷叶宣肺止咳，石膏、甘草、麦门冬清火生津，沙参补益气阴，阿胶、胡麻仁滋阴润燥，共奏清肺润燥之功。如咳嗽较重影响睡眠或休息者，可酌加收敛止咳药，如五味子6g、百部10g、白果10g、乌梅10g等。

2. 血燥阴伤

主证：喉痒干咳、痰中带血、胸胁牵痛、胸腹灼热，或大便秘结、小便黄赤，舌红苔黄、脉弦细数。

治法：凉血润燥。

方药：阿胶黄芩汤加减。阿胶10g（烊化），黄芩10g，杏仁10g，桑白皮10g，白芍10g，甘草6g，丹皮10g，生地15g，车前草15g，沙参10g。

本方以杏仁、沙参、桑白皮润肺生津；黄芩清肺、大肠之热；阿胶、丹皮、生地凉血止血、清热润燥；白芍、甘草酸甘化阴；车前草导热下行，对肺燥肠热者效果好。热盛者可加石膏30g、玄参10g以加强清热之力。

3. 热毒郁肺

主证：身热、口渴、烦躁、大便燥结、舌红苔薄黄、脉弦或洪大。

治法：清热凉营退热。

方药：玉女煎加减。生石膏 30g（先煎），知母 10g，玄参 10g，生地 15g，麦冬 15g，淡竹叶 10g，芦根 30g。

本方用石膏、淡竹叶、知母清气分热，玄参、生地、麦冬养阴凉营，芦根导热下行，共奏退热之功。大便燥结加大黄 10g（后下）。

4. 痰热壅肺

放射性肺炎因肺纤维化、肺功能差往往易合并感染，其原因为病邪留恋日久，三焦气化失司，津液停蓄不化成为痰饮；或为热邪燔炽、痰热互结，熬炼津液而成痰浊，痰浊郁而化热而成是证。

主证：咳黄痰、胸脘痞闷、恶心、食欲不振、苔黄腻、脉弦滑。

治法：清热化痰。

方药：温胆汤加减。陈皮 6g，半夏 10g，茯苓 15g，甘草 6g，枳实 10g，竹茹 10g，黄芩 10g，瓜蒌 15g，制胆星 10g，川贝 10g。

上方以制胆星、半夏、陈皮清热化痰燥湿；茯苓健脾利湿化痰；竹茹、瓜蒌清热化痰；黄芩清泻肺热；川贝止咳化痰。全方共奏清热化痰之效。也可加鱼腥草 30g 以加强清肺热之力。痰中带血者加白及 10g、仙鹤草 10g、白茅根 30g。

5. 肺肾两虚

放射性肺炎肺纤维化为不可逆病变，日积月累，病人呼吸功能较差，往往易感冒、咳喘气短，久病及肾，出现一派肺肾两虚的症状。"肺为气之主，肾乃气之根"，肺肾俱病，劳损之咳最为难治。故对久咳不愈者，当补益肺肾为本。

主证：久咳不已，咳则遗溺，少气乏力，动则气喘，痰少而黏、味咸不易咳出，舌红或淡红，苔薄，脉沉细。

治法：补肺益肾。

方药：百合固金汤加减。百合 15g，生熟地各 15g，玄参 15g，桑白皮 15g，百部 10g，炙杷叶 15g，甘草 6g，五味子 10g，桑葚 15g，桑螵蛸 10g，蛤蚧 15g。

以上药物百合润肺止咳；生熟地益肾润燥；桑白皮、百部、炙杷叶止咳化痰；桑葚、桑螵蛸、蛤蚧补益肺肾；甘草和中健脾；五味子敛肺止咳。全方共奏补肺益肾、化痰止咳之效。气虚甚者加黄芪 20g、党参 15g；痰多加半夏 10g、陈皮 10g、茯苓 20g 健脾止咳化痰。

（四）病案举例

病例1　×××，男，65 岁。

初诊：2009 年 9 月 14 日

患者 2009 年 5 月份体检时发现右上肺结节灶，无咳嗽、咳血、胸痛等症状。2009 年 6 月 11 日在朝阳医院行胸腔镜右肺上叶切除 + 纵隔淋巴结清扫术，术后病理示：右上肺中分化鳞癌，淋巴结无转移（0/28），支气管断端可见肿瘤浸润。术后于 2009 年 7 月 24 日起进行右侧胸壁放疗 DT 6160cGy/28 次/4 周，放疗后出现双肺放射性肺炎，并出现干咳、无痰等症状。

就诊时诉晚饭后发热，体温介于 37～38 摄氏度之间，1 小时后可自行恢复正常；偶有咳嗽、咳痰，量少，色白；运动后喘憋明显。食欲不佳，食纳量少。二便调。舌质红，苔薄白，脉沉细。

诊为右肺积，证属气阴两虚，治宜益气生津、养阴润肺。拟养阴清肺汤加减，处方：

党　参 20g	生　地 10g	沙　参 20g	石　斛 15g
麦　冬 10g	百　合 20g	黄　精 20g	白　芍 15g
茯　苓 12g	川　贝 10g	紫　菀 10g	柴　胡 8g
白　英 10g	野菊花 10g	川楝子 12g	八月札 10g
鸡内金 20g	焦三仙各 20g		

共 14 剂，水煎服，每日 1 剂，早晚各 1 次。

二诊：2009 年 9 月 28 日

服药后发热好转，余症如前。上方去生地，柴胡，川楝子，白英，八月札；加桔梗10g，炙枇杷叶15g，桑枝12g，姜黄10g；川贝改为浙贝15g，共7剂，水煎服，每日1剂，早晚各1次。

三诊：2009年10月12日

咳嗽好转，食欲仍差，出现右侧肩部疼痛，舌苔黄腻，脉如前。上方去炙枇杷叶，紫菀，桑枝，加木香8g，陈皮10g，络石藤12g，丝瓜络8g，鱼腥草15g，徐长卿10g，续服7日。

四诊：2009年10月20日

咳嗽基本消失，偶有低热，食欲好转，右侧肩部仍有疼痛，舌苔黄腻减轻，脉同前。上方去鱼腥草，徐长卿，桔梗，陈皮，丝瓜络，柴胡，加黄精15g，玉竹12g，生地10g，丹皮10g，羌活8g，桑枝10g，鸡内金20g。连服7剂，水煎服，每日1剂，早晚各1次。

五诊：2009年10月26日

咳嗽已基本消失，发热已愈，肩部疼痛减轻，嘱患者加强肩部锻炼，继续随诊用药，巩固疗效。

体会：放射性肺炎是胸部放疗后出现的肺部常见、多发的疾病，一般在治疗后3～6周达到高峰，2～3个月消退，以干咳、无痰、低热盗汗、呼吸困难等为主要临床症状，胸部CT可见肺纹理增粗，网格状改变。

本患者诊断符合以上特征。《内经》曰："肺主气，其性喜润恶燥……易为病邪所伤，风、热、燥、烟毒、疫疠等外邪内犯。"此为老年男性，长期吸烟，日久肺气渐弱，不能输布水湿，致肺气不宣，痰湿蕴肺，久而成瘀，毒瘀互结，久成肺积。手术后肺气被耗，又行放射治疗，肺为娇脏，湿热熏蒸日久，气阴虚衰，故患者咳嗽，咳痰，动后喘憋。阴虚燥热内生，引起发热。舌质红，苔薄白，脉沉细均属阴虚肺燥之证。治宜益气生津，养阴润肺。

拟方养阴清肺汤加减。方中生地、沙参、麦冬滋阴清热。黄精、石斛润肺生津，辅以川贝、百合、桔梗保肺润燥，野菊花、白英清肺热，佐以党参、白芍、茯苓健脾益气，柴胡、川楝子理气疏肝，再加鸡内金、焦三仙健脾消食导滞。全方共奏益气生津、养阴润肺之效。过多滋阴药物的使用会滋腻碍胃，故三诊在养阴清肺方药中加"健脾化湿、舒经活络"之品，使湿化气血行，络通结散。通过中药的清热解毒、滋阴润肺之法，有效地改善了患者的呼吸道症状，还有效地防止了患者由放射性肺炎转化成肺纤维化的过程，提高了生活质量。

病例2　×××，男，60岁。

咳嗽，咳痰血20天。当地CT及胸片示左肺中心型肺癌，伴上纵隔增宽，气管镜检查见高分化鳞癌细胞。因左锁骨上淋巴结及上纵隔淋巴结肿大行放射治疗，至今已放疗20次。述口干咽燥，吞咽不利，干咳无痰，头晕目涩，腰膝酸软，午后手心及面颊发热，尿黄，脉细，舌红光剥无苔。因放疗副反应难以耐受而要求单纯中医治疗。

李教授辨证认为属于热毒灼伤肺阴兼有肝肾阴虚证。六味地黄汤化裁，处方：

熟地黄10g	山萸肉10g	山　药15g	泽　泻10g
茯　苓10g	丹　皮20g	菊　花10g	天麦冬各15g
墨旱莲15g			

14剂，水煎服，每日1剂，早晚各1次。

二诊述咽干，腰酸烦热好转，头晕消失，发热停止，干咳已明显减少。效不更方，并嘱边服中药边放疗，完成放疗计划。

体会：放射治疗为射线杀灭肿瘤的常用手段，尽管近年在设备和布野上多有改进，但仍有损于正常组织，给机体带来诸多"热证"，引起无菌性炎症。本例放射野较多，照射剂量偏大，多有伤阴液。今以六味地黄汤化裁，"壮水之主，以制阳光"，方中重用丹皮以凉血清虚热散瘀血，加墨旱莲滋阴益肾，凉血止血，加菊花解毒养肝明目，以清上焦虚热，标本兼顾，使放疗副反应得以缓。

五、心脏损害

（一）临床症状及分类

能引起心脏毒性的代表药主要是蒽环类抗癌药，如阿霉素、表阿霉素、吡喃阿霉素、米托蒽醌、柔红霉素等，由于该类化疗药与心肌的亲和力明显高于机体其他组织，导致了剂量累积性的心肌毒性。其他如紫杉醇、吉西他滨也有一定的心脏毒性。

临床症状主要是心慌、心悸、胸闷，甚至出现心绞痛、心肌炎、心包炎、心肌梗死。蒽环类药物引起的心肌毒性主要有以下3种不同的类型：

（1）急性或亚急性毒性：于给药过程中或用药后数小时、数天出现，较常见。主要表现为短暂的心律失常、低血压，甚至心包炎—心肌炎综合征或急性左心衰；心电图表现可出现非特异性 ST－T 改变、QRS 低电压、QT 间期延长、窦性心动过速、室上性或室性心律失常、各型房室传导阻滞等。这些变化一般是可逆的。

（2）慢性毒性：化疗后 1～2 年内出现的心脏损伤，发病率主要取决于化疗药的累积剂量，临床表现以扩张性心肌病和/或充血性心力衰竭为特征，多为不可逆改变。可有心脏增大、ST－T 改变、左心室射血分数下降等。

（3）迟发型毒性：发生于化疗结束后几年，甚至几十年，较罕见，多为不可逆改变。主要包括迟发性心室功能障碍、充血性心力衰竭和心率失常。其发生除了与药物的累积剂量相关外，独立的高危因素有低龄、老人、女性患者、既往心脏病史，或联合了纵隔放疗。

（二）西医防治

目前对心脏毒性治疗西医尚无较特效药物，重在预防：① 尽量选用对心肌毒性小的蒽环药物，如表阿霉素、米托蒽醌的毒性仅为阿霉素的一半。② 注意蒽环药物的累积剂量，不要超过最高量，否则发生心力衰竭的可能性显著增加，如阿霉素累积量为 450～550mg/m²，表阿霉素为 900mg/m²。③ 尽量避免联合使用几种对心脏影响大的药物。④ 化疗中加强对心脏功能的监测，如定期查心肌酶谱、钠尿肽、肌钙蛋白、心电图、超声心动图等等。⑤ 加强心肌保护药的应用，如抗氧化剂（右丙亚胺、氨磷汀、辅酶 Q10 等）、微循环改善剂（前列地尔）等。

（三）中医辨证论治

李教授将化疗药所致心脏毒性归于"心悸"、"心痛"、"胸痹"等病。其病机包括心气不足、心虚胆怯、血脉瘀阻、痰饮内停、肝肾阴虚、心肾阳虚等，多按以下证型辨证论治：

1. 气血双亏，心脾两虚

主证：神疲乏力，心悸气短，头晕自汗，面色不华，倦怠无力，失眠多梦，思虑劳心尤甚。舌质淡白、淡红，苔薄，脉细弱。

治法：补血养心，益气安神。

方药：归脾汤加减。当归20g，龙眼肉20g，人参15g，黄芪30g，白术9g，炙甘草9g，酸枣仁30g，茯神15g，远志9g，木香9g，大枣15g。

方中当归、龙眼肉补养心血，人参、黄芪、白术健脾益气，酸枣仁、茯神、远志宁心安神，木香理气醒脾，与补气养血药配伍，使其补而不滋腻碍胃，炙甘草补气健脾，调和诸药。

2. 阴血不足，阳气虚弱

主证：虚羸少气，心动悸，脉结代，舌光少苔，或质干而瘦。

治法：益气养血，滋阴复脉。

方药：炙甘草汤加减。炙甘草9g，人参15g，大枣15g，桂枝6g，生姜6g，地黄15g，阿胶15g，麦冬9g，麻仁15g。

方中炙甘草、人参、大枣益心气，阿胶、地黄、麦冬、麻仁滋心阴，养阴血，桂枝、生姜温心阳，通心脉。诸药合用，共成阴阳气血并补之剂，使气血充足，悸定脉复。

3. 气阴两虚

主证：心悸心烦，胸闷隐痛，疲乏气短，舌质嫩红或有齿痕，少苔，脉细弱无力或结代。

治法：益气养阴，活血通脉。

方药：生脉饮合人参养营汤加减。人参15g，黄芪20g，麦冬15g，五味子9g，白术10g，白芍15g，远志10g，生地15g，当归12g，丹参12g。

方中人参、黄芪、白术益气，麦冬、五味子、生地养阴，五味子还具有宁心安神之功效，白芍、当归、丹参养心血，远志安心神。

4. 痰浊阻滞

主证：心悸气短，胸闷胀痛，肢体沉重，痰多，食少腹胀，舌质淡或紫暗，苔白腻或黄腻，脉弦滑。

治法：理气化痰，宽胸开结。

方药：瓜蒌薤白半夏汤合导痰汤加减。瓜蒌15g，薤白10g，半夏10g，陈皮10g，胆星10g，枳实10g，茯苓15g，白术10g，丹参10g，桃仁10g，红花10g，远志10g。

若出现水气凌心症状，可用苓桂术甘汤。

方中瓜蒌宽胸化痰，薤白通阳散结，半夏、陈皮、胆星、枳实燥湿化痰，茯苓、白术健脾利湿，以绝生痰之源，丹参、桃仁、红花活血通脉，远志宁心安神。

5. 心血痹阻

主证：面唇紫暗，心悸，胸部刺痛，或两胁胀痛，固定不移，夜间加重，日久不愈。舌质紫暗，或有瘀斑，苔薄白或白腻，脉沉涩或结代。

治法：宽胸理气，活血化瘀。

方药：血府逐瘀汤合桃仁红花煎加减。当归10，赤芍12g，桃仁10g，红花10g，柴胡10g，桔梗10g，牛膝12g，枳壳9g，生地15g，元胡10g，郁金10g，香附10g。

方中当归、赤芍、桃仁、红花活血化瘀，牛膝祛瘀通脉，引瘀血下行，元胡活血行气止痛，郁金、香附行气解郁，生地凉血清热兼滋阴润燥，祛瘀而不伤阴血，柴胡疏肝解郁，升达清阳，桔梗开宣肺气，合枳壳一升一降开胸行气。

6. 肝肾阴虚

主证：心悸失眠，眩晕耳鸣，形体消瘦，烦热盗汗，腰膝酸软。舌质红少津，苔少或无苔，脉细数。

治法：滋阴益肾，养心安神。

方药：一贯煎合酸枣仁汤加减。沙参20g，麦冬10g，熟地15g，山萸肉10g，枸杞子15g，知母12g，酸枣仁20g，茯神10g，远志10g，川楝子10g。

方中沙参、麦冬、熟地、枸杞子益阴养血，山萸肉滋补肝肾，知母滋阴，酸枣仁、茯神、远志安心神，佐川楝子疏肝、理气、止痛。

7. 心肾阳虚

主证：面色㿠白，心悸不安，胸闷气短，动则尤甚，形寒肢冷。舌质紫暗，苔白，脉沉细或微细欲绝。

治法：益气壮阳，温络止痛。

方药：参附汤合桂枝甘草龙骨牡蛎汤加减。党参20g，黄芪20g，附子15g，桂枝10g，龙骨15g，牡蛎15g，炙甘草15g，山茱萸10g，熟地15g，枸杞子15g，杜仲15g。

方中附子温肾壮阳，祛寒救逆，桂枝温通经脉，党参、黄芪、炙甘草益气，龙骨、牡蛎镇静安神，山茱萸、熟地、枸杞子、杜仲补肾。

除了辨证用汤剂外，有很多中成药也应用于心脏毒性反应的防治。如化疗前后可选用口服药冠心苏合丸、复方丹参滴丸、愈风宁心片、生脉饮口服液等。静脉滴注参麦注射液、生脉注射液、参附注射液、复方丹参注射液、黄芪注射液等等。研究表明这些药物能清除体内氧自由基；提高受损心肌的 DNA 合成作用，加强其修复；增加冠脉血流量，增强心肌收缩力，调整心肌代谢，起到保护心肌、对抗化疗药对心肌的损伤作用，从而减轻心脏毒副反应，保护心脏。

（四）病案举例

病例1 ×××，女，72 岁。

初诊：2010 年 5 月 5 日

患者 2010 年 4 月 14 日行胃大部切除术，术后病理：低分化腺癌，部分印戒细胞癌，部分黏液腺癌，淋巴结转移 14/32。术后准备行化疗。

一般状况欠佳，乏力，易于汗出，口干，偶有咳嗽、反酸、烧心等不适，以半流食为主，腹部刀口疼痛，腹痛腹胀明显，考虑术后肠粘连。大便溏，2 日一行，矢气多，小便调。舌质红，少苔，脉沉细。

诊为胃积，证属脾胃阴虚，气血双亏。治宜益气滋阴，健脾和胃。处方：

党　参20g	生　地10g	沙　参20g	石　斛15g
麦　冬10g	百　合20g	黄　精20g	白　芍15g
茯　苓12g	川　贝10g	紫　菀10g	柴　胡8g
白　英10g	野菊花10g	川楝子12g	八月札10g
鸡内金20g	焦三仙各20g		

共 14 剂，水煎服，每日 1 剂，早晚各 1 次。

二诊：2010 年 8 月 26 日

患者服上方后，腹痛腹胀明显缓解，食欲上升，以该方加减后服用 3 个月，顺利完成术后 4 个周期化疗。现准备行第五周期化疗，近日感胸闷，心慌，舌质淡，苔白厚，脉沉。既往有冠心病史。考虑心功能不佳，加之年老，化疗损伤机体功能导致痰浊阻滞，瘀阻心脉，治宜宽胸化痰，理气活血。

处方：

瓜 蒌 10g	薤 白 10g	清半夏 10g	丹 参 12g
红 花 10g	黄 芪 20g	麦 冬 15g	党 参 10g
五味子 10g	生 地 10g	赤 芍 10g	白 芍 15g
苏 梗 10g	荷 叶 10g	砂 仁 6g	郁 金 10g
鸡内金 20g	石菖蒲 10g		

共 14 剂，水煎服，每日 1 剂，早晚各 1 次。

三诊：2010 年 9 月 28 日

服上方后胸闷好转。已经顺利完成术后辅助化疗。现一般情况可，偶腹胀，活动后乏力，腰酸，睡眠稍差。舌质淡红，苔薄白。要求服中药维持疗效，预防肿瘤转移复发。

处方：

生黄芪 20g	党 参 15g	白 术 10g	茯 苓 15g
白 芍 10g	当 归 10g	菊 花 10g	蔓荆子 10g
杜 仲 10g	牛 膝 10g	阿 胶 15g	枸杞子 15g
木 香 6g	郁 金 10g	菖 蒲 10g	白花蛇舌草 15g

共 14 剂，水煎服，每日 1 剂，早晚各 1 次。

体会：患者胃癌手术，分期晚，为Ⅳ期，预后差，肿瘤可能很快会复发转移，需要进行手术后的全身化疗。但患者高龄，术后体质很差，难以承受化疗。故求救于中医，希望能改善体力状况，争取早日进行化疗。就诊时一般状况不佳，乏力明显，易于汗出，伴反酸、烧心等不适，以半流食为主，腹部刀口疼痛，腹痛腹胀明显，考虑术后肠粘连，大便溏，诊为胃积，证属脾胃阴虚，气血双亏。治宜益气滋阴，健脾和胃。以党参、白芍、茯苓益气健脾，生地、沙参、石斛、麦冬、百合、黄精滋阴，川楝子、八月札理气，鸡内金、焦三仙开胃。

患者服上方后，腹痛腹胀明显缓解，食欲上升。考虑患者心功能不佳，化疗损伤机体功能导致痰浊阻滞，瘀阻心脉，故李教授用了瓜蒌薤白散合生脉饮，宽胸化痰，理气活血，加上活血化瘀的丹参、红花、赤芍及安心神的郁金、石菖蒲，达到了稳心安神，缓解胸闷的目的，顺利完成术后辅助化疗。

至今患者仍在门诊继续口服中药维持疗效，预防肿瘤转移复发。2011年3月全面复查时，仍未见肿瘤的转移复发，患者一般情况好，能从事家务劳动。

病例2 ×××，女，55岁。

初诊：2011年2月17日

患者自2010年11月出现低热，未予重视。2011年1月因低热不缓解并出现刺激性干咳，于1月在北医三院行胸部CT检查，见右肺占位并纵隔淋巴结转移，行肿物穿刺活检确诊为右肺大细胞未分化癌。遂以TP方案化疗2个周期。化疗后症状无明显好转，并出现心慌心悸。查心电图未见明显异常。故求助于中医治疗。

消瘦，低热，频繁刺激性干咳，活动后短气，胸闷，心慌心悸，喘憋不明显，食欲不佳，二便调，舌质淡，苔薄白，脉细数。

诊为肺积，心悸。证属气血双亏，心脾两虚。治宜健脾益气，养心安神。处方以归脾汤合瓜蒌薤白半夏汤加减：

黄　芪20g	党　参15g	瓜　蒌12g	薤　白10g
清半夏10g	陈　皮10g	苏　子10g	野菊花12g
丹　皮10g	茯　苓10g	白　术12g	当　归12g
五味子10g	浙　贝15g	木蝴蝶12g	木　香8g
猫爪草12g	鸡内金20g	炒麦芽30g	

7剂，水煎服，每日1剂，早晚各1次。

二诊：2011年3月9日

用药后患者胸闷好转，仍时感心慌，因化疗效果不佳，此时行胸部肿物放疗以加强抗肿瘤治疗。患者一般情况可，乏力，心慌心悸，偶干咳。舌质红，苔薄白，脉细数。治宜益气养阴，清热解毒，生脉饮合瓜蒌半夏汤加减：

黄　芪20g	沙　参20g	麦　冬12g	五味子10g
丹　参12g	菖　蒲10g	郁　金10g	瓜　蒌12g
枳　壳10g	清半夏10g	苏　子10g	丹　皮10g
栀　子10g	蒲公英10g	鸡内金20g	炒麦芽30g

14剂，水煎服，每日1剂，早晚各1次。

三诊：2011年3月22日

服上方后，感心慌心悸明显好转，因放射性咽炎出现咽部不适，感有痰在咽部，暂不影响进食。仍在放疗中。3月9日原方去菖蒲、郁金、丹参，加前胡12g，玉竹12g，杷叶15g，地黄15g，射干10g，桔梗10g。

体会：这种情况在临床上是比较多见的。既往心功能不佳，但也没有严重的器质性病变，所用的化疗药也没有剧烈的心脏副反应，但由于体质差，化疗后出现一些心血管方面的症状，需要进一步诊治以免耽误后续的抗肿瘤治疗。中医常从气血、痰湿、瘀血方面进行诊治，常以益气养血、宽胸化痰、活血化瘀为治法，常用成方如生脉饮、归脾汤、瓜蒌薤白半夏汤、四物汤、血府逐瘀汤等加减。

该患者为中老年女性，平素体质不佳，此次肿瘤以低热发病，但将近4个月后患者才至医院诊治，拖的时间较长，对机体的损伤较大，病情进展较快，已经属于晚期失去了手术机会。虽然经过2个周期的TP方案化疗，但化疗效果不佳，而机体体质进一步下降，气血两亏，心脾两虚。感胸闷，心慌心悸，出现了心脏副反应，但还不严重，心电图没有表现，此时西医没有太好的方法，只建议少用损伤心脏药物。中医辨证为心脾两虚，治以健脾益气，养心安神，以归脾汤加减。黄芪、党参益气，气旺才能生血，茯苓、白术、当归健脾养血补心，五味子酸收养心，瓜蒌、薤白、清半夏宽胸，陈皮、木香行气，苏子理气降气，野菊花、丹皮清热解毒，浙贝、木蝴蝶、猫爪草化痰散结，鸡内金、炒麦芽增加食欲，促进消化。

用药后患者胸闷好转，仍时感心慌，此时已加用放疗。放疗为热毒，耗气伤阴，患者出现气阴两虚证，故治以益气养阴，清热安神，生脉散合瓜蒌半夏汤加减。黄芪、沙参益气养阴，麦冬、五味子养阴生津并敛心神，丹参活血化瘀，清心除烦，菖蒲、郁金安心神，瓜蒌、枳壳、清半夏宽胸，苏子降气，丹皮、栀子、蒲公英清热解毒，鸡内金、炒麦芽促进消化。在出现心脏副反应时生脉散是常用的成方，仅人参、麦冬、五味子三味药，但益气生津复脉功能非常有效，药性也很平和，临床常用于各类心脏副反应的治疗。丹参有很好的活血化瘀养心功效，现代研究表明其有扩张冠状动脉，改善心肌缺血的功效。郁金、菖蒲长于安心神，也常用于各类心动过速的治疗。

三诊时患者感心慌心悸明显好转，咽部不适考虑为放射性咽炎，治疗以3月9日原方去菖蒲、郁金、丹参，加前胡、桔梗化痰，生地、玉竹、杷叶养阴润肺，射干利咽。服用后患者诸症明显减轻，继续原方为主加减微调，顺利完成了放疗。

六、放射性膀胱炎

（一）概述

放射性膀胱炎是对盆腔脏器恶性肿瘤，如子宫颈癌、前列腺癌、卵巢癌、直肠癌等，进行放射治疗后发生的一种近远期并发症，发生率2% ~10%，尚无明确的治疗方案。由于放射剂量过大，或者患者对放射线敏感，常常引起放射性膀胱炎。

放射性膀胱炎发病时间差异较大，与放疗剂量大小、持续时间长短、个体敏感性、放射源位置、防护措施等有关。按其临床过程分为：① 急性型：症状出现在放射治疗后6个月内；② 亚急性型：症状出现在治疗后6个月至2年间；③ 慢性型：在治疗后2 ~10年发生。多数在放射治疗后2年出现，亦有10年后发作者。

病理变化主要是放射线引起膀胱黏膜移行，上皮充血水肿，黏膜剥脱，固有层内急性炎症反应，黏膜溃疡，血管损伤，小血管闭塞，血管内血栓形成，弥漫性动脉内膜炎，出现毛细血管扩张性血尿，病变晚期可有膀胱壁纤维化，常合并感染、出血，甚至放疗后10余年还有血尿。

（二）临床表现及病机

放射性膀胱炎的临床表现主要为膀胱刺激症状，如尿频、尿急、尿痛、肉眼或镜下血尿等，甚则伴小腹拘急、涩痛。尿常规检查常有红白细胞，伴随症状可有腰痛腰酸，或有小腹部疼痛，疼痛常向下放射。放疗后早期并发症主要是以膀胱刺激症状、镜下血尿及肉眼血尿为主，中、晚期则是肉眼血尿及膀胱功能的改变。

中医学认为此证属于淋证、血淋、尿血、癃闭等病范畴。"膀胱者，州都之官，津液藏焉，气化则能出矣。"又指出："主五液者，肾也"。放射线为热毒，阻于膀胱，下焦郁热，耗气伤阴，膀胱气化失常则小便不利，溲时涩痛，淋漓不畅；热盛损伤膀胱血络，迫血妄行，则小便涩痛有血，甚则癃闭不通，小腹急满；射线导致脾肾气虚，脾虚则中气下陷，肾虚则下元不固，主水液功能失调，不能温化水饮，主开阖司二便之功能减弱，膀胱气化功能受损，水道不利，小便淋漓不已；肾气虚固摄之力下降，可见尿频、尿急；肾虚不固则夜尿增多，腰痛腰酸，热移膀胱可见尿痛、血尿。

本证的病机为下焦瘀热，以尿血，小便赤涩热痛为主症，故标虽在膀胱，本应在于肾，病久则导致脾肾亏虚，热毒、津亏、血瘀贯穿于疾病始终。治疗原则应以补益肾气，清利膀胱为大法。

（三）辨证论治

1. 膀胱湿热

主证：小便急痛，短数灼热，尿色黄赤，小腹拘急胀痛，口苦口黏，或口渴欲饮，镜下血尿，舌红苔黄腻，脉弦数或滑。

治法：清热凉血，利湿通淋。

方药：八正散加减。木通6g，车前子10g（包煎），萹蓄15g，瞿麦15g，滑石30g（包煎），大黄10g，甘草梢10g，炒栀子10g，灯芯草6g，生地15g，三七10g。

上方以萹蓄、车前子、木通、滑石、瞿麦利水通淋、清利湿热；炒栀子清三焦之热；大黄泻热降火；灯芯草导热下行；甘草梢和药缓急。诸药合用，共奏利水通淋、清利湿热之效。尿血者加白茅根30g，大小蓟各10g。

2. 热伤血络

主证：小腹刺痛，尿痛短赤，小便灼热，尿血，心烦口渴，夜寐不安，舌暗红，苔黄，脉数。

治法：清热凉血、散瘀止痛。

方药：小蓟饮子加减。小蓟30g，藕节15g，生地15g，蒲黄10g，木通6g，栀子10g，竹叶10g，滑石30g（包煎），当归10g，甘草6g，侧柏炭10g，茅根30g。

上方以小蓟、藕节、生地、侧柏炭、蒲黄凉血止血；甘草、木通、滑石利水通淋；当归养血；茅根清利小便；栀子、竹叶清泻内热。

3. 热毒内结

主证：腹部刺痛，尿急，尿黄赤，尿痛，血尿，小便涩痛，咽干，舌暗红，苔黄，脉弦数。

治法：清热解毒，活血化瘀。

方药：膀胱实热方合四物汤加减。黄柏10g，生石膏30g（先煎），栀子6g，茯苓15g，知母10g，生地10g，赤芍12g，竹叶10g，侧柏叶10g，三七粉3g，丹参15g，益母草12g，玄参15g，芦茅根各30g。

上方以黄柏、生石膏、栀子、知母清泻内热；赤芍、三七粉、丹参、益母草活血化瘀；玄参、生地、竹叶、侧柏叶凉血止血；芦茅根引热从小便而出；茯苓健脾渗湿。全方共奏清泻热毒之效。若小便涩痛甚者加滑石 30 g、甘草 6g。

4. 肾阴亏虚

主证：时欲小便而不得出，或小便灼热、淋涩刺痛、咽干口燥、小腹胀痛、腰痛乏力、五心烦热，舌红少苔或无苔，脉细数。

治法：益肾养阴，凉血解毒。

方药：知柏地黄丸加减。熟地 15g，知母 10g，黄柏 10g，山萸 12g，山药 15g，茯苓 15g，泽泻 10g，枸杞子 20g，女贞子 15g，旱莲草 15g，丹皮 12g，地骨皮 12g，竹叶 10g，白茅根 10g，芦根 12g。

5. 脾肾阳虚

主证：倦怠，气短乏力，腰膝酸软，夜尿增多，小便频数，自汗肢冷，舌胖，齿痕，苔白，脉沉细。常见于急性期症状控制后膀胱功能恢复不好的慢性患者。

治法：健脾益肾，温补肾阳。

方药：参附汤合参苓白术散加减。人参 10g（另煎），附子 10g（先煎），生姜 6g，大枣 5 枚，白术 15g，茯苓 15g，炙甘草 6g，陈皮 6g，山药 30g，扁豆 15g，桑螵蛸 30g，益智仁 30g。

人参、白术、茯苓、山药、炙甘草、扁豆益气补脾；附子温肾补阳；桑螵蛸、益智仁缩泉固涩；生姜、大枣调和诸药。全方共奏健脾益肾、温补肾阳之效。

（四）临证体会

放射性膀胱炎因放射线对组织的损伤而造成局部组织细胞肿胀、水肿，甚至纤维化而影响排尿功能。在中医治疗中归于淋证。李教授临证中最常用的药物为利尿通淋及凉血解毒两类中药，常用药如石韦、萹蓄、瞿麦、木通、车前子、土茯苓、生地、栀子、滑石、丹皮、卷柏等。

除辨证治疗外，需酌情加入活血化瘀药以改善局部血液循环，减轻组织炎症，这是改善临床症状的重要手段。如丹参、大黄、泽兰、当归、赤芍、三七、蒲黄、白头翁、莪术等。在清利膀胱药中加入活血散瘀药，不仅可改善临床症状，对改善实验室指标也较明显。现代药理研究表明，三七、大黄、当归、牛膝等亦有明显利尿作用。因此在临床辨证的基础上酌情加入符合辨证的活血药可明显提高疗效。如在放射性治疗开始时同时用中药，不仅可减轻副反应，同时可预防或减少放射性膀胱炎的发生。

伴尿血的患者，治疗中应加入止血药，如白茅根、大小蓟、仙鹤草、藕节、侧柏叶、茜草等。

（五）病案举例

> **病例** ×××，女，48岁。

初诊：2010年7月21日

患者因阴道不规则出血，当地医院于2009年3月17日病理确诊为子宫颈癌，行放射治疗。2010年7月复查见盆腔内转移、腹壁转移，再次行肿物放疗，目前放疗已8次，患者感尿频尿急，特求治于中医。

患者一般情况尚可，近日感小腹隐痛，伴尿频、尿急、尿痛等症，未见肉眼血尿。舌质淡，苔薄白，脉滑。

诊为淋证，证属湿热下注。治宜清热利湿。处方：拟八正散加减。

猪茯苓各10g	牛　膝10g	生薏苡仁30g	白　术15g
生　地12g	丹　皮10g	冬凌草10g	野菊花10g
石　韦10g	八月札15g	莪　术10g	石见穿10g
白花蛇舌草30g	半边莲10g		

14剂，水煎服，每日1剂，早晚各1次。

二诊：2010年8月4日

患者服用上方后，尿频、尿急、尿痛等尿路刺激征明显好转，坚持放疗已近结束。偶有小便带血，一般情况好，治宜利尿通淋，凉血止血，解毒散结。处方：

猪　苓10g	茯　苓10g	生薏苡仁30g	白　术15g
牛　膝10g	瞿　麦15g	小　蓟12g	滑　石12g
石　韦10g	白茅根10g	芦　根10g	夏枯草10g
八月札15g	野菊花10g	莪　术10g	石见穿10g
白花蛇舌草30g	半枝莲10g		

14剂，水煎服，每日1剂，早晚各1次。

三诊：2010年8月20日

患者放疗顺利结束，一般情况可，小腹隐痛有缓解，无尿频尿急等症。

处方：

茯　苓10g	猪　苓10g	牛　膝10g	生薏苡仁30g
炒白术15g	女贞子10g	益母草10g	红　藤10g
络石藤10g	当　归10g	菊　花10g	玫瑰花10g
桑白皮10g	海桐皮10g	木　瓜10g	土贝母10g
石见穿10g	白花蛇舌草15g		

体会：中医没有放射性膀胱炎之说，本病依据症状归于"尿血"、"癃闭"、"淋病"等范畴。以脾肾亏虚为本，湿热瘀毒为标，病位在膀胱，与脾肾相关，早期为实证，晚期以虚证为主。治则主要是清热解毒，利尿通淋，主要以八正散加减。在临证中，李教授告诉我们，有一些药物在组方中会经常用到，它们主要是一些健脾渗湿、利尿通淋，入膀胱、脾肾经的药物。如猪苓、茯苓、薏苡仁、泽泻、白茅根、芦根、金钱草、海金沙、萆薢等等。

本例患者为子宫颈癌，虽经过放疗，病情控制不佳，出现盆腔内转移、腹壁转移，再次行放疗。此次治疗副反应较重，出现放射性膀胱炎。症见尿频尿急尿痛，诊断为淋证，证属湿热下注，治以清热利湿，拟八正散加减。猪茯苓、牛膝、生薏苡仁、白术健脾利湿，生地、丹皮凉血活血，冬凌草、野菊花清热解毒，石韦合猪茯苓、生薏苡仁利水通淋，八月札、莪术合生地、丹皮活血化瘀，石见穿、白花蛇舌草、半边莲解毒抗癌。

患者服用上方后，尿路刺激征明显好转，坚持放疗已近结束。偶有小便带血，治宜利尿通淋，凉血止血，解毒散结。猪苓、茯苓、生薏苡仁、白术健脾利湿，瞿麦、小蓟、滑石、石韦、白茅根、芦根利水通淋，凉血止血，夏枯草、八月札散结，野菊花清热解毒，莪术活血，牛膝活血兼引药下行，石见穿、白花蛇舌草、半枝莲抗癌。

通过中药的使用，患者顺利完成放疗。三诊时一般情况可，小腹隐痛有缓解，无尿频尿急等症。此时患者尿路刺激征已经明显缓解，故治疗改为控制肿瘤，加用了益母草、红藤、络石藤、海桐皮、木瓜、土贝母等药物，患者病情控制良好。

七、放射性直肠炎

放射性直肠炎是指放射治疗时射线导致肠黏膜充血、水肿、然后黏膜坏死、脱落，使肠面出现大面积表浅溃疡的病理过程。溃疡底部为肉芽组织，肉芽组织表面的血管发生破裂引起出血或经肉芽组织向肠腔渗出大量液体，从而形成特有的血水便。溃疡出血严重时可穿孔成瘘，阴道直肠瘘的发生率为 0.4%。放射性直肠炎 80% 在放疗后 6 个月至 2 年发生，保守治疗后多数在放疗后 3 年内恢复。

（一）临床表现及病机

放射性直肠炎以泄泻、大便次数增多，或有黏液血便、里急后重感或小腹隐痛为主要临床表现。由于直肠黏膜肿胀充血，吸收水分的功能下降，故大便溏泻可呈水样，且对刺激敏感，排便次数增多。

中医学认为暴注下迫皆属于热。放射性直肠炎为毒热之邪直中入里，故泄泻泻急速。泄泻之本，无不由脾胃。溏泻日久则伤肾。治疗放射性直肠炎，病位在大肠，然离不开脾肾两脏。治法上则以清凉、甘缓、酸收、固涩为原则。临床上由于症状复杂，几法兼用，方能奏效。

（二）辨证论治

1. 胃肠蕴热

主证：大便溏泻或有血便，肛门灼痛，口中干渴，舌红绛，脉弦数或细数。

治法：清热凉血。

方药：清胃散加减。黄连 10g，当归 10g，生地 15g，丹皮 10g，地榆 10g，槐花 10g，车前子 15g（包煎）。

上方以黄连清胃泻热；生地、丹皮、地榆、槐花凉血散血止血；车前子引热从小便而出；当归养血。全方共奏清热凉血之效。

2. 脾虚

主证：便溏腹痛，下迫急注，乏力倦怠，苔白舌胖，脉沉细。

治法：健脾缓急止泻。

方药：参苓白术散加减。人参 10g（另煎），茯苓 15g，白术 15g，陈皮 6g，炙甘草 6g，山药 30g，炒扁豆 15g，莲子 30g，砂仁 6g（后下），炒薏苡仁 30g，芡实 15g，五味子 6g，赤白芍各 10g。

上方以人参、茯苓、白术、山药、莲子、炒扁豆、炒薏苡仁健脾利湿；砂仁理气燥湿；芡实、五味子涩肠止泻；赤白芍酸收缓急。全方共奏健脾缓急止泻之效。腹痛甚加元胡 10g。

3. 泻下不止

主证：以泻下不止为主要症状者，证见泻下不止，日数十行，不思饮食，舌淡或淡红，苔薄白，脉沉细。

治法：固涩止泻。

方药：真人养脏汤加减。诃子 10g，罂粟壳 10g，五味子 10g，乌梅 10g，当归 10g，炙甘草 6g，炒白术 15g，人参 10g（另煎），白芍 10g，黄连 6g。

上方以诃子、罂粟壳、五味子、乌梅固涩止泻；人参、炒白术、炙甘草益气补脾；当归、白芍养血缓急；黄连坚阴止泻。全方共奏固涩止泻之效。

4. 便血

主证：以便血为主要症状者，证见大便下鲜血或血水样便、里急后重、舌暗红、苔白或黄、脉细弦。

治法：活血止血。

方药：槐花散加减。炒槐花10g，侧柏炭10g，荆芥炭10g，当归10g，木香6g，阿胶10g（烊化另兑），枳壳（炒黑）10g。

上方以炒槐花、侧柏炭、荆芥炭凉血止血；当归、阿胶养血止血；木香、枳壳理气止痛。全方共奏活血止血、理气止痛之效。

八、呕吐

（一）概述

恶心、呕吐、厌食等消化道反应是化疗药最常见的副反应。几乎所有的化疗药都导致不同程度的恶心呕吐反应。其中呕吐程度最重的化疗药是顺铂，其他还包括阿霉素、环磷酰胺、足叶乙甙、氨甲喋呤、紫杉醇等等。可发生于化疗中、化疗后数小时，甚至化疗后数天，反应程度、持续时间有较大的差异。

恶心呕吐是化疗药最常见的副反应，也是患者最畏惧的事。从前西药只有胃复安、维生素 B_6、地塞米松等药物，疗效很差。中医药通过降逆止呕，健脾开胃起到了加强止吐的作用。但近来随着 5 – HT$_3$ 受体阻滞剂如昂丹司琼、格拉司琼、托烷司琼等中枢止吐药的问世，明显提高了止吐效果，超过了中药的止吐力量，所以现在很少单用中药处理急性恶心呕吐反应了。

中药虽然止吐力量比不上西药的中枢止吐药，但也有其独特之处。患者感觉用了昂丹司琼等药后，虽是吐不出来了，但胃脘仍有发堵的感觉，非常难受。而化疗中食欲不佳，不思饮食的发生率很高，西药吗丁啉、多酶片等胃动力药、助消化药的效果并不好。此时通过中医理气健脾，和胃降逆治法，就能起到很好的效果，明显减轻恶心呕吐反应，促进食欲的恢复。

（二）辨证论治

李教授认为，化疗中的恶心呕吐多因为久病脾胃之气不足，加之药毒为害，毒邪乘虚而犯，脾胃受邪，中焦运化失司，脾气当升不升，胃气应降不降，不能消化水谷，运化水湿，导致食积于内，水湿内停，胃气上逆，见恶心呕吐。治疗以理气化痰、和胃降逆治其标，益气健脾治其本为主。主要以六君子汤、参苓白术散、旋覆代赭石汤、半夏泻心汤、保和丸等为主方加减应用。李教授在临床中主要分为以下5种类型辨证论治：

1. 肝气犯胃型

主证：呕吐吞酸，嗳气频作，抑郁不乐，胸胁胀满，烦闷不舒。舌质淡，苔白，脉弦。

治法：疏肝理气，和胃降逆。

方药：半夏厚朴汤合左金丸加减。半夏10g，厚朴10g，苏梗10g，陈皮10g，佛手10g，茯苓15g，白术10g，黄连9g，吴茱萸3g，当归12g，白芍15g。

方中半夏化痰散结，降逆止呕，厚朴下气除满，苏梗、陈皮、佛手行气，茯苓、白术健脾，当归、白芍养血，黄连清泻肝火，佐以吴茱萸，借其辛热疏利之性，取其下气之用，助黄连和胃降逆。

2. 痰饮内阻型

主证：胸脘痞闷，呕吐清水痰涎，头晕目眩，不思饮食。舌质淡，苔白腻，脉滑。

治法：温化痰饮，和胃止呕。

方药：小半夏汤合苓桂术甘汤加减。半夏10g，黄连5g，黄芩8g，茯苓15g，苍术12g，白术12g，薏苡仁20g，泽泻10g，木香8g，桂枝5g，厚朴10g，苏子10g，白豆蔻6g，鸡内金20g，炒麦芽30g。

方中半夏、厚朴燥湿降逆化痰，黄连、黄芩清热，茯苓、苍术、白术、薏苡仁、泽泻健脾利湿，木香、苏子行气，桂枝温通，白豆蔻醒脾，鸡内金、炒麦芽健胃消食。

3. 脾胃郁热型

主证：呕吐酸苦，喜寒恶热，食后即吐，苔黄腻，脉数。

治法：清胃止呕。

方药：陈皮竹茹汤加减。陈皮9g，清半夏9g，茯苓6g，竹茹9g，黄连5g，麦冬9g，炙杷叶9g，旋覆花（布包）9g，水煎服。

方中黄连清胃热，清半夏燥湿化痰，陈皮行气，茯苓健脾，旋覆花、竹茹降逆止呕，麦冬、炙杷叶养阴。

4. 脾胃虚寒型

主证：呕吐清水、凉水，口内多涎，喜热恶寒，苔白，脉沉紧。

治法：温胃散寒。

方药：丁香柿蒂汤合理中丸加减。党参9g，姜半夏9g，陈皮9g，茯苓10g，白术12g，丁香12g，柿蒂12g，干姜6g，炙甘草6g，红枣7枚，水煎服。

5. 胃阴不足型

主证：呕吐反复发作，时有干呕，或仅唾涎沫，口燥咽干，胃中嘈杂，饥不欲食。舌质红，少苔，脉细数。

治法：养阴清胃，降逆止呕。

方药：麦门冬汤加减。麦冬15g，沙参20g，石斛15g，生地12g，熟地12g，半夏10g，知母10g，玉竹12g，陈皮10g，鸡内金20g。

方中麦冬入肺胃两经，养阴生津，沙参、石斛、生地、熟地、玉竹滋养胃肾之阴，半夏和胃降逆止呕，陈皮行气，知母泻胃火，滋胃阴，鸡内金开胃消食。

（三）常用成方

除了辨证用药治疗化疗导致的呕吐外，李教授经常会用到一些成方，或经常以几种经典的具有止吐作用的方药加减使用，如六君子汤、参苓白术散、旋覆代赭石汤、泻心汤、柴胡汤、保和丸等。

1. 旋覆代赭石汤

原方出自《伤寒论》，是治疗嗳气呕逆的著名方剂，乃医圣张仲景为胃虚、痰阻、气逆证设，用以治疗嗳气、脘痞、反胃等症而由胃虚痰阻气逆所致者。方中旋覆花下气消痰，降逆止呕；代赭石平肝降逆；半夏、生姜降逆化痰散结，人参、甘草、大枣温补中气治其虚。该方组方严谨，有攻有守，有升有降，以降为主。古人有云，"诸花皆升，旋覆独降"，该方用旋覆花与代赭石、半夏配伍，既平逆气，又除痰饮，用参、草、姜、枣调理脾胃，以防伤正。如辨证恰当，不失为降逆化痰开郁之良方。

呕吐在临床上极为常见，其病因较多。外邪犯胃，饮食停滞，肝气犯胃，痰饮内停，脾胃虚弱等，皆可致呕致吐。对于肝气犯胃、痰饮内生，呕吐频作，兼有胃脘痞满不舒者，运用旋覆代赭石汤化裁，既平肝气，又能补胃虚。化疗后呕吐患者，只要辨证属于痰阻气逆者，无论有无胃虚表现，只要加减化裁得当，均能取得较好疗效。

2. 泻心汤类

包括了半夏泻心汤、生姜泻心汤与甘草泻心汤3个方剂。"伤寒五六日，呕而发热者……宜半夏泻心汤"；"伤寒汗出解之后……干噫食臭，生姜泻心汤主之"；"伤寒中风……干呕心烦不得安……甘草泻心汤主之"。3个汤证中均有呕吐症状，其致呕是由于误治伤中，升降失职，清气不升则寒，浊气不降则热，寒热错杂，胃气上逆。

在治疗上应当以调和寒热为主，气机调畅，清气得升，浊气得降，病症可除。三方均以黄芩、黄连清中焦之热，干姜、半夏温中焦之寒，人参、大枣、甘草益脾胃之气。

不同之处在于，半夏泻心汤呕吐较甚，故以半夏为君，和胃降逆；生姜泻心汤兼有水饮食滞，以干噫食臭为主，加生姜四两为君宣散水气；甘草泻心汤脾虚较甚，增炙甘草至四两为君，补中和胃。临床上应详加分析，根据病症侧重点不同合理选择，能收良效。

3. 小柴胡汤

是《伤寒论》中的名方，主治少阳证。"少阳病，寒热往来，胸胁苦满，不欲饮食，心烦喜呕，咽干，目眩，小柴胡汤主之。""喜呕"是指多呕，它是小柴胡汤的八大主证之一，邪犯少阳，胆火内郁，胆热横逆于胃，胃失和降而多呕吐，它反映了小柴胡汤证枢机不利，脾胃失和的特点。

小柴胡汤的主证与肿瘤患者化疗中出现的呕吐，从病因病机都非常相似。方中柴胡气质轻清，可舒解少阳；黄芩苦寒，清少阳胆腑郁热；半夏、生姜调和胃气，降逆止呕；人参、炙甘草、大枣益气和中，扶正祛邪。全方共奏和解少阳，条达枢机之效，用于临床效果非常好。

4. 大柴胡汤

主治少阳、阳明合病。"太阳病，过经十余日……呕不止，心下急……与大柴胡汤，下之则愈。""伤寒发热……呕吐而下利者，大柴胡汤主之。""呕不止"乃邪热不解，合并阳明，热壅于胃，胃气上逆所致。因病兼阳明，热壅气滞，胆热犯胃。用大柴胡汤和解少阳，宣展枢机，兼通下里实。方中柴胡、黄芩清郁热，疏解少阳；芍药缓急止痛；半夏、生姜降逆止呕；枳实、大黄通下热结；大枣和中。服用本方后，气机条达，里实得通则呕吐自止。

（四）病案举例

病例　×××，女，65岁。

初诊：2010年11月17日

患者2007年5月21日行右半结肠癌根治术，术后病理：右半结肠癌中分化腺癌，淋巴结转移（0/12）。术后化疗3周期。2008年10月复查见右上肺结节，11月13日行右肺肿物楔形切除，术后病理证实为转移癌。术后再次化疗4个周期。2010年11月因咳嗽复查胸部CT见右肺门、气管旁、腔静脉前占位。

咳嗽剧烈，干咳为主，偶有白痰不易咯出，伴乏力、胸闷、气短。食欲欠佳，食纳量少。二便调。舌质红，苔薄黄，脉弦细。

诊为肠蕈，证属肝胃不和，痰湿蕴肺。治宜宽胸理气，化痰止咳。拟养阴清肺汤加减，处方：

生黄芪20g	瓜　蒌12g	薤　白10g	莱菔子12g
白芥子12g	鱼腥草20g	苏　子10g	厚　朴5g
前　胡12g	桔　梗10g	当　归12g	桑白皮12g
地骨皮10g	丹　皮10g	白　术12g	茯　苓15g
五味子10g	鸡内金20g		

共14剂，水煎服，每日1剂，早晚各1次。

二诊：2010年12月3日

服药后咳嗽、乏力明显好转，近日开始全身化疗，主要用药为伊立替康与希罗达，感消化道反应较重，食欲下降，恶心呕吐，口疮，口苦，大便秘结，白细胞略有下降。舌质红，苔黄厚腻，脉滑。

处方：

生黄芪20g	瓜　蒌12g	薤　白10g	莱菔子12g
野菊花10g	鱼腥草20g	苏　子10g	厚　朴5g
地　丁10g	桔　梗10g	当　归10g	银　花10g
枸杞子15g	白　术10g	茯　苓10g	鸡血藤10g

公 英 12g　　　白 芍 15g　　　枸杞子 20g　　　火麻仁 10g

共 14 剂，水煎服，每日 1 剂，早晚各 1 次。

三诊：2010 年 12 月 17 日

咳嗽明显好转，口疮愈合，大便通畅，食欲仍很差，呕吐胃内容物。白细胞恢复正常。处方以小半夏汤加减：

清半夏 10g　　　陈 皮 10g　　　小茴香 12g　　　干 姜 6g

茯 苓 15g　　　炒麦芽 20g　　　柿 蒂 12g　　　甘 草 10g

共 10 剂，水煎服，每日 1 剂，早晚各 1 次。

四诊：2010 年 12 月 27 日

恶心呕吐等消化道反应明显好转，继续全身化疗。感口苦，偶尔呕吐涎沫，舌质红，苔黄。中药 12 月 17 日方加黄连 5g，吴茱萸 3g。

体会：患者为肠癌晚期，3 年前手术，术后做了化疗，但术后仅 1 年就出现了肺转移，再行肺肿物切除，术后又做了化疗，目前肺内再次出现转移灶，并且为多发，已经不能再手术了。就诊时咳嗽较明显，通过给予化痰止咳，宽胸理气中药，咳嗽明显得到了控制。

随后鼓励患者行全身化疗以控制肿瘤，但化疗反应较重，出现一派湿热内扰之象，二诊时食欲下降，恶心呕吐，口疮，口苦，大便秘结，白细胞略有下降。舌质红，苔黄厚腻，脉滑。此时中药加强了理气降逆，清热化痰之力，薤白、莱菔子、苏子、厚朴宽胸理气降逆，野菊花、地丁、银花、公英清热解毒，火麻仁润肠通便，当归、枸杞子、鸡血藤养血。

三诊时咳嗽明显好转，口疮愈合，大便通畅，白细胞恢复正常。但化疗导致食欲仍很差，呕吐胃内容物。改方为理气降逆，缓解消化道反应，清半夏、陈皮、小茴香、干姜、茯苓、炒麦芽、柿蒂、甘草，止吐作用非常明显，但偏热，所以四诊时加用了黄连、吴茱萸，为左金丸的意思。

通过化疗加中药，有效地缓解了化疗的副反应，减轻了临床症状，树立了患者的信心，顺利完成了全身化疗。

九、 食欲不振

食欲不振也是肿瘤临床中常见的并发症，如果不进一步治疗可直接影响患者的治疗和康复，现将病因病机及辨证治疗分述如下。

（一）病因病机

肿瘤患者在放化疗过程中大多数有食欲减退症状，由于放射线的照射及化疗药物的影响，加之肿瘤本身释放的有毒物质使机体的消化系统出现明显变化，开始为食之无味、食后饱胀不适，以后食量逐渐减少，随着治疗的进程而加剧。食欲不振与五脏六腑功能失调有关，但与脾胃关系最为密切，脾胃受损，健运失常，无所输布，必纳谷呆滞；或饮食失节，胃失和降，致食欲不振。肿瘤患者体质虚弱，易于感受外邪，影响脾胃的运化功能，脾失健运，胃失降纳，不能随消随化，而致食欲不振。肿瘤患者情绪变化较大，情志失调，影响肝的调达之性，肝气横逆犯胃，以致肝胃不和，胃气失于和降；或忧思伤脾，脾失健运，食难运化，而致食欲不振、不思饮食。久病迁延未愈，致脾胃虚弱；或病后胃阴不足，失其润泽，而致食欲不振。脾虚及肾，命门火衰，肾阳虚不能助脾胃腐熟水谷，水反为湿，谷反为滞，湿浊之邪内停，气机升降失调，清浊不分，而致食欲不振。总之，肿瘤患者食欲不振的病因很多，外感六淫、内伤脏腑都可导致脾胃运化功能失调，出现食欲不振。其病位在胃，但病机与脾、肝、肾密切相关。

（二）辨证论治

食欲不振有缓急之别，病程有长短之异；症急病程短者多由感受六淫之邪及暴饮暴食所致，为邪实之证，祛除病邪，邪去正安，则纳食可以在短期内恢复正常。症缓而病程长者，多由于脾胃虚弱，脾肾阳虚，或情志失调所致，为正虚或兼邪实之证，迁延难愈，反反复复，时轻时重。虚实之证又可互为因果，实证因失治、误治，或过用脾胃克伐药物，耗伤正气，或能转为虚证；虚证调治失当，或复感六淫之邪，又可进一步加重病情，甚至于谷食不思。故应辨证分析，区别施治。

1. 外邪犯胃

主证：放化疗过程中，感受风寒者可兼见恶寒发热，头痛无汗，舌苔薄白，脉浮紧；感受风热者，或兼见恶寒发热，头痛汗出，舌苔薄黄，舌质红，脉数；感受暑湿之邪者，多于长夏，或兼见呕恶，发热汗出，口渴，体重胸闷，舌质红，舌苔黄腻，脉濡数。

治法：疏解外邪，醒胃运脾。

方药：藿香正气散加减。藿香 10g，紫苏 10g，陈皮 6g，半夏 10g，茯苓 15g，白术 15g，大腹皮 10g，厚朴 10g，白芷 10g，生姜 6g，大枣 5 枚。

方中藿香解表散寒，芳香化湿，白芷、紫苏散寒止呕，半夏、陈皮燥湿降逆，和胃止呕，茯苓、白术健脾利湿，厚朴降逆化湿，和中止呕，大腹皮行气，生姜、大枣调和营卫。发热恶寒者，加荆芥 10g、防风 10g。上方以风寒湿邪侵袭致病者为宜，若属风热犯胃者以银翘散加减；因暑湿引起食欲不振者，以新加香薷饮加减。

2. 饮食停滞

主证：放化疗过程中不思饮食，脘腹胀满疼痛，嗳反酸腐，大便秽臭溏薄或秘结，舌苔厚腻，脉滑。

治法：消食导滞，调和脾胃。

方药：枳实导滞丸加减。枳实 10g，大黄 10g，黄连 6g，黄芩 10g，白术 15g，神曲 30g，茯苓 15g，木香 6g，焦山楂 15g。

方中大黄攻积泻热，使积热从大便而下，枳实行气导滞，黄连、黄芩清内热，燥湿止痢，茯苓、白术健脾，木香行气开胃，神曲、焦山楂健胃消食。呕吐加半夏 10g、陈皮 6g；伤酒食者加葛花 10g；伤面食者加炒谷麦芽各 30g；伤生冷食物者，加干姜 6g、砂仁 6g（后下），去黄芩、黄连。

3. 肝气犯胃

主证：放化疗过程中，每于情志抑郁则胸闷胁痛，谷纳不思，食后胃脘作胀，嗳气频频，嗳之则舒。舌边红，苔薄，脉弦。

治法：疏肝理气，和胃健脾。

方药：四逆散合四七汤加减。柴胡10g，枳壳10g，白芍10g，半夏10g，厚朴10g，苏叶10g，茯苓15g，甘草6g，木瓜15g。

方中柴胡疏肝解郁，枳壳行气解郁，宽胸除胀，白芍养血柔肝，半夏降逆燥湿，厚朴降气除满，苏叶止呕，茯苓健脾。诸药合用，使肝郁得解，脾胃恢复健运。如肝气郁结化热吞酸，加左金丸；阴伤加川石斛10g、北沙参15g；气滞血瘀者加丹参15g、山楂15g；脾虚便溏乏力者，加山药30g、炒扁豆30g。

4. 湿困脾土

主证：不知饥饿，胃呆纳钝，脘腹痞闷，满闷不舒，身重倦怠，头昏如蒙，恶心欲呕，小便短赤，大便溏而不爽。舌苔厚腻，脉濡细或滑。

治法：祛湿运脾，顺气宽中。

方药：苍白二陈汤加减。苍术10g，白术10g，半夏10g，广陈皮6g，茯苓15g，甘草6g，枳壳10g，砂仁6g（后下），佩兰10g。

方中苍术燥湿醒脾，半夏燥湿化痰，降逆止呕，茯苓、白术健脾利湿，枳壳、广陈皮、砂仁理气醒脾，佩兰化湿。诸药合用，使湿邪去而脾得健运。若湿已化热，湿热并重，加黄连6g、芦根30g、滑石30g（包煎）；若兼食滞者，加神曲30g、麦芽30g；兼脾胃气虚者，加党参10g。

5. 脾胃虚弱

主证：不知饥饿，胃呆纳少，胸脘不舒，气短乏力，体倦懒言，大便溏薄，舌淡苔薄白，脉细或虚大无力。

治法：益气健脾，升清降浊。

方药：谷神丸加减。党参15g，砂仁6g（后下），神曲30g，香附10g，青皮6g，陈皮10g，枳壳10g，莪术10g，三棱10g，炒麦芽30g。

方中党参益气健脾，枳壳行气宽中除胀，砂仁理气醒脾，香附、青皮、陈皮行气，莪术、三棱活血，神曲、炒麦芽开胃消食。若气虚及阳，脾胃阳微，中寒不运，加附子10g（先煎）、益智仁10g；若中气下陷，食后胀甚，卧则胀减，加补中益气丸，升提中气；若兼食积化热加连翘10g、黄连6g。

6. 脾胃阳虚

主证：胃呆纳钝，腰膝酸困，畏寒肌冷，四肢不温，大便溏薄，完谷不化，夜尿频多，小便清长，舌淡胖，苔薄白，脉沉细。

治法：温补肾阳，益气健脾。

方药：九气丹合四君子汤加减。熟地10g，吴萸6g，淡附片10g（先煎），五味子6g，破故纸10g，肉豆蔻6g，荜茇10g，甘草6g，炮姜6g，党参15g，白术15g。

方中淡附片温肾阳散阴寒，吴萸散寒止痛止呕，助阳止泻，荜茇温中散寒，熟地补肾，党参、白术健脾益气，五味子涩肠止泻，破故纸、肉豆蔻、炮姜补肾壮阳止泻。若气短乏力加黄芪30g；脊背如水淋者加鹿角片10g（另煎）、益智仁10g；腰痠甚者加杜仲10g、川断15g；兼脘腹作胀者加砂仁6g（后下）、陈皮6g、神曲30g、半夏10g。

十、口干舌燥

口干舌燥常常发生于头颈部或胸部放疗的病人，尤其是鼻咽癌、扁桃体癌及上颌、颊部、舌和口底部肿瘤放射治疗时，不可避免地会发生相应部位损伤，发生放射性口腔黏膜炎、放射性口腔干燥征等症。鼻咽或口咽肿瘤患者放疗时除有口干外，还伴有腮腺和颌下腺肿胀、疼痛和发热，影响患者食欲，吞咽困难，甚至影响说话功能等。

损伤程度与放射剂量成正相关。口干可持续 2～3 年或更长时间，或终生不能恢复。采用活血化瘀、清热解毒、养阴润肺中药可以明显改善肿瘤患者因颈部和上胸部放疗造成口腔腺体萎缩，减少口干症状，而且证明活血化瘀中药有助于患者局部肿瘤缩小。

（一）病因病机

该病属中医燥证范畴，当属火燥，阴虚致燥为其根本病因，肝肾为其病源根蒂，五脏藏精血津液，唾为气血化生所致。《素问·宣明五气论篇》云："心为汗，肺为涕，肝为泪，脾为涎，肾为唾为五液，为脏所化。"认为燥的发生与内伤脏腑有关，脾胃津液不上承则涎少口干；肾阴不足，阴虚津亏，口干舌燥，此外与肝血虚，肺燥阴伤关系也很密切。除此之外燥与火也有关，火善于炎上，而燥万物者，莫过于火，燥胜则干，温热燥邪入侵，耗伤津血，不能滋润窍道，而产生口干舌燥。素体阴虚，或因伤精，失血失液，耗伤肾阴，阴虚生内热，热久化火，虚火上炎，灼伤阴液。或阴虚之证迁延日久，阴损及阳，五脏气血阴阳俱虚。情志不舒，肝郁气滞，从热化火，灼伤阴液，津液不能上承于口。总之，脏腑虚损使津液无源；脾虚失运津液不能敷布全身；热火灼阴，伤津耗血；津液、血液丢失过多耗伤肾阴都是产生燥的病因。

（二）辨证论治

1. 阴虚

主证：口咽干燥，口渴不欲多饮，或饮不解渴，进干食需水送下，面色潮红，五心烦热，羸弱消瘦，失眠头晕，肌肤发斑，齿龈出血，鼻有血痂，舌体瘦，干红少津，少苔或无苔，脉细数。

偏于肺阴虚：兼见咽干疼，干咳无痰或干痰难咯、失音；

偏于脾胃阴虚：兼见干呕，纳食不香或不思饮食，口角干燥，皲裂脱屑，出血疼痛，大便秘结；

偏于肝阴虚：兼见头晕目眩，目干涩无泪，眼红畏光，视物模糊，胁下胀痛，关节疼痛挛急，两颐肿大；

偏于肾阴虚：兼见耳聋耳鸣，时有低热，午后尤甚，咽干不适，喉中凝唾，堵塞难咳，腰膝酸软。

治法：偏于肺阴虚：养阴清肺，生津润燥；偏于脾胃阴虚：养阴润燥，生津止渴；偏于肝阴虚：养阴柔肝明目；偏于肾阴虚：补肾填精、养阴生津。

方药：偏于肺阴虚，百合固金汤加减。百合15g，生熟地各15g，南北沙参15g，天麦冬各15g，贝母15g，芦根30g，甘草6g，桔梗10g。

偏于脾胃阴虚，益胃汤加减。生地15g，玉竹10g，麦冬15g，石斛15g，天花粉15g，谷麦芽各30g，葛根15g。

偏于肝阴虚，一贯煎合补肝汤加减。生地15g，麦冬15g，枸杞子15g，白芍10g。眩晕者加菊花15g，珍珠母30g；关节疼痛加木瓜15g，鸡血藤30g，桑寄生15g；两颐肿大加鸡血藤30g，牛膝15g，川楝子15g。

偏于肾阴虚，左归丸加减。生熟地各15g，枸杞子10g，菟丝子30g，牛膝15g，山药30g，阿胶10g（烊化另兑）。骨蒸潮热者加地骨皮15g，青蒿10g，鳖甲15g（先煎）；咽痛，喉中凝唾加玄参15g，青果15g，桔梗15g，二冬各15g。

以上阴虚之证，五脏俱有联系，而以肝肾为根本，其他三脏的阴虚久延不愈，最终大多累及肝肾，故在治疗上多兼养肝肾之阴。

2. 肝郁气滞血瘀

主证：口干咽燥，渴不欲饮或饮不解渴，两颐肿大，头晕目眩，视物昏花，目干涩无泪，畏光眼红，面色无华或黧黑，皮肤发斑色暗，胁痛或胁下癥瘕，肢体末端遇寒后发白青紫，身上可有红色斑点，或散在多发或成簇成片，多见于下肢。舌青紫或淡暗，有瘀点，少津，脉细涩。

治法：疏肝解郁，祛瘀生新，养血活血。

方药：丹栀逍遥散合桃红四物汤加减。丹皮 10g，山栀 10g，生地 15g，当归 10g，赤白芍各 15g，玄参 10g，麦冬 10g，郁金 10g，柴胡 10g，川芎 6g，桃仁 10g，红花 10g，莪术 10g，元胡 10g，鳖甲 15g（先煎）。

本方以郁金、柴胡疏肝解郁；当归、白芍养血柔肝；川芎、桃仁、红花、莪术活血散血；生地、玄参、麦冬滋阴增液；元胡散结止痛。全方共奏疏肝解郁、祛瘀生新、养血活血之效。

3. 阴阳两虚

主证：口咽干燥少津，渴不欲饮，饮不解渴，伴形倦神疲，语声低微，少气懒言，眼干涩，视物昏花，腰膝酸软，手足心热或手足逆冷，大便干结或稀溏，舌淡嫩少苔，脉沉细弱。

治法：阴阳双补。

方药：右归丸合二仙汤加减。仙茅 10g，仙灵脾 10g，巴戟天 10g，当归 10g，盐知柏各 10g，枸杞子 10g，肉桂 6g（后下），生黄芪 30g。

上方以仙茅、仙灵脾、巴戟天、枸杞子温补肾阳；知母、黄柏坚阴清热；肉桂引火归元；生黄芪益气健脾。全方共奏阴阳双补之效。

4. 脾胃气虚

主证：口干咽燥，渴不欲饮或饮后胃脘胀闷不舒，心烦，呕恶，腹胀便溏，身倦乏力，纳食不香，四肢浮肿，苔厚腻，脉细滑。

治法：健脾益胃，佐以清利湿浊。

方药：参苓白术散合三仁汤加减。太子参 15g，茯苓 15g，炒白术 15g，陈皮 6g，砂仁 6g，薏苡仁 30g，杏仁 10g，藿香 10g，川朴 10g，葛根 15g，扁豆 15g，甘草 6g。

上方以太子参、茯苓、炒白术、扁豆、薏苡仁、甘草健脾益气；陈皮、砂仁、川朴理气燥湿；葛根益胃升津；藿香芳香化湿。全方共奏健脾益胃、化湿升津之效。应注意此型为因虚致实，虚中夹实，治疗上应以健脾益气为主，用药时要注意利湿不伤阴，忌骤用燥湿之品，应在扶助脾胃正气的基础上使湿浊渐化。

附：小验方

银花、夏枯草各 10g，甘草 1.5g，煎汤代茶饮。

山栀、龙胆草、大黄各 3g，水煎服。

板蓝根 10g、桑叶 10g、灯草 6g、竹叶卷心 10g，水煎服。

防风 10g、甘草 6g、银花 15g、连翘 10g、薄荷 10g、荆芥 10g，煎水漱口。

银花 10g、连翘 10g、野菊花 10g、龙胆草 6g、大青叶 15g、黄芩 10g、炒山栀 6g、淡竹叶 10g、桑叶 10g、赤芍 10g、鲜生地 15g，水煎服。

口干少唾可口含鲜石斛 30g，鲜麦冬 30g，或以乌梅 15g，甘草煎汤代茶频饮。

临床常用清咽饮：胖大海 50g、麦冬 50g、金银花 30g、桔梗 30g、生甘草 30g，常年代茶，每日适量，开水冲泡，代茶而饮。

柴胡、地骨皮各 8g，水煎服。

若伴有口腔溃烂可用大黄煅炭，研末搽口烂处。或蒲黄、乌贼骨等分研细末，用硼酸水洗净口腔，再将药末吹上。或蒲黄 1g，青黛 0.3g，同研搽口内。或胡黄连 3g、藿香 3g、细辛 3g、黄连 3g 研为末，掺口内，漱口吐之。或白僵蚕 6g、黄柏 6g，研搽患处。或大黄、甘草各 3g，共研为细末吹口内。

十一、脱发

（一）概述

许多化疗药物都可引起不同程度的脱发，表现为头发减少、稀疏，部分脱发，严重者甚至全秃，体毛脱落。脱发的程度和用药种类、剂量相关，而且与使用的化疗药剂量成正比，甚至于跟每个患者本身体质有关，并不是每位患者都出现严重脱发。能引起较严重脱发反应的化疗药有阿霉素（ADM）、表阿霉素（E-ADM）、鬼臼乙叉甙（VP-16）、紫杉醇等。应用 ADM 和 E-ADM 的病人 80%~100% 有不同程度的毛发脱落；几乎 100% 的病人应用 VP-16 后都会导致脱发，有些甚至出现全脱；烷化剂中以 CTX 引起脱发最明显，普通剂量脱发发病率约为 20%，大剂量冲击化疗全部病人脱发；MTX 则以小剂量长期用药脱发者常见，大剂量短期应用 MTX 加解救药者少见脱发。

目前还没有很好的办法预防脱发。可以在化疗时给病人头戴冰帽，使头部皮肤冷却，局部血管收缩，减少化疗药物到达头皮特别是毛囊的药量，减低毒性，从而减轻脱发。

（二）病因病机

化疗药物通过血液循环到达患者全身，在作用于肿瘤细胞的同时也作用于正常细胞。而且对一些快速生长的细胞如头发、口腔及胃肠道黏膜细胞的破坏作用尤为强烈，造成脱发、恶心呕吐等副反应。

化疗药引起的脱发，一般只脱头发，有时引起其他部位的毛发脱落，其原因是抗肿瘤药物损伤毛囊，导致毛囊内增殖较快的细胞死亡，使毛发脱落。一般的毛发脱落在停药后 1~2 个月可恢复生长，新长出的头发与原先的头发会有一些质地、颜色、卷曲程度的不同，但就大部分患者而言，重新长出的头发较原来的头发更有光泽，更浓密，颜色更黑，甚至由直发变成了卷发。

（三）辨证论治

李教授认为"发为血之余"，"肾其华在发"，十分重视阴血对头发的滋养作用。化疗损伤阴血，导致阴虚血燥，故辨证多为阴血亏损、内生燥风。治法应以养血生发，补益肝肾为主，辅以润燥祛风，清热解毒为原则。

临证通常以生地 15g，熟地 15g，当归 20g，黄精 15g，旱莲草

15g，女贞子 15g，黑芝麻 20g，何首乌 20g 为基本方加减。生熟地滋肾阴，清血热，当归补血活血，黄精、旱莲草、女贞子补肾，黑芝麻、何首乌补肾生发。

热盛血燥者去熟地，生地剂量改为 30g，加丹皮 10g，赤小豆 20g，蛇床子 15g，栀子 10g；肝肾亏损甚者加枸杞子 20g，菟丝子 20g，山萸肉 15g；气血瘀滞者加鸡血藤 20g，红花 6g，桃仁 10g，川芎 10g；头皮瘙痒者加苦参 20g，白藓皮 20g，地肤子 15g；心烦失眠者，加酸枣仁 20g，远志 10g，合欢皮 15g，水煎服。

脱发的治疗亦可参考以下两型辨证治疗。

1. 血虚

主证：化疗后头发脱落，面色萎黄，神疲乏力，语声低怯，舌淡，苔白，脉细弱。

治法：补血生发。

方药：四物汤加减。当归 10g，川芎 10g，熟地 15g，白芍 10g，茯苓 10g，阿胶 10g（烊化），木香 6g。

上方以当归、熟地、阿胶、白芍补血生血，血液充足则毛发得养，脱发减少，新发得生；川芎活血；茯苓健脾利湿；木香行气以防诸药之滋腻。众药合用起到补血生发作用。也可加制首乌 15g、黑芝麻 30g 以加强养血生发作用。

2. 阴虚

主证：化疗或放疗后头发脱落，伴口干舌燥、颧红潮热、腰膝废软，舌红少苔，脉细数。

治法：滋补肝肾、润燥祛风。

方药：六味地黄丸加减。丹皮 10g，熟地 10g，生地 15g，山药 15g，山茱萸 15g，侧柏叶 15g，黑芝麻 15g，何首乌 15g，枸杞子 15g，女贞子 15g。

上方以生地、枸杞子、女贞子、熟地、山茱萸滋阴补肾；黑芝麻、何首乌养血生发；侧柏叶凉血祛风。众药合用有滋补肝肾、润燥祛风之效。热盛血燥者去熟地，加大生地剂量，加赤小豆10g、蛇床子15g、栀子10g；气血瘀滞者加鸡血藤30g、红花10g、桃仁10g、川芎6g；头皮瘙痒者加白蒺藜30g、苦参6g、白藓皮30g、地肤子10g；心烦失眠者，加酸枣仁30g、远志10g、合欢皮10g。

另外，化疗前1周开始，可口服六味地黄丸30粒，每日2次；养血生发胶囊6g，每日2次，至化疗结束。或用蔓荆子120g炒研细末，和醋调之外涂，或以黑芝麻晒干，再以黑芝麻油浸半月后涂头发眉毛。

在食疗上，李教授强调多食核桃、榛子仁、黑芝麻、黑豆、红枣等物，对头发的再生有利。

（四）病案举例

病例 ×××，女，36岁。

初诊：2009年12月4日

患者2009年8月体检发现左乳腺肿物，外院穿刺活检为"癌"，淋巴结见癌浸润。术前TA方案新辅助化疗4个周期，淋巴结缩小，但乳腺肿物变化不大。于2009年11月11日手术，术后病理浸润性导管癌，2cm×2cm×1cm，淋巴结转移3/11，ER（+），PR（+），Her-2（-）。术后以原方案继续全身化疗。

患者化疗中，感乏力明显，虚汗出，不思饮食，白细胞低，头发脱落。舌质淡，苔薄白，脉沉细。

诊为左乳岩，证属气血两虚。治宜益气养血，健脾和胃。处方：

沙　参20g　　黄　芪15g　　当　归15g　　益母草10g
野菊花10g　　五味子10g　　浮小麦30g　　地骨皮15g
丹　皮10g　　五倍子10g　　茯　苓20g　　白　术10g
黄　精20g　　莪　术10g　　郁　金10g　　娑罗子10g
首　乌10g　　白花蛇舌草15g

14剂，水煎服，每日1剂，早晚各1次。

二诊：2010年1月8日

行术后放疗中，同时使用诺雷德内分泌治疗，头痛、脱发，恶心止，大便频。

处方：

党　参15g	生黄芪15g	茯　苓15g	当　归10g
川　芎10g	升　麻10g	白　芍10g	藁　本10g
羌　活10g	熟　地12g	何首乌15g	元　胡10g
金铃子10g	枸杞子15g	女贞子10g	鸡内金10g
焦三仙各10g			

14剂，水煎服，每日1剂，早晚各1次。

三诊：2010年5月7日

出汗好转，多项指标好转，头发重新生出，乌黑亮丽，带自来卷。大便略稀，舌淡红，脉沉细。治宜益气健脾，养血生发，软坚散结。处方：

生黄芪15g	茯　苓20g	五味子10g	浮小麦30g
白　术15g	黄　精10g	野菊花10g	旱莲草10g
石榴皮15g	诃　子10g	升　麻10g	何首乌10g
山慈姑10g	鳖　甲10g	土贝母10g	白花蛇舌草20g

14剂，水煎服，每日1剂，早晚各1次。

体会：该患者为乳腺癌，因淋巴结转移，西医先行手术前的新辅助化疗，进行了4个周期，副反应太大，于是停化疗做了手术。术后患者再行化疗，又出现了明显的化疗反应，主要是乏力及消化道反应、骨髓抑制、头发脱落，食欲差，舌淡红，脉细，属于一派气血两虚之象。化疗药中，紫杉醇与阿霉素是导致脱发最严重的两个化疗药，该患者这2种药同时应用，脱发明显，就诊时头发几乎全脱没了。

所以李教授在治疗上益气健脾，养血生发，以四君子汤为主方加减，处方以黄芪、沙参益气，当归养血，茯苓、白术健脾，黄精益精，五味子、浮小麦、五倍子敛汗，野菊花、地骨皮、丹皮清内热，益母草、黄精、首乌养血生发，为防止术后肿瘤的转移复发，又用了莪术、白花蛇舌草等活血解毒散结之品。

通过中药患者顺利完成了化疗。随后又进行放疗合并内分泌治疗，患者出现了头痛、腹泻等症，李教授对症加入藁本、羌活、川芎止头痛，白芍、熟地、何首乌养血补肾养发，石榴皮、诃子、升麻升提、固涩止泻，收到了很好的疗效。

患者间断服用中药达半年余，顺利完成了放化疗，多个临床症状好转，头发重新生出，乌黑亮丽，带自来卷。继续治以益气健脾，养血生发，软坚散结巩固疗效。

十二、应用中医药防治放化疗毒副反应的特点

治疗肿瘤应用放化疗在杀伤肿瘤细胞的同时，对机体正常组织亦有一定的损伤作用，患者往往有机体衰弱、消化道反应、骨髓抑制等副反应的出现。中医药防治放化疗毒副反应的研究已有 30 余年的历史，中药对放化疗的减毒增效作用已为大量的临床及实验研究所证实。中医肿瘤专家们已经摸索出中药防治肿瘤放化疗毒副反应的证治规律，使为数众多的肿瘤放化疗患者顺利完成了疗程，提高了肿瘤患者的生存质量和远期疗效。李教授在应用中医药防治放化疗毒副反应的临床实践中有以下特点：

（一）未病先防

中医药防治放化疗毒副反应，必须未病先防，防重于治，这样才能获得最佳疗效。根据前述常见放化疗毒副反应的中医辨证、治疗原则和常用药物，我们制定了防治放化疗毒副反应的常用基本方。防治化疗副反应的常用基本方：黄芪、党参、白术、茯苓、半夏、陈皮、鸡内金、焦六曲、女贞子、枸杞子、菟丝子。防治放疗副反应的常用基本方：生黄芪、大生地、金银花、黄连、麦冬、石斛、陈皮、清半夏、白术、茯苓、竹茹、鸡内金、女贞子。未病先防，指未等到病人

出现放化疗副反应时，在放化疗开始前一周左右即开始服用上述中药，每日1剂，一直维持到放化疗疗程结束后1周左右为止。这样能有效地预防或减轻放化疗的毒副反应，使绝大多数放化疗患者能顺利完成疗程。如果病人已经出现放化疗毒副反应，才开始服用中药，一般疗效都较差。

（二）分期用药

化疗常见的副反应，李教授认为是化疗药物致使机体气血损伤、脾胃失调、肝肾亏损，因此防治化疗副反应的治疗原则以扶正培本为主，如补气养血、健脾和胃、滋补肝肾等。在具体应用时，应根据化疗副反应出现的规律性，分期用药，化疗前、中、后各期在上述治法上有所侧重，用药亦有所不同。化疗最常见的副反应为消化道反应和骨髓抑制，如果反应过于严重，则往往影响化疗的顺利完成。各种化疗药都有程度不同的消化道反应，如恶心、呕吐、食欲下降等，多在化疗第1周，与化疗用药同时出现；而骨髓抑制如白细胞下降、血小板下降等，多出现在化疗后2~3周。应用中医药防治化疗副反应，应分期用药。化疗前以预防为主，未病先防，宜补气健脾、滋补肝肾，以扶正培本，增强体质，提高机体对化疗的耐受性，预防或减轻化疗副反应的发生，用前述防治化疗副反应的基本方（后简称化疗基本方）。化疗中则侧重健脾和胃，降逆止呕，以防治消化道反应为主，用化疗基本方去黄芪加黄连、竹茹、枇杷叶、苏梗等。如果化疗中出现呕吐较剧者，则改用旋覆代赭石汤加减，水煎少量多次服用。化疗后宜益气养血、补肾填精，用化疗基本方选加补肾填精生血药物如何首乌、熟地、当归、肉苁蓉、补骨脂、鹿角胶、阿胶、龟甲胶等，以激发机体的骨髓造血功能，减轻化疗所致骨髓抑制副反应，升提血象。以上是一般规律性的东西，临证时如遇到不同情况，还应具体情况具体分析，辨证论治，灵活用药。

（三）分部位用药

放疗患者常出现口干咽干舌燥、发热、恶心呕吐、食欲不振、乏力、血象下降等副反应。李教授认为这些证候的出现是由于癌症病人在接受放疗后机体内热毒过盛、津液受损、脾胃失调、气血损伤及肝肾亏损所致。治疗多采取清热解毒、生津润燥、凉补气血、健脾和胃、滋补肝肾的方法，用前述防治放疗副反应的基本方（以下简称放疗基本方）。由于放疗的部位不同，出现的副反应有所差异，治疗用药亦会有所变化。头颈部放疗（如鼻咽癌、喉癌等）时，患者上焦热毒伤阴的症状较重，如口干舌燥、咽喉疼痛等，治疗应加重养阴生津、清咽解毒之品，放疗基本方加玄参、天花粉、板蓝根、山豆根等；胸部放疗（如食管癌、肺癌、乳腺癌、纵隔肿瘤等）热毒易灼伤肺阴，肺失宣降，出现咳嗽痰少之症，治疗重在养阴清肺化痰，放疗基本方加沙参、百合、瓜蒌、芦根、杏仁等；盆腔放疗（如直肠癌、膀胱癌、宫颈癌等）时，患者易出现下焦湿热之证，治疗宜用放疗基本方加清利湿热之品如土茯苓、生地榆、瞿麦、木通、生薏苡仁等。

十三、中药减轻化疗不良反应要与时俱进

随着时间的推移，几十年来，肿瘤内科治疗有了迅速的发展，从治疗观念到新药的应用都发生了变化，李教授认为中药的配合也应"与时俱进"，并与之协调，才能充分发挥中医中药的作用。

（一）肿瘤化疗不良反应的新特点

（1）减轻不良反应，维护生活质量更受重视。以往认为化疗不良反应是自然、"理所当然"的事，甚至解释为"死而后生"，即使患者被折磨得死去活来也不必大惊小怪。随着肿瘤治疗从单纯的"生物学"模式向"生物—心理—社会学"模式转变，注重患者生活质量的维护，已成为近年研究的热点，对发生严重的化疗不良反应不应看成是"顺理成章"的事，多种方法、综合治疗化疗不良反应被看做是临

床工作的重要内容，所以中医中药的作用也比以往备受重视。

（2）化疗时间有缩短的趋势，不良反应较以往会提前。以往某些肿瘤的化疗间期较长，如非小细胞肺癌、胃肠道癌、乳腺癌等，在术后第2年，甚至第3年还要化疗，小量多次的化疗，不良反应发生较晚，而今化疗多在术后6个月内完成，化疗间期缩短，在药物种类和剂量上应用较为集中，不良反应发生迅速，这就要求中医药的配合也应具有"短、平、快"的特点，发挥"立竿见影"的效果。

（3）"气血亏虚"的客观指标发生变化，某些老药应补充新指标。化疗药常引起患者气血不足，肝肾亏虚，中医药常用"扶正"的方法治疗。在临床检测指标方面，原来多用发泡实验来观察巨噬细胞的吞噬功能，以及补体结合实验、cAMP及cGMP比值、淋巴细胞转化率等来观察保护骨髓，提高免疫功能的效果。而今许多指标已被淘汰，代之而来的是诸多更先进的指标来论证中医药的扶正作用，诸如CD3$^+$、CD4$^+$、CD8$^+$，甚至有分子水平的诸多项目指标检测，就外周血细胞的检测也由以往的单纯计数发展成为10余项的相关参考项目。然而，原来一些"老药"，特别是批准上市多年的中成药并没有经过新指标的验证而沿用至今，在科学技术迅速发展的今天，传统中药也应以新指标去说明其疗效，采用新的方法去验证其"扶正"的作用，在减轻化疗不良反应方面，也让"老药"焕发青春，锦上添花。

（4）化疗药更新迅速，中药配合也应"与时俱进"。化疗药的品种近年发展迅速，努力朝"高效、低毒"方向发展，一些毒性大、疗效差的化疗药临床应用也在减少，一些新药不断涌现，化疗不良反应也随之发生很大的变化，中药的配合也应随之改变。例如，以往心脏毒性发生较多，甚至出现不可逆的心肌损伤，中药养血强心治法以及生脉饮的应用较多。如今，阿霉素等蒽环类化疗药应用量不如以往，这类不良反应少见。再如，前些年应用博来霉素、平阳霉素与肺部放疗同时进行，放射性肺炎、肺纤维化发生率很高，中药滋阴润肺、清热解毒治法应用很多，如今这类化疗药应用也已减少，放疗设备及定位方法也有明显改进，这类不良反应也在减少，中医药在这方面的应用也随之发生改变。

（二）中药减轻化疗不良反应的新思路

在中药减轻化疗不良反应中，多年来应用较多的补益气血、滋补肝肾、健脾和胃等中医治法应用日久，在提高血象、改变免疫功能、保护骨髓和消化系统功能等方面发挥了巨大作用。以往对化疗药不良反应的处置方面，西医方法不多，中医药作用不明显。但近年来，西药的新辅助药大量上市，传统的中医药优势正在发生改变，加之新化疗药带来的新的不良反应，使中药的减毒作用的研究思路也在改变。

（1）对白细胞的下降更注重预防。以往中药保护骨髓，治疗白细胞下降曾起到主力军的作用，当时提升血象没有专门的西药，一般多用鲨肝醇、利血生、维生素 B_{12}、肌苷等，疗效很不理想，而补气养血、滋补肝肾等中药具有显著的疗效。如今，人粒细胞刺激因子问世，如重组人粒细胞集落刺激因子作用非常迅速，注射 1～2 天白细胞即可升至正常水平，比中药快得多，所以单靠中药升白细胞的机会已经减少，但是中药的作用与西药相比，作用持久，在白细胞下降之前应用中药有预防白细胞下降的作用，中西药并用，又可防止白细胞再次下降。由于总体上对白细胞下降的疗效提高，使诸多白细胞低下者并无明显的临床症状，并与中医的"血虚"证有明显的差别，所以中药提高白细胞更注重益气药预防血象下降的功能。

（2）消化道反应的防治更注重食欲的恢复。恶心呕吐是化疗引起的消化道反应主要表现之一。近年来，由于氮芥类、亚硝脲类药物应用减少，引起恶心呕吐反应的主要药物集中在顺铂及氟尿嘧啶类药物上。以往止吐药主要为阿托品、颠茄、654－2 等抗胆碱药以及胃复安、维生素 B_6、地塞米松或者噻嗪类和抗组胺类药物，综合治疗作用不大，疗效有限。中药健脾理气、和胃降逆治法起到了重要的作用。近年来一些高选择 5－羟色胺受体拮抗剂问世，如格拉司琼、昂丹司琼、托烷司琼等，止吐效果明显提高，又有口服及肌肉注射多种剂型，使用方便，疗效显著，应用口服中药汤剂紧急处置恶心呕吐已减少。但这类新药的价格偏贵，对化疗药恢复食欲效果不明显，又可有头部及上腹部的不适，中药虽然即刻止吐不如西药迅速，但在预防胃肠道反应及化疗后恢复食欲方面优于西药。佛手、香橼、焦三仙等理气消导药可明显提高食欲，所以益气健脾、和胃降逆等中药与西药配合，共同减轻化疗对胃肠道刺激及促进食欲恢复是很可取的。

（3）手足综合征的防治更受重视。以往化疗药引起手足综合征的程度较轻，如长春碱类、鬼臼碱类，可由于剂量的累积，引起肢体由远端向近端的进行性麻木、感觉异常，偶可见伴有疼痛，体检可见皮肤感觉或腱反射的减弱及缺失，甚至肌无力等。以往应用维生素 B_1、维生素 B_{12}，避免冷热刺激等对症处理，等待自然恢复，并无特效方法。如今，奥沙利泊（草酸铂）、卡培他滨（希罗达）、紫杉醇等化疗药应用日渐增多，手足综合征的发生率及严重程度都有所增加，影响生活质量，患者有要求中药治疗的迫切愿望。中医对化疗药引起的末梢神经炎无专门记载，古有"不仁"、"顽痹"的记载，对肢体麻木伴有痛痒症状等常责之为邪毒蓄积、气血不运、风痰痹阻等病机，可用益气活血、祛风通络、化痰解毒等治法。李教授在辨证论治的基础上加红藤、络石藤以通络，白蒺藜、钩藤以祛风，鸡血藤、苏木活血养血以及天麻钩藤饮等传统方剂，有一定的效果。中药煎剂浸泡外洗可加速恢复，常用药有海桐皮、秦艽、川断、寄生、红花、白芷等，冰片以白酒溶解兑入可加快中药渗透吸收。

（4）新药的不良反应给中医药防治提出新课题。化疗药以及其他药的发展日新月异，一些新药的不良反应日渐暴露。例如靶向治疗中，表皮生长因子受体抑制剂的皮肤毒性引人注目。近年厄洛替尼（特罗凯）、吉非替尼（易瑞沙）等应用广泛，患者出现大片面部红疹、丘疹脓疱反应、手足湿疹、甲沟炎、皮肤瘙痒、干燥脱屑等现象很普遍，中医药的防治尚在摸索之中。李教授对于皮肤毛细血管扩张、红疹、脓疱、足趾湿疹、渗出性皮肤反应，应用清热利湿、凉血解毒为基本方法，以四妙丸为主方（基本成分为黄柏、薏苡仁、苍术、怀牛膝、丹皮、苦参、白藓皮、地肤子）应用于临床，收到较好疗效。四妙丸是《成方便读》中清热利湿的重要方剂，治疗足麻肿痛、湿热下注，加入丹皮、苦参清热凉血，白藓皮、地肤子解毒燥湿，对湿热蕴结、毒邪为患的皮肤反应有一定的缓解作用。

（5）中成药的应用更应受到重视。中成药迅速发展为近年来减轻化疗不良反应开创了新局面。20世纪60年代前，肿瘤科专用的中成药很少，更缺少专门配合化疗的中成药。随着时代的发展，快节奏的社会生活更适合简便快捷中成药的应用。肿瘤性疾病已定为"慢性病"，需要长期伴随治疗，加之高科技的中药提取技术的发展，使中成药的疗效有了很大的提高。如今已生产出多种口服药及静脉注射液，有40余个种类和剂型进入医疗保险。以扶正为主的中成药为例，如静脉注射药参芪扶正注射液、黄芪注射液，口服药参芪片、生血丸、健脾益肾颗粒、贞芪扶正胶囊等已广泛应用。兼有扶正作用的中成药有康莱特注射液、艾迪注射液、得力生注射液、康艾注射液、参一胶囊、参莲胶囊等。这些新药的出现，方便了临床用药，也降低了化疗不良反应的发生率。但是据一些医院的处方分析，这些中成药多为西医应用，一些中医对这些中药不甚熟悉，有的认为与传统的中医理论有距离，难以采用辨证论治的方法用药，所以用药不多。但是，用药如用兵，多个武器总比少个武器好。在新形势下，临床医生也应适应时代的发展，采用新思路，应用新方法，以提高对化疗不良反应的治疗效果。

第四章
肿瘤常见并发症的治疗

第一节　疼痛

疼痛是恶性肿瘤患者常见症状之一，是由肿瘤细胞浸润、转移、扩散或压迫有关组织引起，多见于癌症的晚期，是影响患者生存质量的重要因素。积极有效地治疗癌性疼痛，不仅能解除病人痛苦，提高病人的生存质量，同时也给病人的心理极大的安慰，增强与癌症作斗争的信心。

中医中药治疗癌性疼痛有着系统的理论知识和丰富的临床经验。在我国古代医学文献中记载着大量与癌痛相近似的理论认识和治疗方药，其中有一些至今仍然指导着中医临床治疗并取得很好的疗效。以此为基础正在逐步形成较完整的癌痛中医治疗体系。

中医中药治疗癌性疼痛具有以下优点：（1）无成瘾性和毒副反应，使用安全，可长期使用。（2）药物作用维持时间较长。（3）中医中药治疗癌性疼痛由于与病因病机相联系，与辨证施治相结合，因而其疗效除直接止痛外，还具有调节机体免疫功能和抑制肿瘤细胞的作用。

一、病因病机

引起癌痛的原因很多，总的来说，可归纳为内因、外因、不内外因。正如《本草求真》所说："痛有因寒、因热、因风、因湿、因滞、因血、因气、因火……之分。"关于病机，可分为虚实两类，实证由于病邪侵袭与结聚，导致经络气血运行不畅不通则痛。虚证由于气血阴阳不足，脏腑经络失于润养或温煦而致不荣则痛。但临床所见既有实证也有虚证，还有虚实夹杂之证。下面就临床上常见的引起癌痛病因病机分述如下：

（1）风寒闭阻。古医著中有风寒侵袭导致癌痛的描述。如《金匮翼》中说："积聚之病，非独痰、食、气、血，即风寒外感，亦能成之。然痰、食、气、血非得风寒未必成积；风寒之邪不遇痰、食、气、血亦未成积。"总之，风寒之邪侵袭脏腑、经络，或与体内有形之邪结聚，导致经络气血运行不畅，从而引起癌痛。临床中我们发现有些癌痛与外感风寒有关，而有些癌痛虽无外感风寒史，但从疼痛性质来看又属风、属寒，且从风寒论治疗效显著，因此我们认为风寒闭阻为癌痛的病机之一。

（2）热毒内蕴。热毒，即火热温毒之邪，所谓毒是指邪之炽盛。无论是外感火热之邪或其他诸邪侵犯人体都会转化为内生之火热。同时七情内伤和脏腑功能失调也都能在体内化热生火。火毒之邪侵袭人体，易灼伤津血，壅塞经络，从而导致癌痛。中医将火热又分为实火和虚火两种。实火有明显的火盛症状，虚火则以阴伤为主，有虚热症状。

（3）痰湿结聚。痰湿结聚是指脾、肺、肝、肾等脏腑功能障碍和不足引起津液停蓄产生水湿内盛，酿痰成饮等病变。毒邪犯肺，或肺气亏虚，宣降失宜，水道不通而津液不降，痰湿停肺。饮食失节，劳倦过度，脾气损伤，运化水湿和散精功能减退，津液环流迟缓则水聚于内。先天不足、房劳伤肾，若肾阴不足，阴虚生内热，热灼津液而成痰；若肾阳亏虚，气化不利，水湿上泛，亦能成痰。情志不畅，肝气郁结，津液运行不畅，聚湿为痰。痰饮生成之后，随之流行，无处不到，停聚之后，痰饮结聚，阻遏气机，血行不畅而发癌痛。

（4）气机郁结。正常情况下全身气血运行协调平衡，从而维持正常的生命活动。在病理状态下，由于各种内在和外在的原因，如情志不畅，宿食积滞，外感风寒，湿邪、痰饮、瘀血、火热等因素均可引起气的运行失调，气机逆乱，血为之停，津为之滞，进而气血津液结聚不行，经络为之不通，癌痛随之发生。

（5）血行瘀阻。正常情况下人身经脉流行，气机环转，上下内外，无有已时，血随气运行，外而周身四肢，内而五脏六腑，发挥其营运濡养作用。当情志不畅，气滞血瘀；感受寒邪，寒凝血瘀；热毒侵犯煎熬血液或热邪迫血溢脉外形成瘀血；手术创伤脉络受损，气血不畅,形成瘀血;气虚血不运,瘀血形成;有形之邪内停如痰浊、水饮阻遏血行,形成瘀血。这样瘀血停积,经脉受阻,气血运行失调,不通则痛,发为癌痛。

(6) 阴血失养。阴血亏虚,脏腑、经脉失于濡养可引起癌痛,阴血亏虚包括血虚和阴虚两个方面。阴虚致痛者多由于火热伤阴或过用温燥伤阴之品,如放疗、化疗。或五志过极,化火伤阴,或禀赋不足,素体阴虚,或病程日久耗伤阴液均可使脏腑经脉失养而发为癌痛。血虚致痛常由于失血过多或脾胃虚弱,生化不足以及七情过度,暗耗阴血等因素引起血虚,血虚不能营养和滋润脏腑经络而发生癌痛。

(7) 阳气亏虚。阳虚、气虚为癌痛的又一病因。阳虚致痛多由于先天禀赋不足,素体阳虚,或后天失养,损伤脾阳,或为劳倦内伤、阳气耗损,或为病程日久耗伤阳气所致阳气虚弱,失于温煦推动则脏腑经络功能减退,或经脉拘急,气血不畅,发为癌痛。气虚致病多由于先天不足或后天失养以致气血生化不足,或因久病耗伤正气,或因思虑过度,劳伤心脾,皆可致气血亏虚,气虚不足以推动血行,则血脉有瘀,气虚血瘀络脉受阻癌痛遂作。

总之,癌痛的病机主要是风寒闭阻,火热蕴积,痰湿结聚,气机郁结,血行瘀阻,阳气亏虚,阴血不足。在临床中,由于患者个体差异,病情病期不同,病机往往错综复杂,它们可同时存在,或相互影响,或相互转化,如有的气血亏虚兼有热毒炽盛;有的气滞合并痰湿结聚,而大多数患者表现为虚实夹杂证,特别是中晚期癌痛患者。因此诊治癌痛必须从整体恒动观出发,以脏腑经络为依据,联系病因等综合分析,才能取得满意的疗效。

二、辨证论治

根据中医的疼痛机理,结合癌性疼痛的临床表现,认为癌性疼痛病因主要为邪实与正虚两大类,而以邪实为多。病邪以气、痰、毒、瘀、火诸因为多见。毒邪内结,脉络阻滞,气机不畅,脉络瘀阻,不通则痛。因此，应遵循"通则不痛"的治疗原则辨证治疗。因气滞者理气即为通；因血瘀者活血即为通；因痰浊者化痰即为通；因热毒者清热即为通。正虚主要为气血阴阳虚损为主，正气虚弱，经脉失养，不荣则痛。治疗时辨清气血阴阳之不同辨证施治，方能取得良好的效果。邪实证以中期病人多见，此时正气尚盛未衰，毒邪壅盛，邪正相搏剧烈，临床表现为疼痛较甚，治疗时以祛邪为主，扶正为辅。正虚证以晚期病人多见，正气已衰，余毒未尽或余毒尚盛，临床表现以慢性疼痛为主，特点是疼痛时轻时重，延绵不断。治疗时以扶正为主，祛邪为辅。总之，癌痛的治疗要采用辨证论治与辨病相结合、扶正与祛邪相结合、活血化瘀与理气止痛相结合、内治与外治相结合的方法。但由于癌性疼痛病因病机错综复杂，病症顽固，故往往多种方法合用方能奏效。

（一）内治法

所谓内治法就是通过内服药物，以达到调理脏腑、气血机能，平衡阴阳，疏通气血，从而达到止痛的目的一种方法。常有以下几种证型供参考。

1. 风寒闭阻

主证：风性疼痛呈游走窜痛，痛无至处，变化多端。寒性疼痛为冷痛、卒痛、痛有定处，拘急剧痛，遇风寒加重。舌苔薄白，脉弦或紧。

治法：祛风散寒止痛。

方药：乌头汤。川乌10g（先煎），麻黄6g，芍药10g，甘草10g，黄芪10g，白蜜适量。水煎服，一日两次。主治头痛、胃痛。

注意事项：本类方药多为辛燥之品，故阴虚，阳虚，热证疼痛慎用。川乌有毒性，应严格掌握用量，并注意个体差异，对体弱者及严重心、肝、肾脏功能不全者应慎用。

2. 热毒内蕴

主证：灼痛、胀痛，或红肿疼痛而喜冷。伴有高热，渴喜冷饮，面红目赤，便秘，溲赤，舌红苔黄，脉滑数为实火。伴有午后低热，五心烦热，盗汗，咽干，舌尖嫩红少苔，脉细数。

治法：清热解毒止痛。

方药：龙胆泻肝汤。龙胆草 6g，黄芩 10g，栀子 10g，泽泻 15g，木通 6g，车前子 10g（包煎），当归 10g，柴胡 10g，甘草 6g，生地 15g。水煎服，一日两次。主治肝经实火之头痛、胁痛。

另外其他方剂如：当归龙荟丸主治肝胆实火所致的胸胁痛。梅花点舌丹可主治上消化道肿瘤及多种癌症性疼痛属实热证者。临床酌情使用。

注意事项：本类方药多为苦寒之品，易伤脾胃阳气，凡脾胃虚弱者慎用。

3. 痰湿结聚

主证：疼痛有沉重感，昼轻夜重，舌苔白腻，脉滑。若邪停胸肺则可见寒热往来，或发热不恶寒，咳嗽、少痰、气急、胸胁疼痛，呼吸、转侧疼痛加重，心下痞硬，干呕，口苦，咽干。若邪停胸胁则可见咳唾引痛，但胸胁痛之势较初期减轻，而呼吸困难加重，咳逆气喘息促不能平卧，或仅能偏卧于停饮的一侧，病侧肋间胀满，甚则可见偏侧胸廓隆起。

治法：化痰散结止痛。

方药：将军定痛丸。黄芩 10g，僵蚕 10g，陈皮 10g，天麻 10g，桔梗 10g，青礞石 15g（先煎），白芷 10g，薄荷 10g（后下），神曲 15g，半夏 10g，牙皂 3g，姜汁 6g。水煎服，一日两次。主治头痛。

注意事项：化痰散结之方药，每有耗气伤阴之弊，故对中晚期患者兼气阴亏损时，应注意佐用益气养阴之品。

李佩文教授

治疗肿瘤经验集

4. 气机郁结

主证：痛无定处，痛而且胀，每随情志变化而增减，多见胸胁脘腹胀痛。舌苔薄白，脉弦。

治法：理气止痛。

方药：柴胡疏肝散。柴胡 10g，陈皮 10g，香附 10g，枳壳 10g，川芎 6g，白芍 15g，甘草 6g。水煎服，一日两次。主治气滞引起的胸胁痛，胃脘痛。

加味逍遥散、木香顺气散、木香流气饮也可酌情使用。

注意事项：理气止痛之方药多为辛香温燥之品，易伤气耗阳，故气虚，阴血虚者应用时，注意佐用益气或养阴之品。

5. 血行瘀滞

主证：痛如针刺或锥穿样，痛处固定，拒按，夜间痛甚。多见于胸胁、脘腹、小腹、少腹，常伴有面色晦暗，舌有瘀斑，脉象涩滞。

治法：活血、化瘀、止痛。

方药：血府逐瘀汤。当归 10g，生地 10g，桃仁 10g，红花 10g，枳壳 10g，赤芍 10g，柴胡 10g，甘草 6g，桔梗 10g，川芎 6g，牛膝 10g。水煎服，一日两次。主治瘀血胸痛。

通窍活血汤、失笑散、复方活血汤、桂枝茯苓丸、身痛逐瘀汤临床可酌情使用。

注意事项：本法方药多为祛瘀破积之品，易引起出血，故对伴有出血的癌痛患者应慎用。

6. 阴血失养

主证：绵绵不绝而痛或灼痛，喜揉按，遏热痛甚。阴虚伴心悸、失眠，五心烦热，口燥咽干，舌红少苔，脉细数。血虚伴面色无华，心悸、怔忡，手足发麻，舌淡，脉虚。

治法：滋阴养血止痛。

方药：杞菊地黄丸。熟地 10g，山药 10g，山萸肉 10g，丹皮 10g，泽泻 10g，茯苓 15g，枸杞子 15g，菊花 15g。水煎服，一日两次。主治肾阴虚之头痛。

加味四物汤、沙参麦冬汤、四物汤、一贯煎、六味地黄丸临床可选用。

注意事项：本类方药性偏滋腻，有助湿碍胃之弊，故脾胃虚弱或水湿内停者慎用。

7. 阳气亏虚

主证：疼痛得温则减，喜揉喜按，遇劳遇寒则疼痛加重。气虚伴体倦懒言，头晕目眩，短气乏力，舌淡苔薄白，脉沉缓。阳虚伴面色㿠白，畏寒肢冷，唇色青紫，舌淡苔白，脉沉细或脉微。

治法：温阳益气止痛。

方药：补中益气汤加减。黄芪 15g，炙甘草 6g，人参 10g（另煎），当归 10g，陈皮 10g，升麻 6g，柴胡 6g，白术 15g，附子 6g（先煎）。水煎服，一日两次。主要治气虚头痛、胃脘痛、腹痛。

补肺汤、四君子汤、理中汤、阳和汤主治虚寒内盛或寒凝痰滞之骨肿瘤或其他肿瘤疼痛，临床可选用。

注意事项：本类方药多偏温燥，对有阴血亏虚之象者，应慎用。

（二）外治法

所谓外治法就是通过药物外敷于身体的特定部位，使药物经皮肤吸收，从而疏经活络，疏通气血，达到止痛镇痛目的的一种方法。中药外治法是行之有效的特色疗法，它历史悠久、内容丰富、形式多样，在防治疾病中占有重要的地位，在某些方面优于内治法。有关这方面的记载多散在于各家医学著作中，例如《外科大成》论"失荣症"云："内服和荣散坚丸，外治阿魏化坚膏，虽不获痊愈而不致夭亡，诚缓命之药也。"《医宗金鉴》云："外治阿魏化坚膏，轻者渐消，重者亦可少解，常贴可保不致翻花。"可见古人治肿瘤也十分重视外治法。

中药外用治疗疾病可使药物经皮肤吸收，就近作用于患病局部，避免了口服药经消化道吸收所遭到的多环节灭活作用，提高了药效。中药经皮肤吸收的速度决定于药物的理化性质、加工手段及介质。外用药物以芳香走窜气味浓烈的药物及穿透性强的矿物类药物应用较多。治法以除湿祛寒、活血化瘀为多，而补气养血则较少应用。

中药敷贴是中医外治法的一种，临床中多用芳香走窜、气味浓烈的药物及穿透性强的矿物类药物配以介质（或加透皮剂）而成。介质可用水、醋、酒、胆汁、油脂、蜂蜜、甘油、凡士林、甘油明胶、羧甲基纤维素纳、聚乙烯、乙醇、甲乙醛等。透皮剂有氮酮、丙二醇、尿素、吡咯酮、二甲基亚砜，其中氮酮应用较多，具有无味、无毒、易溶解、吸收快等优点。

常用药物：川乌、草乌、细辛、冰片、白芷、血竭、乳香、没药、元胡、生南星、桃仁、红花、樟脑、阿魏、马钱子、雄黄、明矾、青黛、麝香、丁香、蟾酥、穿山甲、斑蝥、蜈蚣等。

痛块灵外用膏：痛块灵膏是李教授研制的外用止痛药物，由中日友好医院药学部制成内部制剂，广泛应用于临床。基本成分为元胡、血竭、台乌、冰片、丹参、蚤休、地鳖虫等。配制方法：将上药（元胡、丹参、台乌、蚤休与地鳖虫4:1比例）浓煎成膏剂，血竭与冰片用酒精溶化，按10%的比例兑入，酌加赋形剂，总药物浓度调至1g/mL左右。并按一定浓度加入防腐剂及透皮剂。用药前把痛处皮肤洗净，涂该药一薄层约1mm，并盖一塑料纸以防玷污衣被。每日1换，如皮肤出现红色痒疹过敏者，则皮肤可稍微上苯海拉明粉末再涂药，并外盖纱布，则可减少过敏。降低地鳖虫用量也可减少皮肤过敏的发生。李佩文教授研制该药多年，该药除有止痛作用外，兼有软坚散结消瘤作用。对于轻中度疼痛、胸部疼痛，及未用过强吗啡类药物的癌痛患者作用良好，对骨转移放疗后继续疼痛患者作用不佳。

方中君药为延胡索，具有活血、利气、止痛的功效，它能行血中之气滞，气中之血滞，善治躯体各部位的疼痛。药理研究证明其主要成分延胡索甲素、乙素、丑素均有显著的镇痛作用，并有一定的镇静作用。乌药散寒顺气止痛，姜黄行气破瘀，通经止痛，自然铜散瘀止痛，接骨续筋，三者共为臣药，进一步增强其止痛功效。蒲公英、蚤休清热解毒抗癌，白芥子利气豁痰，温中散寒止痛，王不留行通经活血，消肿抗癌，四者共为佐药，止痛同时兼顾抗癌。乳香通行十二经络，不仅能活血止痛消肿，且引诸药入经络，冰片性善走窜开窍，无往不达，芳香之气能避一切邪气，旨在通络，促进诸药透皮吸收，且具有镇痛之功，有拮抗 PGE，抑制炎症介质释放的作用，二者共为使药，使药达病所。此外，蚤休能熄风定惊，冰片开窍醒神，彼此配合起到镇静、抗焦虑、抗抑郁作用，改善患者心理及精神状态，提高痛阈，进一步增强镇痛效果。全方合用，既体现了局部用药特色，达到"通则不痛"的效果，又兼顾癌痛的整体病机，止痛同时不忘抗瘤。

外敷中药治疗癌痛应注意如下几项：

（1）避免在皮肤破溃处外敷中药，以免引起疼痛。也应避免在肿瘤可能破溃处用药，防止发生癌性溃疡。

（2）避免引起皮肤过敏，出现红色痒疹、红肿等，乌梅、草乌可使皮肤破溃，斑蝥、细辛可刺激皮肤发生水泡，应注意避免。

（3）避免外敷中药处肿块破裂出血，如大量应用桃仁、红花等活血药外敷肝区，可增加肝癌肿块破裂出血的机会。

（4）外敷中药体内吸收的药量难以掌握，应该注意外用的面积不应过大。大量外敷生南星、生草乌、细辛、马钱子、生半夏、斑蝥等有毒中药须观察全身中毒反应。大量外敷活血药可干扰凝血机制，加重咯血、便血、食道下静脉出血等，应注意检查出、凝血时间等与出血相关的指标。

三、治疗癌痛的特点

（一）辨证止痛

中医药在癌痛的治疗方面具有独特优势。有人统计晚期肿瘤患者约70%以疼痛为主诉。WHO曾在世界各地推行三阶梯止痛，但对疼痛的治疗仍不尽如人意。中医对疼痛的病机有"不通则痛"和"不荣则痛"之说，以气血瘀滞和脏腑虚衰为主。强调"通利"和"养荣"是辨证施治的基础。常用的活血止痛药有：乳香、没药、延胡索、刘寄奴、五灵脂等。行气止痛的药有：乌药、香橼皮、川楝子、九香虫等。祛风除湿止痛的药有：徐长卿、防己、独活、威灵仙等。传统方剂中有由川楝子、延胡索组成的金铃子散，具有行气舒肝、活血止痛作用。延胡索散由当归、延胡索、蒲黄、赤芍、肉桂、姜黄、乳香、没药、木香、炙甘草组成，具有行气活血、温经止痛作用。由五灵脂、蒲黄组成的失笑散有活血祛瘀、散结止痛作用，由当归、丹参、乳香、没药组成的活络效灵丹，具有通络化瘀、活血止痛作用。

李教授把疼痛的病因概括为气滞、血瘀、痰浊、毒蕴、寒凝、阴血亏虚等，指出临床上常有"痛则不通"，"瘀血致痛"，"久痛入络"，"毒蕴痛甚"，"阳虚寒凝"，"不荣则痛"等，提出了行气、活血、通络、清热、散寒、养营等止痛原则。

癌性疼痛是疼痛的一种特殊类型，既符合疼痛的一般规律，又具有其特殊性。从临床上看，癌性疼痛多为慢性疼痛，持续时间较长，并随癌瘤发展而进行性加剧。癌性疼痛的发生与癌瘤有着密切的关系，李教授认为癌瘤为阴瘤，为全身属虚，局部为实的病变，其病机特点在于正虚邪实，虚实错杂，这决定了癌痛临床病机的复杂性。一方面存在着"本虚"所致的"不荣则痛"。另一方面又存在着"标实"所致的"不通则痛"。癌瘤内生，局部气血运行不畅，经络阻塞，而致癌痛发生。这两方面机制相互交错，相互影响，共同构成癌痛的总病机。"不荣"表现的是癌痛的整体病机，"不通"体现的是癌痛的局部病机，因此治疗的重点一方面在于"补养"以治其本，另一方面在于"通利"以治其标。依据中医"内病外治"理论及局部病机特色，以活血化瘀通络为主，以扶正补虚，清热解毒，化痰除湿或安神镇静等为辅的治疗大法。

1. 气痛

所谓气痛是指因情绪变化导致气机不畅而引发的疼痛。多表现为胀痛、窜痛和受情绪影响较大等特征。

病例 ××，女，75岁。

2009年8月15日初诊，诉2005年12月右上腹不适，查肝右叶肿物，2006年1月25日手术病理示肉瘤样癌。腹腔内多处肿物，未能全部切除。术后介入治疗3次，2009年8月5日超声检查：腹腔内多发实质性占位，最大直径14cm，肝右叶16cm×10cm圆形低密度影。

刻下肝区痛甚，每日多次服用止痛药，如氨酚待因，曲马多等并配合安定。但夜间仍难入睡，按主诉疼痛分级法，约在Ⅱ～Ⅲ级之间。伴有脘腹胀闷、疼痛拒按、牵涉两胁及少腹、嗳气则缓，恼怒则重，伴消瘦、厌油、便秘、下肢水肿。舌淡紫，脉弦。

根据症状辨为肝气郁结，气滞致痛。治以疏肝解郁，理气止痛。处方用柴胡疏肝散加减：

柴　胡10g	川　芎10g	香　附10g	枳　壳10g
佛　手10g	陈　皮10g	焦三仙各10g	白　术10g
茯　苓15g	野菊花10g	石见穿10g	白　芍10g
炙甘草10g			

7剂，水煎服，每日1剂，早晚各1次。

8月28日二诊述疼痛明显减轻，已停西药止痛药及安定，疼痛分级降至Ⅰ级，嗳气及排气增多，顺畅，便秘消失，下肢仍肿。脉弦细，舌淡红。原方加牛膝10g、木瓜15g。14剂。追访至9月25日，家属来诉：患者消瘦、卧床、乏力、萎黄，可进食，疼痛已消失，下肢肿已减轻，以四君子汤加减调理。

体会：患者脘腹胀闷、疼痛拒按，嗳气则缓，与情绪变化关系密切，肝郁气滞明显，治疗当以疏肝理气为主。上方以柴胡疏肝解郁，芍药入肝脾，养血敛阴，柔肝止痛。甘草甘平，除烦，和肝血而缓挛急。两药酸甘相济，养血定痛。辅以香附、枳壳、佛手、陈皮行气止痛。

2. 瘀痛

是指因血行不畅、瘀血阻滞，经脉、脏腑失养而导致的疼痛。

病例 ××，男，55岁。

慢性乙肝10年余，多次查肝功异常，连续3年来肝超声提示肝硬化。2009年10月5日超声肝右叶低强回声，直径6.5cm，提示肿物为原发性肝癌，CT证实为肝硬化性肝癌，AFP大于500ng/mL。近期介入治疗2次。述肝区隐痛，牵涉脊背，逐渐加重，影响睡眠，伴下肢水肿，厌食，尿黄，烦躁，20天前已服曲马多（奇曼丁缓释片），每日1~2片加去痛片，并逐渐加重。

证见消瘦，面色晦暗，右上腹肿物，质硬，胁下4~5cm，触痛拒按，舌紫伴舌侧瘀斑，脉涩。治以活血化瘀，通络止痛。复元活血汤化裁：

柴 胡10g	当 归15g	红 花10g	桃 仁5g
炙山鳖甲各10g	甘 草5g	莪 术10g	生 芪15g
党 参10g	陈 皮10g	八月札10g	郁 金10g
白花蛇舌草15g			

嘱多饮水，多吃鲜藕、百合。两周后二诊，（1月19日）诉痛减，已不服曲马多，睡前一片去痛片则可入睡，烦躁消失，进食增加，脉涩象好转，紫舌伴瘀斑。

上方去红花、桃仁、莪术，加乌药10g、绿萼梅5g、川牛膝10g。14剂，水煎服，每日1剂，早晚各1次。

三诊时患者已不服用西药止痛药，下肢肿消失，饮食增加，体力上升，涩脉已转弦脉。

体会：① 破血药中病即止，不可大量久用，以防出血。本方初诊及时换掉红花、桃仁、莪术，并嘱多吃鲜藕、百合以防出血，破血药三棱、地鳖虫、水蛭、虻虫等亦应注意。②关注气行血行，故注重气分药，如加陈皮、郁金、八月札、绿萼梅等。

3. 虚痛

指气血阴阳不足，经脉失养而导致的疼痛。

病例1 ××，男，43岁。

2007年10月直肠低分化腺癌手术，化疗3个周期。2008年6月超声检查：肝右叶多个低强回声，最大为5.5cm×4.3cm，诊为直肠癌肝转移。继续化疗3个周期，肿物稳定。因患者消瘦，呕吐，WBC低于$2.0×10^9/L$而不能继续进行。2009年10月11日初诊，症见萎黄，消瘦，呈恶液质状态，述纳呆、厌油、嗳气、腹胀、腹泻每日4～5次，肝区隐痛绵绵，按之可缓。脉沉细弱，舌淡紫，薄白苔。

证属脾虚肝郁，治宜益气健脾，缓急止痛。四君子加逍遥散化裁：

党　参20g	白　术15g	茯　苓15g	益母草5g
白　芍15g	醋柴胡10g	当　归10g	炒薏苡仁10g
乌　药10g	金铃子10g	凌霄花10g	焦三仙各10g

14剂，水煎服，每日1剂，早晚各1次。

二诊，诉进食增加，腹泻停止，体重增加2公斤，肝痛消失，可出门散步，脉细已有力，舌淡红，薄白苔。效不更方，继服14剂，追访3个月，家属来诉病情稳定。肝区尚有隐痛不适，但可耐受，肿物超声：2cm×2.2cm。

体会：①关注"虚痛"、"不荣则痛"、"气虚致瘀"诸痛，当以健脾益气以资气血生化之源。化源充、气血足则诸痛止。②动物实验有止痛作用药物，如乌药、金铃子、元胡、徐长卿等，应配合使用。

病例2 ×××，女，64岁。

左肺腺癌放疗后一年，腰脊酸痛半年，加重一个月入院，述因腰疼翻身困难。下肢无力，走路缓慢。午后手足心热，心情烦躁，失眠多梦，大便秘结。骨扫描示第三、四腰椎放射性浓聚，提示骨转移。腰椎正侧位片见有腰椎骨质破坏。脉细，舌红苔薄黄。

中医辨证符合肾水不足，阴虚火旺，治宜滋阴降火，知柏地黄丸化裁：

熟　地15g	山萸肉10g	山　药10g	泽　泻10g
茯　苓10g	丹　皮10g	知　母20g	黄　柏20g
桑寄生20g	骨碎补15g		

服药14剂后，腰脊酸痛明显减轻，下肢有力，可下床行走，烦热消失，舌苔津液增多，嘱其尽快开始放射治疗。

体会：患者符合肺癌腰椎转移，中医有肾主骨、腰为肾之府之说，肾虚精亏，骨髓不充，故腰膝酸软无力。《景岳全书·腰痛》称："腰痛证凡悠悠戚戚，屡发不已者，肾之虚也。"本例患者有阴虚火旺症状，故以六味地黄汤化裁为知柏地黄汤，重用知母、黄柏以滋阴降火，加桑寄生以强筋骨、补肝肾，骨碎补可补肾养血，强骨壮腰，以止肾虚腰痛。患者服中药后翻身、行走均已有力，为其他治疗创造条件。

（二）重视引经药的使用

李教授在治疗癌痛时注重在方剂中使用引经药，以下是根据部位不同采用不同引经药。

（1）头痛：白僵蚕、蜈蚣、细辛；头顶痛：藁本、吴茱萸、蔓荆子；

（2）偏头痛：柴胡、白蒺藜、川芎；

（3）颈项痛：羌活、葛根；

（4）前额痛：白芷、葛根；咽喉痛：牛蒡子、射干；

（5）肩部痛：姜黄、海桐皮；

（6）上肢痛：桑枝、桂枝、羌活；

（7）下肢痛：独活、牛膝、千年健、豨莶草；

（8）胸痛：薤白、全瓜蒌、香橼；

（9）腹痛：罂粟壳、没药、木香；

（10）肝区痛：川楝子、八月札、玫瑰花、旋复花、茜草；

（11）心腹痛：丹参、蒲黄、菖蒲；

（12）胃脘痛：元胡、绿萼梅、九香虫；

（13）少腹痛：刘寄奴、苏木、小茴香、乌药。

（三）用中药预防癌痛

中药预防癌痛的研究值得探讨。早有人提出中枢敏感化学说，认为伤害性刺激不但致痛，还会使中枢兴奋性上升，痛阈下降，使以后的刺激引起更强的疼痛。1996年就有人提出预先镇痛或超前镇痛的概念。李教授回顾调查60例无痛而终的肝癌患者，其服用中药的数量明显高于伴重度疼痛的160例患者，显示了中药预防癌痛的苗头。中药预防癌痛的思路如下：① 疼痛是主观感受，相同刺激可以产生不同的感觉，诸多实验证明养心安神解郁的中药可以升高痛阈；② 用中药预防"不通则痛"和"不荣则痛"的发生，以活血、化瘀、温经、补益、行气的中药提前防止疼痛的出现；③ 预防血栓的发生，防止组织缺氧，如五灵脂、薤白有促纤溶作用。蒲黄、血竭有抗血小板聚集作用。苏木、急性子有抗血栓形成作用。丹参、川芎有降低血黏度，促进组织灌流的作用。这样可以在发现致痛原因之前，用中药防患于未然。

（四）从辨病及辨部位确定肿瘤止痛的基本方剂

李教授认为辨证论治是中医诊治疾病的基本原则，而出于对"见痰治痰、见血治血、头痛医头、脚痛医脚"的忌讳，对辨病和辨部位论治的研究不多，其实这也是论治的重要思路之一，与辨证相结合，定会提高疗效。"辨病论治"在肿瘤临床上占重要地位。首先，恶性肿瘤的诊断依据靠现代医学的病理形态学，抗肿瘤中药的疗效也主要靠肿物大小的客观指标来衡量，而不是以"胃反"、"噎膈"、"胃寒"、"阴虚"来做抗瘤依据。其次，现代药理学通过实验研究发现大量单味中药具有抑瘤作用，如白花蛇舌草、冬凌草、白英、金荞麦等，用于临床也确有疗效。这些中药多为清热解毒药，而一般传统古方中很难见到，多作为辨病用药而用于组方中。再次，在止痛药的现代研究中，以"不通则痛"和"不荣则痛"为病机的活血、补益类古方研究并不多，值得关注的是一些单味有止痛作用的中药被大量加入，如延胡索、徐长卿、乌药、川楝子等，而且具有明显的解剖部位特点，加之一些"引经药"加入组方以及放化疗减毒的研究，使肿瘤止痛的临床处方具有较大的辨病和辨部位的特色。以下为李教授根据具体病种及疼痛部位常用止痛方剂，可在此基础上辨证加减及加入抗癌中草药。

1. 脑瘤所致头痛

治法：疏风清窍升阳定痛。处方：茯苓 15g，川芎 10g，升麻 10g，天麻 5g，白芷 10g，僵蚕 10g，白蒺藜 10g，藁本 10g，蔓荆子 10g，水牛角 10g，白菊花 10g。

随症加减：头部放疗，热毒伤阴或引起肝阳上亢，可加平肝息风之剂，如石决明、白芍、金银花；颅压升高者，应加利水剂，如车前子、泽泻、牛膝；血压高者可加葛根、夏枯草、荷叶、浮萍；头热、目赤者可加谷精草、蝉蜕。

2. 口咽部疼痛

治法：清热生津解毒止痛。处方：沙参 20g，麦冬 15g，生地 20g，菊花 10g，射干 10g，山豆根 10g，金银花 10g，地丁 10g，蒲公英 10g，延胡索 10g，金铃子 10g，猫爪草 10g。

方中多苦寒、滋阴中药，腹泻者慎用。上午中药最好在早饭后 2 小时服，勿空腹。随症加减：腹泻者方中酌加薏苡仁、石榴皮；血象偏低者，酌加党参、黄精、枸杞子，而少用生黄芪，以防利尿加重咽干；放疗引起咽干、咽痛，可用胖大海、菊花、芦根、麦冬各等份泡水漱口，而不宜过多咽下。

3. 肺癌所致胸痛

治法：行气宽胸养血止痛。处方：全瓜蒌15g，枇杷叶10g，木蝴蝶10g，浙贝母15g，百部15g，薏苡仁20g，延胡索10g，五灵脂10g，川楝子10g，萆薢3g，百合15g，矮地茶10g。

随症加减：胸水抽取后常致胸痛加重，可加茯苓、葶苈子；胸痛彻背者可加狗脊、桑寄生。

4. 乳腺癌所致胸痛

治法：行气解郁调理冲任通络止痛。处方：当归15g，赤芍10g，白芍10g，炙甘草5g，生地10g，熟地10g，川芎10g，月季花5g，郁金10g，香附10g，野菊花10g，丝瓜络15g，柴胡10g，延胡索10g。

随症加减：乳腺癌手术疤痕处常隐痛绵绵，天气变化时加重，延续日久，方中可加瓜蒌皮、乳香、没药；乳腺癌致痛与情志相关者，可加娑罗子、莲子。

5. 食道癌所致胸痛及吞咽痛

治法：化痰宽胸降逆止痛。处方：旋复花10g，代赭石15g，柿蒂20g，竹茹10g，石见穿10g，石上柏10g，浙贝母15g，山豆根10g，全瓜蒌10g，清半夏10g，台乌药10g，白屈菜6g。

随症加减：放疗中食管出现烧灼样痛，可加清热解毒药，如金银花、地丁；肿物外侵，致胸背疼痛，可加狗脊、桑寄生；中晚期患者多消瘦、萎黄，可加党参、当归、枸杞子。

6. 肝癌所致胁痛

治法：疏肝理气养血止痛。处方：醋柴胡10g，青皮10g，陈皮10g，生地15g，白芍20g，炙甘草5g，八月札10g，凌霄花10g，鳖甲10g，香橼10g，川楝子10g，五灵脂10g，延胡索10g。

随症加减：巨块型肝癌中心易出血、坏死或门脉、肝动脉有瘤栓者易致疼痛，止痛中药应早用；肝癌结节易破裂出血，引起休克，故破血活血药当慎用，药量不宜大，常做出、凝血相关检查，必要时加仙鹤草、白及；肝癌治疗方中常见虫类药、动物药，可因异体蛋白致过敏，方中可加牡丹皮、桑白皮、地肤子。

7. 胃癌、胰腺癌所致上腹痛

治法：理气和中健脾止痛。处方：党参15g，茯苓15g，白术15g，陈皮10g，香橼10g，佛手10g，绿萼梅5g，木香10g，台乌药10g，川楝子10g，刘寄奴8g，荜澄茄3g。

注意事项：突发上腹绞痛，应警惕胃出血，应做胃镜、大便潜血等检查；胃痛伴有上腹烧灼感者，应分辨胃酸过多还是过少，以便做相应处理；行气降逆中药常致胃肠蠕动加快，某些滋阴中药作用相反，应灵活选择。

8. 妇科肿瘤等所致小腹痛

治法：温经燥湿化瘀止痛。处方：当归20g，赤芍10g，白芍10g，炙甘草5g，泽兰10g，苏木10g，刘寄奴8g，五灵脂10g，月季花5g，乳香10g，没药10g，罂粟壳8g，九香虫5g。

随症加减：小腹痛伴尿频者，可加桑螵蛸、山茱萸；盆腔放疗，刺激膀胱致尿痛者，加芦根、石韦、白茅根；肠粘连致腹痛者可试用地塞米松加活血药，如丹参、红花。

9. 原发或转移癌所致周身骨痛

治法：通络壮骨祛风止痛。处方：桑寄生20g，秦艽10g，桑枝30g，木瓜15g，苏木10g，骨碎补10g，透骨草10g，海桐皮10g，千年健10g，豨莶草10g，狗脊10g，徐长卿10g。

随症加减：骨癌多应用放疗，故应关注热症的出现，注意用温热壮阳药的时机，腰膝疼痛又多和下焦虚寒有关，在用补肾药时尽量温而不热；周身痛者如已用西药止痛，中药配合也可针对焦虑、神志不安症状，用安神、解郁、除烦、宁心之剂。

第二节　发热

发热泛指体温高于正常，分类有很多种，在此主要指由肿瘤导致的癌性发热。

癌性发热一般是指癌症患者出现的直接与恶性肿瘤有关的非感染性发热，广义的癌性发热还包括针对肿瘤的特殊治疗引起的发热，如博来霉素化疗时导致的高热。癌性发热常见于肿瘤的进展期或晚期肿瘤患者，有广泛的肿瘤坏死或明显的肿瘤破坏。

现代医学认为癌性发热的原因与以下因素有关：（1）肿瘤迅速生长，形成肿瘤组织相对缺血、缺氧，引起肿瘤坏死，坏死物吸收进入血循环到达脑部，刺激体温调节中枢导致发热；（2）肿瘤细胞自身产生内源性致热源；（3）肿瘤细胞释放的抗原物质引起免疫反应；（4）部分肿瘤产生异位激素引起机体各种炎性反应；（5）肿瘤使血浆中游离原胆烷醇增高；（6）肿瘤侵犯或影响体温调节中枢引起中枢性发热；（7）由于治疗引起肿瘤细胞大量破坏，释放肿瘤坏死因子，而致机体发热。此外肿瘤内白细胞浸润，引起炎症反应，亦可引起发热。

一、概述

癌性发热常以低热为主，少见高热，体温通常在 37～38℃ 左右，或仅自觉身热，而体温并不升高，或尽管发热，有时体温可达 40℃ 以上，但患者通常不出现中毒症状，而是表现为大量出汗和全身温暖感觉，抗感染治疗无效。也有一部分病人经抗感染治疗后，体温有所下降，但始终不能降至正常，则往往是感染与肿瘤因素兼而有之。

少数患者以持续高热或不规则间歇发热为首发症状。大多数患者发热通常比较规律，常表现为午后低热，并且不需要用药，在夜晚体温能逐渐恢复正常。由于体温高，患者常有全身不适、乏力感，有些病人伴自汗盗汗，精神不振，纳差等症状。体检方面除了体温高外，缺乏特异的体征。

临床上缺乏癌性发热的特异性检查，通常外周血中白细胞计数及中性粒细胞比值大多正常，白细胞计数并不高，只能在排除了感染性发热、中枢性发热、结核性发热等疾病后，结合恶性肿瘤病史，方能诊断癌性发热。

原则上应该进行抗肿瘤治疗，如全身化疗，才是彻底治疗癌性发热的办法，但有时病人不能耐受化疗或化疗效果不好的时候，进行姑息性退热治疗来缓解症状也必不可少。西医退热主要以解热镇痛药为主。常用萘普生、阿司匹林、布洛芬、消炎痛等非甾体类解热镇痛药，这类药物的缺点是需要"汗出热退"，常给患者带来多汗的症状，对于晚期体质虚弱，脏器功能衰竭的患者，可能导致虚脱及电解质紊乱，加重病情。并且它们还有胃肠道刺激、对凝血机制的干扰等副作用。

另一类常用退热药为糖皮质激素，如强的松、地塞米松等。激素退热虽有效，其副反应也比较多，如免疫抑制、消化性溃疡、应激性出血、骨质疏松等。

二、辨证论治

中医没有癌性发热的病名，李教授认为其属祖国医学中的"内伤发热"，分为虚实两大类。实则由于气滞、瘀血、痰湿所致，虚则分别责之于气血阴阳不足。多由机体阴阳失调、气血偏虚、虚瘀湿毒内聚，蕴久化火所致，是正虚邪实亦即本虚标实的一种病理现象。

临证治疗癌性发热时，常分实证与虚证两大类分别施治。实证包括阳明实热、肝胆湿热等，因实邪内郁发热者，当据热、毒、痰（湿）、瘀之不同，分别予以清热、解毒、化湿、祛瘀、疏肝等治法；虚证包括气虚发热、血虚发热、阴虚发热等，因虚致病者，当根据气血阴阳之偏损而分别予以甘温除热之益气法、助阴敛阳法、养血滋阴法。还可同时合理配合使用解热镇痛类药物，则退热快而作用持久，同时可改善全身情况及精神状态。

（一）虚证发热

多因为癌症患者患病日久，又经手术、放疗、化疗等长期消耗，正气亏损所致。一般为低热，体温呈低、中度发热，多不超过39℃，持续2周以上，分别伴有气血阴阳亏虚之症。

1. 气虚发热

主证：低热，伴有头晕乏力、自汗气短、神疲倦怠、少气懒言等症状，常在劳累后加重。舌质淡，苔薄白，脉沉细。

治法：健脾益气，甘温除热。

方药：补中益气汤加减。党参15g，黄芪20g，白术12g，茯苓15g，升麻10g，柴胡10g，陈皮10g，炙甘草6g，当归10g，白花蛇舌草30g。

2. 血虚发热

主证：常伴有面色不华、唇甲色淡、心悸失眠、身倦乏力等症状，舌质淡红，苔薄白，脉细弱。

治法：益气补血。

方药：归脾汤加减。黄芪20g，党参15g，白术12g，当归12g，茯神12g，远志6g，酸枣仁15g，龙眼肉15g，木香6g，甘草6g。咽干颧红者加用龟板、鳖甲、牡蛎；虚烦口渴者加天花粉、石斛、黄精、玄参。

3. 阴虚发热

主证：常见午后或夜间热甚，或手足心热，骨蒸潮热，心烦盗汗，失眠多梦，口干咽燥，大便干结，舌干红、裂纹，脉细数。

治法：滋阴清热。

方药：青蒿鳖甲汤加减。青蒿 6g，鳖甲 15g，生地 12g，知母 10g，丹皮 10g。盗汗者加浮小麦 30g，五味子 15g。失眠者加酸枣仁 10g，柏子仁 10g；口干口渴者加石斛 20g，黄精 15g，麦冬 10g，地骨皮 10g；头晕心慌者加芍药 15g，煅龙骨 15g，煅牡蛎 15g。或者使用清骨散，组成为：银柴胡 15g，胡黄连 10g，秦艽 10g，鳖甲 10g，地骨皮 10g，青蒿 10g，知母 10g，生甘草 5g。血虚者加当归、白芍、阿胶等养血之品，阴亏者加麦冬、花粉、芦根。

4. 阳虚发热

主证：常见发热而形寒肢冷，面色㿠白，头晕嗜卧，腰膝酸软，舌淡胖，苔白润，脉沉细弱。

治法：温补肾阳。

方药：肾气丸或右归丸加减。桂枝 8g，淡附片 10g，熟地 15g，山萸肉 15g，山药 15g，茯苓 15g，丹皮 15g，菟丝子 10g，泽泻 10g。合并血虚者加熟地、阿胶、枸杞子各 15g；阴虚者加麦冬、生地、玄参、女贞子各 15g；阳虚加附片、肉桂各 10g；阳虚气弱，短气乏力者，加人参补益元气；火不生土，大便稀薄者，加干姜、白术温健中阳；五更泄泻者，加五味子、肉豆蔻补肾固涩；遗精腰酸者，加补骨脂、续断、芡实、金樱子等补肾涩精。

（二）实证发热

1. 肝经郁热

主证：常见于经放、化疗后正气虚弱、免疫力低下的患者，感受外邪，易客太阳，传变少阳而出现。其中以低热最为常见，并常伴有乏力、胸胁苦满、心烦喜呕、默默不欲饮食、口苦、咽干、目眩或腹中痛、胁下痞。舌质淡，苔白，脉细弦。

治法：疏肝解郁。

方药：小柴胡汤合达原饮加减。柴胡 12g，党参 10g，黄芩 12g，清半夏 10g，白芍 12g，知母 12g，生地 15g，丹皮 12g，生姜 3 片，大枣 5 枚，甘草 3g。

2．肝胆湿热

主证：此型发热常见于肝胆系统恶性肿瘤与胰头癌的患者，亦可见于肺癌、肠癌等患者。见身热不扬，汗出热不退，伴有头重身困，胸脘痞闷，口苦咽干，大便黏滞不爽，小便短赤，舌红，苔黄腻，脉滑数。

治法：清利肝胆湿热。

方药：以龙胆泻肝汤合三仁汤加减。胆草 5g，栀子 10g，丹皮 12g，郁金 10g，生地 15g，车前子 15g，泽泻 10g，茯苓 15g，生薏苡仁 30g，厚朴 10g。

湿热蕴结肝胆者加茵陈、柴胡；下注大肠者加木香、椿根皮、蒲公英；下注膀胱者加马鞭草、芦根、白茅根、茜草等；而下注胞宫者多加苍术、白芍、黄柏、栀子、椿根皮等。

3．血瘀发热

主证：午后或夜晚发热，或自觉身体某一部位发热，口干不欲饮。面色晦暗舌质青紫，或有瘀斑瘀点，苔白，脉涩。

治法：凉血活血。

方药：血府逐瘀汤合犀角地黄汤加减。当归 10g，川芎 12g，赤芍 12g，生地 15g，桃仁 10g，红花 10g，牛膝 15g，水牛角 6g 等。

4．热毒炽盛

主证：为肿瘤生长迅速而患者正气较盛所致，此证多见于伴有脑转移的晚期肿瘤患者。症见高热稽留不退，体温多为 38.5℃ 以上的高热，伴头痛，身痛，口苦，面赤汗出，烦躁不安，神昏谵语，纳差，腹胀，便秘。舌红、苔黄，脉洪数。

治法：清热解毒，开窍醒神。

方药：黄连汤、清营汤或安宫牛黄丸加减。水牛角5g，生地15g，银花15g，连翘12g，玄参12g，黄连10g，黄芩8g，栀子10g，竹叶12g，丹参12g，丹皮10g，麦冬15g。同时还可加用生石膏、知母、板蓝根、玄参、甘草等药，以清热生津。便秘加大黄、枳实各10g，舌苔黄腻、午后热甚者加薏苡仁、滑石各30g，香薷10g。而对于高热神昏患者，可以灌服安宫牛黄丸；不能纳药的患者，可通过安宫牛黄丸化开后灌肠使用，效果亦非常好。

对癌性发热的治疗除按上述证型辨证治疗外，也应遵循"治病必求其本"的原则，积极控制原发灶。在治疗时常需标本兼顾，在辨证施治的基础上，根据不同肿瘤，选用具有抗癌作用的中药，可以提高疗效。如胃癌、肠癌发热加藤梨根、虎杖、水杨梅根、蛇莓等；如肝癌发热加猫人参、猫爪草、龙葵、山甲片等；如肺癌发热加白英、山海螺、浙贝母等；如淋巴瘤发热加夏枯草、蛇六谷、白花蛇舌草等。这些中药大多具有清热解毒散结功效，退热与抗癌并治，标本兼顾，则可取得良效。

三、临证体会

癌性发热中大部分患者为阴虚发热，故治疗以养阴清热法最为多用，清骨散、青蒿鳖甲汤、当归六黄汤使用频率较高。以药物来说，丹皮、地骨皮、银柴胡、鳖甲、生地等清热凉血，退虚热药物几乎每方必用。而脑转移的晚期患者中枢性高热的发生率也很高，一般的退热治疗效果不佳，加用安宫牛黄丸常收到奇效。

中成药有很多具有退热功效。常用的包括：安宫牛黄丸、紫雪丹、局方至宝丹、新癀片、穿心莲等口服药物，及穿琥宁注射液、清开灵注射液、醒脑静注射液、鱼腥草注射液、注射用双黄连粉剂、柴胡注射液等。这些中药制剂均可用于癌性发热的治疗。但在使用之前，应详细了解其功能主治，把握药物使用的适应证，对症用药，才能收效。

在癌性发热的临床研究中，李教授认为中药治疗癌性发热具有维持时间长、不易复发、副作用少的特点，但起效较慢；而西药起效快，但出汗较多，维持时间短，易复发，且有耗伤正气之虞。故临床中取两者优点，运用中西医结合的方法治疗癌性发热，取得了良好的疗效。

如采用养阴清热的清骨散临证化裁，配合解热镇痛的西药萘普生口服，结果表明该法退热快而持久，同时可改善患者全身情况及精神状态。灵活运用百合固金汤及白虎汤治疗肺癌发热，同时并发阻塞性肺炎和癌性空洞坏死感染者，配合青霉素、头孢类抗生素治疗，不仅可以控制感染、发热，且能使患者自觉症状改善，食欲体重增加。

当辨证治疗效果甚微而又容不得癌热长期存在以免更伤其正时，作为权宜之计可适量使用非甾体类解热药，同时运用中药针对其虚而补之，针对其实而泻之，对解热药起到增效作用，使其量小而效大以达迅速撤药或减药的目的。

四、病案举例

病例 ××，女，42岁。

初诊：2011年2月11日

患者于2005年行左乳腺癌手术，术后病理为浸润性导管癌，ⅡB期，术后放化疗。2010年11月发现多发脑转移，行放疗后肿物稳定。但体质差，长期低热，不愿再放化疗，求助于中医缓解症状，控制肿瘤。就诊时一般情况不佳，消瘦，低热，体温37.3℃，心前区不适，心率90次/分，食纳可，二便调。舌质暗红，苔黄，脉弱。

诊为乳岩，证属脾虚气弱，阴虚内热。治宜强心健脾，滋阴散结。处方：生脉散合清骨散加减。

党 参10g	沙 参15g	五味子10g	麦 冬10g
石 斛10g	女贞子10g	旱莲草10g	地骨皮10g
银柴胡10g	菊 花10g	当 归15g	丝瓜络10g

川　芎10g　　藁　本10g　　莲　子10g　　白花蛇舌草20g

14剂，水煎服，每日1剂，早晚各1次。

二诊：2011年3月16日

用药后发热缓解，体温正常，头晕有好转，间断有癫痫发作，胃脘不适，食欲不佳，四肢肿胀，咽喉不利。舌质红，苔黄，脉沉细。

处方：

党　参20g　　白　芍15g　　茯　苓20g　　川　芎10g

枸杞子15g　　藁　本10g　　蔓荆子10g　　钩　藤10g

天　麻15g　　白蒺藜15g　　生　地20g　　络石藤10g

佛　手10g　　焦三仙各30g　柏子仁10g　　白花蛇舌草20g

14剂，水煎服，每日1剂，早晚各1次。

三诊：2011年3月30日

用药后癫痫未再发作，未出现发热。头晕已止，略有咳嗽，关节痛，食欲不佳。脉沉细，舌淡红，苔薄白，脉沉细。治以祛风通络，健脾散结。

处方：

天　麻10g　　钩　藤10g　　白蒺藜10g　　茯　苓20g

千年健10g　　马鞭草15g　　羌　活10g　　独　活10g

川　芎10g　　党　参10g　　枸杞子20g　　柏子仁10g

鸡内金10g　　焦三仙各30g　白花蛇舌草15g

体会：患者为晚期乳腺癌，术后6年发生了脑转移，行头颅放疗后，患者肿物略见缩小，颅内水肿有缓解，但体质下降明显。不愿再继续西医的放化疗，希望中药能缓解症状，控制肿瘤，延长寿命。

初诊时一般情况不佳，消瘦，头晕，低热，心前区不适，舌质暗红，苔黄，脉弱。考虑为放疗热毒伤阴，阴虚内热，故患者低热；热扰心神，故心前区不适；毒热伤正，脾虚气弱，肌肉失养，故消瘦。诊为乳岩，证属脾虚气弱，阴虚内热。治宜强心健脾，滋阴散结，以生脉散合清骨散加减。党参、沙参、五味子益气滋阴生脉，缓解心前区不适症状。麦冬、石斛、女贞子、旱莲草、地骨皮、银柴胡滋阴退虚热，菊花清热养肝，清利头目，当归养血活血，丝瓜络通络止痛，川芎、藁本活血清利头目，莲子养心，白花蛇舌草解毒抗癌。

用药后患者低热很快缓解，并且以后也未再出现发热症状，说明辨证准确，用药得力，通过滋阴，清虚热，迅速控制了发热症状。患者头晕亦有好转，但间断有癫痫发作，考虑与颅内病灶有关，伴有四肢肿胀，咽喉不利。以天麻钩藤饮加减：党参、白芍、茯苓、生地、枸杞子益气健脾养血，生地、枸杞子兼滋补肝肾，川芎、藁本、蔓荆子、钩藤、天麻、白蒺藜、络石藤祛风通络，缓解颅内病灶产生的症状，并且经过通络还可缓解四肢肿胀，佛手、焦三仙行气开胃，柏子仁通便，白花蛇舌草抗癌。

三诊时患者诉癫痫未再发作，未出现发热。头晕已止，略有咳嗽，关节痛，食欲不佳。治以祛风通络，健脾散结，继续以天麻钩藤饮祛风通络，清利头目，加用千年健、马鞭草、羌活、独活缓解关节疼痛，党参、枸杞子益气补血。

通过滋阴清热中药的使用，有效地解决了患者低热；而祛风通络，滋补肝肾的原则十分有利于脑转移治疗，有效缓解了癫痫的发作，而千年健、马鞭草、羌活、独活等祛风湿药对于缓解关节疼痛亦是非常有效的。

第三节 黄疸

黄疸是由于胆红素代谢障碍，导致血中胆红素增高，并渗入组织，使巩膜、黏膜、皮肤及其他体液发生黄染的现象。黄疸是肿瘤的常见并发症，如晚期肝癌的30%、晚期胰腺癌的60%患者都可能出现黄疸，其症状以身黄、目黄、小便黄为主证，其中眼睛黄染尤为本病的主要特征。

黄疸在临床上按病因分为溶血性、肝细胞性和胆汁瘀积性黄疸，而胆汁瘀积性黄疸又分为肝内胆汁瘀积性和肝外胆汁瘀积性黄疸。消化道肿瘤如肝癌、胆管癌、胰腺癌等在肿瘤压迫、阻塞时，影响胆汁排泄均可导致胆汁瘀积性黄疸的一种——梗阻性黄疸的发生，而肝脏本身病变时如肝癌会直接影响胆红素的代谢则产生了肝细胞性黄疸。

黄疸可引起机体多系统的改变，包括中枢神经系统功能障碍、继发胆汁瘀积性肝损伤、肝硬化、肝功能衰竭、内毒素症、肾功能不全、心血管病变等等，因此积极治疗黄疸在肿瘤的治疗上有很大的临床意义。

一、病因病机

中医学对黄疸有较系统的认识，早在 2500 多年前就有记载。如《素问·平人气象论篇》说："溺黄赤安卧者，黄疸……目黄者曰黄疸。"又如《灵枢·论疾诊尺》篇说："身痛面色微黄，齿垢黄，爪甲上黄，黄疸也。"

黄疸的发病，中医认为与湿邪关系最为密切，如《金匮要略·黄疸病》指出："黄疸所得，从湿得之。"黄疸的病因主要是湿热蕴结、肝胆郁热、脾胃虚寒和癥瘕积聚。外邪以湿热为主，内因以脾胃受损及情志不遂为多。

由于湿阻中焦，脾胃升降功能失常，影响肝胆的疏泄，以致胆液不循常道，渗入血液，溢于肌肤，而发生黄疸。外感湿热疫毒，从表入里，郁而不达，内阻中焦，脾胃运化失常，湿热交蒸于肝胆，不能泄越，以致肝失疏泄，胆汁外溢，浸淫肌肤，下流膀胱，使身目小便俱黄。若湿热挟时邪疫毒伤人者，其病势尤为暴急，具有传染性，表现热毒炽盛，伤及营血的严重现象称急黄。

素体脾胃阳虚，或病后脾阳受伤，湿从寒化，寒湿阻滞中焦，胆液被阻，溢于肌肤而发为阴黄。

恶性肿瘤属于中医的癥瘕积聚，积聚日久，气血运行受阻，气滞血瘀，瘀血阻滞，胆汁不循常道，外溢肌肤而产生黄疸。肿瘤治疗中放射线或化疗药物损伤，以致脾胃运化功能失职，湿浊内生。郁而化热，熏蒸肝胆，胆汁不循常道，浸淫肌肤而发黄。

总之，黄疸的发生，主要是湿邪为患。从脏腑来看，不外脾胃肝胆，且往往由脾胃涉及肝胆。脾主运化而恶湿，如饮食不节，嗜酒肥甘，或外感湿热之邪，均可导致脾胃功能受损，脾失健运，湿邪壅阻中焦，则脾胃升降失常，脾气不升，则肝气郁结不能疏泄，胃气不降，则胆汁的输送排泄失常，湿邪郁遏，导致胆汁浸入血液，溢于肌肤，因而发黄。

黄疸分为两类：阳黄与阴黄。阳黄多因湿热蕴蒸，胆汁外溢肌肤而发黄；如湿热夹毒，热毒炽盛，迫使胆汁外溢肌肤而迅速发黄者，谓之急黄；阴黄多因寒湿阻遏，脾阳不振，胆汁外溢所致。

阳黄和阴黄的不同在于：阳黄之人，阳盛热重，平素胃火偏旺，湿从热化而致湿热为患。由于湿和热常有所偏盛，故阳黄在病机上有湿重于热或热重于湿之别。火热极盛谓之毒，如热毒壅盛，邪入营血，内陷心包，多为急黄。阴黄之人，阴盛寒重，平素脾阳不足，湿从寒化而致寒湿为患。同时阳黄日久，或用寒凉之药过度，损伤脾阳，湿从寒化，亦可转为阳黄。

二、辨证论治

黄疸的证候，一般是以两目先黄，继则遍及全身，或黄如橘色而明，或如烟熏而暗。由于病机有湿热与寒湿之异，因而其病机变化及所出现的兼证，也就各有不同。

黄疸的辨证，应以阴阳为纲。阳黄以湿热为主，阴黄以寒湿为主。治疗方法主要为化湿邪利小便。化湿可以退黄，属于湿热的清热化湿，必要时还应当同时通利腑气，以使湿热下泄；属于寒湿的温中化湿。利小便主要是通过淡渗利湿，以达到湿去黄退的目的。正如《金匮要略·黄疸病》中说："诸病黄家，但利其小便。"至于急黄热毒炽盛，邪入心营，又当以清热解毒，凉营开窍为法。

黄疸病应早发现，早治疗。《金匮要略·黄疸病》提出："黄疸之病，当以十八日为期，治之十日以上瘥，反剧为难治。"这说明黄疸病经过妥善治疗，一般在短期内，黄疸即可消退。如果正不胜邪，病情反而加剧者，则较为难治。而恶性肿瘤导致的黄疸属于难治型，除了清热解毒，利湿退黄外，临证中李教授还强调兼顾活血化瘀法。认为活血化瘀药能促使肿瘤缩小，加快黄疸消退，还具有止痛之功效。

（一）阳黄

1. 热重于湿

主证：身目俱黄，黄色鲜明，发热口渴。或见心烦懊恼，腹部胀满，口干而苦，恶心欲吐。小便短少黄赤，大便秘结，舌苔黄腻，脉象弦数。

治法：清热利湿，佐以泄下。

方药：茵陈蒿汤加味。茵陈 30g、栀子 10g、大黄 10g（后下）。

方中茵陈为清热利湿、除黄之要药，用量宜偏重；栀子、大黄清热泻下。并可酌加茯苓、猪苓、滑石等渗湿之品，使湿热之邪从二便而去。如胁痛较甚，可加柴胡、郁金、川楝子等疏肝理气之品。如恶心欲吐，可加橘皮、竹茹。如心中懊恼，可加黄连、龙胆草。对苦寒药的应用，要随时注意热的程度和变化，如苦寒太过或日久失治，可转为湿重于热或寒湿偏胜，甚至成为阴黄。如因砂石阻滞胆道，而见身目染黄，右胁疼痛，牵引肩背，或有恶寒发热，大便色淡灰白，宜用大柴胡汤加茵陈、金钱草、郁金以疏肝利胆，清热退黄。

2. 湿重于热

主证：身目俱黄，但不如前者鲜明，头重身困，胸脘痞满，食欲减退，恶心呕吐，腹胀，或大便溏垢，舌苔厚腻微黄，脉象弦滑或濡缓。

治法：利湿化浊，佐以清热。

方药：茵陈五苓散合甘露消毒丹加减。茵陈30g，茯苓15g，猪苓15g，桂枝10g，白术15g，泽泻15g，藿香10g，白蔻仁10g（后下），黄芩10g，木通6g，菖蒲10g，连翘15g，贝母10g，射干10g，薄荷

10g（后下），滑石 30g（包煎）。

前方以茵陈为主药，配以五苓散化气利湿，使湿从小便而去。后方用黄芩、木通等苦寒清热化湿及藿香、白蔻仁等芳香化浊之品，以宣利气机而化湿浊。本证迁延日久，或用药过于苦寒，可转入阴黄，则按阴黄施治。在病程中如见阳明热盛，灼伤津液，积滞成实，大便不通，宜用大黄硝石汤泻热去实，急下存阴。

3. 急黄

主证：发病急骤，黄疸迅速加深，其色如金，高热烦渴，胁痛腹满，神昏谵语；或见衄血、便血，或肌肤出现瘀斑，舌质红绛，苔黄而燥，脉弦滑数或细数。

治法：清热解毒，凉营开窍。

方药：犀角散加味。犀角 15g（另煎），黄连 10g，升麻 6g，栀子 10g。

方中犀角、黄连清热凉营解毒；栀子清热退黄。并可加生地、丹皮、玄参、石斛等药以增强清热凉血之力。如神昏谵语可配服安宫牛黄丸或至宝丹以凉开透窍。如衄血、便血或肌肤瘀斑重者，可加地榆炭、柏叶炭等凉血止血之品。如小便短少不利，或出现腹水者，可加木通 10g、白茅根 30g、车前草 10g、大腹皮 10g 等清热利尿。

（二）阴黄

1. 寒湿困脾

主证：身目俱黄，黄色晦暗，或如烟熏，纳少脘闷，或见腹胀，大便不实，神疲畏寒，口淡不渴，舌质淡苔腻，脉濡缓或沉迟。

治法：健脾和胃、温化寒湿。

方药：茵陈术附汤加味。茵陈 15g，附子 10g（先煎），白术 15g，干姜 6g，甘草 6g。

方中茵陈、附子并用，以温化寒湿退黄。白术、干姜、甘草健脾温中。并可加郁金 10g、川朴 10g、茯苓 20g、泽泻 20g 等行气利湿之品；身痒可加秦艽 10g、地肤子 30g 祛湿止痒。

2. 气血两虚

主证：身目轻度黄染，色泽晦暗无华，气短乏力，心悸头晕，自汗，神疲懒言，舌体胖，舌质淡，苔微黄而腻，脉细。

治法：益气养血，佐以利湿退黄。

方药：八珍汤加味。党参 15g，白术 15g，茯苓 15g，甘草 6g，川芎 6g，生地 15g，当归 10g，赤芍 10g，黄芪 15g，茵陈 15g，泽泻 15g。

方中以八珍汤气血双补，加黄芪增强补气之力，加茵陈、泽泻渗湿利胆退黄。

3. 正虚瘀结

主证：身目发黄，色泽晦暗，甚则呈黧黑，胁下积块坚硬，疼痛，或腹中肿块质坚如石、消瘦脱形，饮食大减，舌质淡紫，舌光无苔，脉细弦或细数。

治法：大补气血，活血化瘀。

方药：八珍汤合化积丸为主方。党参 15g，白术 15g，茯苓 15g，甘草 6g，川芎 6g，生地 15g，当归 10g，赤芍 10g，黄芪 15g，桃仁 10g，红花 10g，元胡 10g。

以八珍汤以大补气血，以化积丸软坚散结化瘀以图缓功。

阳黄失治，迁延日久，或过用苦寒药物，以致脾胃阳气受伤，也可转变为阴黄，其证候、病机、治法与上述相同。如见脘腹作胀，胁肋隐痛，不思饮食，肢体困倦，大便时秘时溏，脉见弦细等症，系木郁脾虚，肝脾两病，治宜疏肝扶脾法，可用逍遥散。如见胁下痞块，多因黄疸日久，气滞血瘀，湿浊残留，结于胁下，并见胸胁刺痛拒按，宜服鳖甲煎丸，活血化瘀，并可配服逍遥散以疏肝扶脾。如脾虚胃弱明显者，可配服香砂六君子汤以健脾和胃。

三、临证体会

黄疸尤其是梗阻性黄疸在肿瘤临床中属于病期很晚的证候，此时机体肿瘤负荷大，体质差，多脏器功能不足，治疗难度大，预后差。除了中医以外，常需要配合西医的紧急处理，如经内镜支架植入术、经皮经肝胆道外引流术，甚至是胃造瘘术、空肠造瘘术等，以迅速缓解瘀胆，改善肝功能。

对中药治疗来说，当黄疸日久已深陷诸脏器，引起功能损害时，因"久病致瘀"，靠常规的清热解毒，利胆退黄治法常不能奏效。此时强调加用活血化瘀、通腑泄黄之法。常用桃红四物汤、膈下逐瘀汤等，选用莪术、桃仁、川芎、当归、赤芍、大黄、丹参、泽兰、牛膝、蒲黄、郁金、虎杖、藤梨根、石见穿、八月札等活血化瘀之品。

肿瘤患者发生黄疸除积极治疗原发病外，主要要辨清阴阳、虚实、寒热。综合病情变化，辨证治疗。

四、病案举例

李教授用茵陈蒿汤治疗有湿热证候的黄疸，尽管辨证准确，但疗效不尽相同。用生化指标和影像医学作参考，对提高茵陈蒿汤退黄疗效有重要参考价值，试举几例如下：

病例 1（隐性黄疸） ××，男，62 岁。

初诊：2008 年 8 月 9 日

乙肝、肝硬化 5 年，于 2008 年 5 月因"肝区不适 6 个月"就诊。体检 B 超报告：肝脾增大，肝外形不整，回声增强，肝右后叶直径约 5cm 低回声灶，肝内散在多个低回声结节。提示：肝硬化，肝癌，肝内转移。血液生化查甲胎蛋白大于 1000ng/mL（Elisa 法 20ng/mL 以下为正常）。患者接受多次介入治疗后病情尚属稳定，但近 1 周来因出现上腹胀满、厌食、口臭、尿黄等症来京求治。初诊见患者一般情况可，皮肤、巩膜无黄染，舌红、苔黄厚腻，脉弦数。查 B 超、CT

提示肿瘤大致同前，但血清总胆红素 25μmol/L（重氮法：新制正常范围 5～21μmol/L），直接胆红素 10.50μmol/L（正常范围：0～17μmol/L）。综合分析，提示有发生黄疸可能。西医诊断：原发性肝癌，肝内转移；肝硬化。

辨证为肝经湿热证。予茵陈蒿汤化裁：

| 茵　陈 30g | 山　栀 15g | 生大黄 10g | 虎　杖 10g |
| 生薏苡仁 30g | 金钱草 10g | 野菊花 10g | 白花蛇舌草 20g |

14 剂，水煎服，每日 1 剂，早晚各 1 次。

二诊：2008 年 8 月 25 日

患者尿黄及腹胀满消失，尿量增多，舌脉同前。上方加八月札 10g，柴胡 10g，再服 14 剂。三诊时查甲胎蛋白降至 800ng/mL。总胆红素降至 20μmol/L，直接胆红素降至 5.5μmol/L。患者诸症已不明显。

体会：黄疸按中医指征应该以皮肤、巩膜黄染为主要表现，是以中医望诊为基础的"宏观辨证"，但是这要黄疸发展到一定程度时，病情由浅入深后才能被发现，这样往往会失掉早期治疗的机会。应用生化指标及影像医学检查指标，可以在黄疸症状和体征出现之前就采用中医药退黄治疗，可取得较好的疗效，符合"未病先防"和"既病防变"的中医预防原则。

病例 2（肝细胞性黄疸） ×××，男，68 岁。

初诊：2008 年 9 月 4 日

发热咳嗽 2 个月，CT 检查发现右肺门肿物，边缘毛糙伴片状阴影；左肺散在类圆形结节，气管镜取活检查见中分化腺癌细胞。用紫杉醇联合卡铂化疗 2 周期，同时应用多种抗生素以抗炎退热。治疗中出现皮肤、巩膜黄染。色泽鲜亮，肝掌，舌紫、苔黄腻，脉弦数。查肝功多项异常，总胆红素 36μmol/L，直接胆红素 14.60μmol/L。B 超提示：肝脾增大，肝实质回声不均，肝内胆管无扩张。

西医诊断：右肺腺癌，肺内转移；药物性肝细胞性黄疸。中医诊断：黄疸，阳黄证。治宜清热利湿，退黄散结。予茵陈蒿汤合小陷胸汤加味：

茵　陈 30g　　　山　栀 15g　　　生大黄 10g　　　虎　杖 10g

连　翘 10g　　　瓜　蒌 10g　　　清半夏 10g　　　山海螺 15g

五味子 10g　　　浙贝母 15g

14 剂，水煎服，每日 1 剂，早晚各 1 次。

二诊：2008 年 9 月 23 日

见患者皮肤及巩膜黄染已消退，咯吐黄痰减少，进食增加，发热已止，舌紫苔腻，脉弦好转。为防药物苦寒败胃，上方去连翘，加茯苓 20g，木蝴蝶 15g。患者带药返回原籍。

体会：对此例肺腺癌患者的化疗及抗生素治疗导致肝细胞损伤，出现黄疸，伴发热、腹胀满、尿黄、脉数、苔黄腻等表现，符合茵陈蒿汤证。现代药理学研究证实，茵陈蒿汤提取物茵陈色原酮或滨蒿素、茵陈香豆素对大鼠有利胆作用。还有人应用本方辨证加减治疗胆石症术后继发胆汁引流不畅、肝细胞性黄疸、钩端螺旋体病致肝损伤性黄疸、胆囊切除术后黄疸等效果良好。可见用现代检测手段证实为肝细胞性黄疸又符合中医阳黄证候者，应用茵陈蒿汤有良好的疗效。

病例 3（梗阻性黄疸）　×××，男，72 岁。

初诊：2009 年 3 月 1 日

因"皮肤黄染一个月"来诊。患者一月前出现皮肤、巩膜黄染，伴上腹隐痛、恶心、尿色红、便秘、大便色白。B 超示胰头部低强回声团约 4cm×5cm，胆囊增大，肝内胆管扩张。CT 示胰头部直径约 5cm 软组织影，密度不均，胰管扩张，肝门部淋巴结肿大，总胆管、胆囊、肝内胆管均扩张。印象：胰头癌，肝门淋巴结转移，胆道梗阻。血液生化检查肝功多项异常，肿瘤标志物 CA_{1-99} 250.5U/mL（正常值小于 27U/mL），总胆红素 60.50μmol/L，直接胆红素 32μmol/L。

西医诊断：胰头癌，肝门淋巴结转移；梗阻性黄疸。初诊见皮肤、巩膜中度黄染，色泽鲜亮，舌紫、苔黄厚腻，脉弦滑。中医诊断：黄疸，阳黄证。予茵陈蒿汤合鳖甲煎丸化裁：

茵　陈15g	山　栀10g	大　黄10g	鳖　甲10g
土鳖虫10g	桃　仁10g	党　参20g	瞿　麦10g
石　韦10g	虎　杖10g	醋柴胡10g	清半夏10g

白花蛇舌草20g

14剂，水煎服，每日1剂，早晚各1次。

二诊：2009年3月16日

见患者黄疸如前，未减退，但疼痛减轻，进食稍增，磁共振水成像检查提示胆总管下端及壶腹部梗阻，梗阻部位呈弧形充盈缺损，可见"双管征"，胆囊扩大呈茄形，故建议患者接受胆囊引流术治疗。

体会：本例患者尽管也属于阳黄，应属于茵陈蒿汤证的治疗范围，但效果欠佳。按照现代检测手段提示，由肿物外压导致胆道完全梗塞出现黄疸，外压原因又为胰头癌，借助B超、CT、磁共振水成像及化验指标证实该黄疸为严重梗阻性黄疸，在严重的外压因素作用下，茵陈蒿汤难以奏效。因该例外压原因为胰头癌，是恶性肿瘤中较为凶险的病种，加上患者年迈体弱，腹腔内又有淋巴转移，用中药去除外源性因素已难，故建议外科胆囊引流术去除黄疸，术后另用中药调理，而放弃茵陈蒿汤退黄治疗。

茵陈蒿汤是清热、利湿、退黄的方剂，被称为治疗湿热黄疸的第一要方，适用于皮肤黄染、色泽鲜亮，伴有口渴腹满、小便不利的阳黄。原方药物组成为：茵陈18g，栀子12g，大黄6g，水煎服。方中茵陈为君，清利湿热；栀子为臣，利三焦，通小便，引湿热下行；大黄为佐，泻热逐瘀。三药配伍缜密，合奏下泄湿热、散瘀导滞、消退黄疸之功。茵陈蒿汤治疗黄疸日久，且历代均有所发展，如汉代《伤寒论》称："伤寒七八日，身黄如橘子色，小便不利，腹微满者，茵陈蒿汤主之。"《金匮要略》称："谷疸之为病，茵陈蒿汤主之。"后世在治疗黄疸中多有化裁，茵栀黄注射液在剂型和组方上都有发展。在引入现代检查技术方面，既保留了中医阴黄、阳黄的宏观望诊概念，又用血、尿、便化验指标定量地反映出黄疸的程度，而且结合B

超、CT、核磁、内镜等检查方法鉴别黄疸发生的原因，使病证相结合，临床与实验相结合，使中医的望诊量化地反映出来。这样不但能先于望诊发现隐性黄疸，而且能客观定量地反映出茵陈蒿汤的治疗效果。现代药理学研究提示，茵陈蒿汤在促进胆红素代谢、抗肝损伤、抑制肝细胞凋亡、抑制星状细胞活化及胶原合成方面有较大作用。李教授在临床中，结合B超、CT等影像医学及化验指标，鉴别黄疸发生的原因和分类。发现在隐性黄疸和肝细胞性黄疸方面，茵陈蒿汤疗效好；而在严重的梗阻性黄疸中，茵陈蒿汤恐力所不及。这就将该方的适应证从简单的阴黄、阳黄分类又向前推进了一步。

病例4 ××，女，79岁。

初诊：2009年8月28日

2009年6月患者出现恶心呕吐，黄疸，协和医院查肿瘤指标高，腹部CT示壶腹部占位，考虑为肝内胆管癌。因高龄，体质差，不能手术切除肿物。故姑息行经皮穿刺胆道引流术（ERCP），随后黄疸明显好转。但一般情况差，极度消瘦，求治于中医调理。

刻下症：就诊时患者轮椅推入，消瘦，恶液质，乏力，表情淡漠，偶有呕吐，食纳量少，大便干，色白。舌质淡，苔白厚，脉沉细，既往有轻度老年性痴呆病史多年。

诊为黄疸，证属阴黄。治宜益气健脾，利湿退黄。拟茵陈蒿汤加减：

党 参15g	麦 冬10g	五味子10g	蔓荆子10g
藁 本10g	茵 陈10g	清半夏10g	生大黄5g
竹 茹10g	山 栀10g	柏子仁15g	枸杞子10g
沙苑子10g	黄 芪15g	生薏苡仁30g	

14剂，水煎服，每日1剂，早晚各1次。

二诊：2009年10月23日

2个月后患者复诊时病情有好转，大便变黄色，质软，梗阻在好转，进食量稍增加。原方去柏子仁，加鸡内金10g，焦三仙各10g，虎杖 10g。

三诊：2009 年 11 月 27 日

患者病情稳定，食纳增加，精神好转，体力有上升。

处方：

党　参 10g	麦　冬 10g	五味子 10g	茵　陈 10g
牛　膝 15g	苏　子 10g	生薏苡仁 30g	泽　泻 10g
木　香 10g	鸡内金 10g	焦三仙各 15g	火麻仁 10g
柏子仁 10g	决明子 10g	白花蛇舌草 20g	

14 剂，水煎服，每日 1 剂，早晚各 1 次。

四诊：2010 年 1 月 4 日

一般情况明显好转，精神好转，表情欢快，但转氨酶有轻度升高。舌淡红，苔白，脉细数。用下方调理：

党　参 15g	麦　冬 10g	五味子 10g	茵　陈 10g
山　栀 10g	大　黄 5g	郁　金 10g	木　香 10g
凌霄花 10g	苏　子 10g	佛　手 10g	银柴胡 10g
蔓荆子 10g	牛　膝 15g	决明子 10g	柏子仁 10g
鸡内金 10g	焦三仙各 10g	白花蛇舌草 15g	

共 14 剂，水煎服，每日 1 剂，早晚各 1 次。

体会：患者为老年女性，平素身体不佳，体质偏弱。发现壶腹占位时已经为晚期，出现了梗阻性黄疸，已不能手术。为解决黄疸，改善肝功能行 ERCP 术，黄疸减轻，但大便颜色仍未正常。经过西医的外引流术，迅速解决了肝外胆管、胆总管、壶腹部等处大的梗阻情况，但肝内广泛的小胆管结构与功能尚未完全恢复，而身体更差了，初诊轮椅推入时，弱到轮椅都坐不住。并且伴随老年性痴呆病，交流存在一定障碍。

初诊时李教授诊其为黄疸，证属阴黄，治宜益气健脾，利湿退黄。方用茵陈蒿汤加减：党参、黄芪益气；茵陈清热利湿，为退黄之要药；山栀、生薏苡仁、五味子清热利湿，退黄保肝；生大黄峻下热结兼通气血，使邪有去路；蔓荆子、藁本、沙苑子清利头目；清半夏、竹茹降逆止呕。

二诊时病情有好转，大便变黄色，质软，说明梗阻症状在进一步好转，进食量也稍增加。故上方去柏子仁，加鸡内金 10g，焦三仙各 10g 继续改善提高食欲，虎杖 10g 清热解毒退黄。

三诊时患者一般状况继续改善，食纳增加，精神好转，体力上升，继续以健脾益气，疏肝解郁为法：党参益气健脾，茵陈、牛膝、苏子、泽泻、生薏苡仁降逆利湿退黄，木香行气，五味子保肝退黄，鸡内金、焦三仙开胃，火麻仁、柏子仁、决明子通便，白花蛇舌草抗瘤。

四诊患者精神好转，表情欢快，但转氨酶有轻度升高，继续原来的益气健脾，利湿退黄治则，加用山栀、大黄、郁金、凌霄花、佛手加大清热解毒，行气活血之功，利于保肝降酶散结。

随后患者一般状况继续改善，复诊时继续以健脾益气，疏肝解郁，利湿退黄为法，重在扶正调理，体质明显恢复，一般状况好转，生活质量提高。

第四节　多汗

多汗包括自汗、盗汗。自汗指醒时经常汗出，活动尤甚的症状；盗汗指睡时汗出，醒时汗止的症状。自汗、盗汗均是由于阴阳失调，腠理不固，而致汗液外泄失常的病证，也是肿瘤患者的常见伴随症状。

一、病因病机

汗为心之液，由精气所化，不可过泄。肿瘤是全身阴阳失调、脏腑功能紊乱的局部表现。癌瘤日久，加重损伤正气，形成恶性循环，可以表现为汗液排泄的紊乱。导致出汗异常的病因病机主要有以下几点：

（1）肺气不足。素体虚弱，加之癌瘤消耗，病程日久，或放化疗后，耗伤肺气、肺阴。肺与皮毛相表里，肺气不足之人，卫外不固，肌表疏松，腠理开泄而致自汗。

（2）营卫不和。由于体内阴阳的偏盛、偏衰，或表虚之人微受风邪，以致营卫不和，卫外失司，营阴不能内守而致汗出。

（3）阴虚火旺。素体阴虚或化疗后呕吐伤津、放疗后火热伤阴，或伴发热日久邪热耗阴，以致阴精亏虚，阴虚阳亢，虚火内生而内热，蒸津外泄，而入睡则卫阳由表入里，肌表不固，内热加重，阴津被扰，不能自藏而外泄致盗汗。

（4）邪热郁蒸。由于情志不舒，肝气郁结，肝火偏旺，或嗜食辛辣厚味，或素体湿热偏盛等，以致肝火或湿热内盛，邪热郁蒸，津液外泄而致汗出增多。

二、辨证论治

对于自汗、盗汗的辨证，应着重辨别阴阳虚实。一般来说，汗证以属虚者为多，自汗多属气虚不固，盗汗多属阴虚内热。但因肝火、湿热等邪热郁蒸所致者，则属实证。病程久者，或病变重者，则会出现阴阳虚实错杂的情况。自汗久则可以伤阴，盗汗久则可以伤阳，出现气阴两虚，或阴阳两虚之证。邪热郁蒸，病久伤阴，则见虚实兼夹之证。

治疗原则，虚证应益气养阴，固表敛汗；实证当清肝泄热，化湿和营；虚实夹杂者，则根据虚实的主次而适当兼顾。此外，由于自汗、盗汗均以腠理不固，津液外泄为共同病变，故临证中经常加用浮小麦、五味子、麻黄根、糯稻根、牡蛎、诃子等固涩之品，以增强止汗的作用。尤其是浮小麦与五味子，有汗出多者，不管自汗盗汗，几乎每方必用，并且浮小麦用量宜大，30g以上。临床中主要分为以下四型辨证施治：

1. 肺卫不固

主证：自汗出，恶风，稍劳尤甚，易于感冒，体倦乏力，面色少华，脉细弱，苔薄白。

治法：益气固表。

方药：玉屏风散加减。黄芪 30g，白术 15g，防风 6g。

方中黄芪益气固表止汗；白术健脾除湿，助黄芪益气固表；少佐防风走表，而助黄芪固表之力。汗出多者，可加浮小麦 30g、糯稻根 30g、牡蛎 30g 固表敛汗。气虚甚者，加党参 15g，太子参 15g，黄精 15g，益气固摄。兼有阴虚，而见舌红、脉细数者，加生地 15g，麦冬 10g，五味子 10g 养阴敛汗。

2. 营卫不和

主证：汗出恶风，周身酸楚，时寒时热，或表现半身、某局部出汗，脉缓，苔薄白。

治法：调和营卫。

方药：桂枝汤加味。桂枝 10g，白芍 10g，生姜 6g，大枣 5 枚，甘草 6g。

方中以桂枝温经解肌，白芍和营敛阴，二药合用，一散一收，调和营卫；配以生姜、大枣、甘草，助其调和营卫之功。汗出多者，酌加龙骨、牡蛎固涩敛汗。兼气虚者，加黄芪益气固表。兼阳虚者，加附子 10g（先煎）温阳敛汗。如半身或局部出汗者，可配合甘麦大枣汤之甘润缓急，加以治疗。

3. 阴虚火旺

主证：夜间盗汗，或有自汗，五心烦热，或兼午后潮热，两颧色红，腰膝酸软，口渴，舌红少苔。脉细数。

治法：滋阴降火。

方药：当归六黄汤加减。当归 10g，生地黄 10g，熟地黄 10g，黄连 6g，黄芩 10g，黄柏 10g，黄芪 15g。

方中用当归、生地黄、熟地黄滋阴养血，壮水之主以制阳光；黄连、黄芩、黄柏苦寒清热，泻火坚阴；黄芪益气固表。

汗出多者，加牡蛎 30g（先煎）、浮小麦 60g、糯稻根 30g 固涩敛汗。潮热甚者，加秦艽 10g、银柴胡 10g、地骨皮 12g、白薇 10g 清退虚热。以阴虚为主，而火热不甚者，可改用麦味地黄丸补益肺肾，滋阴清热。

4. 邪热郁蒸

主证：蒸蒸汗出，汗液易黏或衣服黄染，面赤烘热，烦躁，口苦，小便色黄，舌苔薄黄，脉象弦数。

治法：清肝泄热，化湿和营。

方药：龙胆泻肝汤加减。龙胆草 10g，黄芩 10g，栀子 10g，柴胡 6g，泽泻 10g，木通 6g，车前子 10g（包煎），当归 10g，生地 10g，甘草 6g。

方中以龙胆草、黄芩、栀子、柴胡清肝泄热；泽泻、木通、车前子清利湿热；当归、生地滋阴养血和营；甘草调和诸药，泻火清热。

湿热内蕴，而热势不盛者，亦可改用四妙丸。方中苍术、黄柏、薏苡仁清热除湿；牛膝通利筋脉。

三、临证体会

单纯出现的自汗、盗汗，一般预后较好。伴见于其他疾病过程中的自汗、盗汗，则病情往往较重，且需原发疾病好转、治愈，自汗、盗汗才会减轻或消失。

自汗多属气虚不固，盗汗多属阴虚内热，但由肝火、湿热所致者，则属实证。病久则可见气阴两虚、阴阳两虚及虚实错杂之证。益气固表，调和营卫，滋阴降火，清化湿热是主要的治法。可在辨证用药的基础上，酌加固涩敛汗之品，以提高疗效。

在肿瘤临床中常见的汗出主要是两类，一种是罹瘤日久，体质虚弱，肺气不足所致的自汗，或病久肝肾不足，阴虚火旺致盗汗。肺气虚自汗主要以补气固表为主，常用四君子汤合玉屏风散加减，重用黄芪、党参、太子参、白术等益气药物；而盗汗主要用知柏地黄丸、当归六黄汤、清骨散等滋阴清热类方剂，重用生地、熟地、知母、黄柏、丹皮、地骨皮、青蒿、秦艽、鳖甲等药物。另一类为因抗肿瘤治疗导致提前的更年期症状，如乳腺癌术后，尤其再加用内分泌治疗的患者，或卵巢癌手术切除了卵巢的患者，更年期症状会非常明显，烦躁、潮热、汗出等，此时一般以滋补肝肾，养阴敛汗为治则，以六味地黄丸加减，重用旱莲草、枸杞子、丹皮、地骨皮、煅牡蛎、浮小麦、五味子等药物。自拟止汗方组中浮小麦味甘性凉，养心敛汗，也常用来治疗盗汗、自汗。诃子苦酸性温，入肺大肠经，是收涩要药，并且有抗肿瘤作用，这3味中药配合，从性味、归经及现代药理研究，认为对患者止汗固表是有益的。中药治疗盗汗、自汗的最大的优势是效果稳定、持续时间较长、无副作用等。

病人汗出之时，腠理空虚，易感外邪，故当避风寒，以防感冒。汗出之后应及时揩拭。出汗较多者，应经常更换内衣，以保持清洁。

以下为一些简易方：

（1）黄芪15g，大枣5枚，浮小麦15g，煎服，治气虚自汗。

（2）乌梅10枚，浮小麦15g，大枣5枚，煎服，治阴虚盗汗。

（3）瘪桃干15枚，红枣10枚，水煎服，治盗汗。

（4）止汗散：五味子、五倍子、冰片按3∶3∶1共研成粉末混匀即可。使用时将少许药面纳入肚脐中，外覆盖纱布并固定。无论自汗、盗汗均可使用。

四、病案举例

病例1 ××，女，33岁。

初诊：2009年12月9日

2009年4月26日行左乳癌根治手术，腋下淋巴结见转移癌，ER

（＋＋），PR（＋）。术后已完成放化疗，目前口服 TAM 内分泌治疗中。刻下症：近日汗出多，咳嗽，有痰，不发热，睡眠差，左上肢肿，舌红燥，苔薄黄，脉细。

诊为左乳岩术后，证属痰湿蕴肺，肝郁气滞。治宜化痰止咳，疏肝通络，兼以止汗。处方：

浙　贝 10g	百　部 10g	百　合 20g	紫　苑 10g
合欢皮 10g	菖　蒲 10g	酸枣仁 10g	桑　枝 15g
木　瓜 10g	葛　根 10g	前　胡 10g	半枝莲 10g
野菊花 10g			

14 剂，水煎服，每日 1 剂，早晚各 1 次。

二诊：2009 年 12 月 23 日

服上方后，咳嗽好转，一般情况可，但近日月经量大，间隔短，乏力明显，舌淡红，苔薄白，脉沉细。

上方去葛根、前胡、浙贝、百部，加：党参 30g，五味子 10g，诃子 15g，仙鹤草 15g，生地 20g。

三诊：2010 年 4 月 7 日

月经量正常，但乏力，汗出较多，睡眠不佳，觉少，偶有稀便，舌暗红，苔白，脉沉。处方：

茯　苓 15g	白　术 10g	生熟地各 20g	枸杞子 15g
女贞子 10g	五味子 10g	诃　子 10g	党　参 15g
仙鹤草 15g	莪　术 10g	炙鳖甲 10g	白花蛇舌草 10g
生薏苡仁 10g			

14 剂，水煎服，每日 1 剂，早晚各 1 次。

四诊：2010 年 5 月 4 日

汗出减少，劳累后感胸不适，右手仍肿，舌暗红，苔薄白，脉沉。

上方加：络石藤 10g。

体会：该患者为年轻的乳腺癌患者，手术时分期偏晚，有淋巴结转移，故术后做了放疗与化疗。雌激素与孕激素均为阳性，属于绝经前，故行三苯氧胺的内分泌治疗。李教授认为女子乳房属于肝经，发病与情志不疏，肝郁气滞，痰凝血瘀密切相关，故治疗乳腺癌时，不忘疏肝行气解郁。初诊时，有汗出咳嗽症状，卡他症状已经好转。左乳腺做了手术，清扫了腋下淋巴结，静脉回流不畅，故左上肢肿胀。故治疗时以浙贝、百部、百合、紫菀、前胡化痰止咳，合欢皮、菖蒲、酸枣仁改善睡眠，桑枝、木瓜、葛根通络消肿，改善上肢水肿，半枝莲、野菊花清热解毒抗癌。

二诊时咳嗽好转，但月经量大，乏力明显，故原方去止咳的葛根、前胡、浙贝、百部；气随血脱，月经量大故气虚乏力，补以党参；凉血止血用仙鹤草、生地；止汗加用五味子、诃子。

加用止血药后，月经量正常，但仍乏力，汗出较多，睡眠不佳，觉少，偶有稀便。乳腺癌患者手术后，加上放疗、化疗、内分泌治疗，大部分患者均出现更年期症状，表现为燥热、阵发汗出，中医通常认为属于阴虚内热，治疗以补肾滋阴，清虚热为主。故三诊时李教授予加了生地、熟地、炙鳖甲、枸杞子、女贞子滋阴补肾，五味子、诃子收敛止汗。用药后汗出减少，出现胸痛，上肢仍水肿，与术后回流不畅有关，四诊加用了通络的络石藤，以期改善症状。

病例 2 ×××，女，51 岁。

初诊：2009 年 9 月 25 日

2006 年 11 月手术，术后病理：卵巢浆液性囊腺癌。术后化疗 6 周期。2009 年 4 月 8 日 PET-CT 示：复发，盆腔转移。4 月 22 日行 2 次手术，术后 7 周期化疗。求治于中医。

刻下症：烦躁，足跟痛，黑便，眠差。舌淡红，苔薄黄，脉细滑。诊为癥积，辨证为肾虚血瘀，痰浊内蕴。治宜补肾活血，化痰通络。处方：

生 地 20g	丹 皮 20g	白 芍 20g	木 瓜 15g
郁 金 10g	香 附 10g	茯 苓 15g	枣 仁 10g
坤 草 10g	黄 精 10g	当 归 10g	络石藤 10g

莪　术10g　　石见穿10g　　白花蛇舌草30g

14剂，水煎服，每日1剂，早晚各1次。

二诊：2010年3月19日

2009年9月至今在外院化疗，现乏力、消瘦、厌食、虚汗，大便色黑质稀。舌质淡，苔薄白，脉沉细。辨证为气血两虚，治宜益气养血。

处方：

党　参20g　　枸杞子15g　　黄　芪15g　　茯　苓20g

泽　泻10g　　五味子10g　　佛　手10g　　浮小麦30g

木　瓜10g　　槟　榔10g　　陈　皮10g　　枣　仁10g

鸡内金10g　　焦三仙各10g　白花蛇舌草20g

14剂，水煎服，每日1剂，早晚各1次。

三诊：2010年4月2日

服上方后乏力、黑便好转，汗出减少，食欲有改善，大便仍稀，舌淡苔薄黄，脉细。处方：

党　参10g　　黄　芪20g　　升　麻10g　　猪　苓10g

茯　苓10g　　诃　子10g　　苍　术10g　　浮小麦30g

谷　芽10g　　麦　芽10g　　石榴皮20g　　五味子10g

白　术10g　　牛　膝15g　　狗　脊10g　　炒薏苡仁30g

大　枣10g　　鸡内金10g

14剂，水煎服，每日1剂，早晚各1次。

四诊：2010年4月16日

虚汗、稀便已经好转，近日感心慌心悸，头晕厌食，口苦。舌淡红，苔薄白，脉细弱。治宜补益气血，健脾益肾。处方：

当　归20g　　党　参15g　　白　芍15g　　熟　地10g

生　地10g　　五味子10g　　浮小麦30g　　茯　苓20g

泽　泻10g　　枸杞子10g　　苍　术10g　　石榴皮15g

诃　子10g　　鸡内金10g　　银柴胡10g　　焦三仙各10g

秦　皮10g　　酸枣仁10g　　菖　蒲15g

14 剂，水煎服，每日 1 剂，早晚各 1 次。

体会：该患者为卵巢癌，手术后复发，再次手术化疗后又再次复发。患者失去了治疗的信心，求治于李教授。当时患者一般状态不佳，烦躁，失眠，全身不适，足跟痛，黑便。李教授不仅给她看病，开药方，还鼓励患者增强信心，告知患者卵巢癌是化疗敏感肿瘤，应该积极面对，继续全身化疗，争取好的预后，延长生存期。

半年后患者再次从外地过来，诉 2009 年 9 月至今在外院化疗，盆腔肿物稳定。但化疗后感乏力、消瘦、厌食、虚汗，大便色黑质稀。李教授辨证为化疗致气血两虚，表虚不固，以致乏力、厌食、汗出。治以益气养血敛汗。党参、黄芪益气，枸杞子养血，茯苓、陈皮、佛手、槟榔健脾理气，浮小麦、五味子敛汗，酸枣仁安神，鸡内金、焦三仙开胃，白花蛇舌草抗癌。

三诊时诉服药后乏力、黑便好转，汗出减少，食欲有改善，大便仍稀，故加用猪苓、炒薏苡仁利水，石榴皮、诃子涩肠止泻。到四诊时虚汗、稀便已经好转，出现心慌心悸，头晕厌食，口苦。治以补益气血，健脾益肾，加用生熟地补肾，白芍养血，酸枣仁、菖蒲养心安神。

病例 3   ×××，男，67 岁。

初诊：2010 年 6 月 23 日

患者 2010 年 6 月 8 日行右肺上叶切除术，术后病理示：右上肺中分化鳞癌，淋巴结无转移（0/21），支气管断端净。因体质不佳，暂时不愿化疗。求助于中医调理。就诊时诉胸痛，虚汗出，乏力，气短，食欲不佳，食纳量少。二便调。舌质淡红，苔黄，脉细弱。

诊为右肺积，证属气血两虚。治宜益气止汗，宽胸止咳。处方：

党　参 10g	生黄芪 15g	五味子 10g	浮小麦 30g
瓜　蒌 20g	木蝴蝶 10g	枇杷叶 10g	川贝母 10g
百　部 10g	土茯苓 10g	枸杞子 10g	狗　脊 10g
乌　药 10g	元　胡 10g	白　芍 15g	炙甘草 5g

白花蛇舌草 10g

共 14 剂，水煎服，每日 1 剂，早晚各 1 次。

二诊：2010 年 7 月 8 日

服药后疼痛减轻，咳嗽少，感"气虚"，有痰，虚汗已止，体虚未化疗。舌红苔黄燥，脉沉细。治宜滋阴润肺，益气散结。处方：

女贞子 15g	元 参 10g	麦 冬 10g	党 参 10g
枸杞子 15g	蝉 蜕 10g	川 贝 10g	百 部 10g
旱莲草 10g	地骨皮 10g	木蝴蝶 10g	鱼腥草 10g
石 斛 15g	谷精草 10g	当 归 15g	白花蛇舌草 15g

14 剂，水煎服，每日 1 剂，早晚各 1 次。并加用成药平肺口服液、参莲胶囊口服。

三诊：2010 年 7 月 21 日

胸痛继续减轻，气短好转，声嘶好转，无虚汗出，舌红，苔黄燥，脉沉细。

处方：

枸杞子 15g	元 参 10g	沙 参 20g	麦 冬 10g
地骨皮 10g	丹 皮 10g	鱼腥草 10g	木蝴蝶 10g
谷精草 10g	射 干 10g	女贞子 15g	浙 贝 15g
当 归 10g	土茯苓 10g	白花蛇舌草 20g	黄 精 10g

14 剂，水煎服，每日 1 剂，早晚各 1 次。

体会：本例患者肺癌属于早期，经过手术切净肿瘤，但术后体质很差，一般情况不佳，故希望能改善身体状况，并预防复发转移。这方面西医仅靠免疫支持、营养支持，手段少，效果不满意，而中医中药长于调理身体，缓解症状。

肺主气，主卫外，肺癌术后，表气虚，卫外不固，气虚失摄，故虚汗，乏力气短。脾胃虚弱，故食欲不佳，食纳量少。二便调。舌质淡红，苔黄，脉细弱。均为气血两虚之象，治宜益气止汗，宽胸止咳。以党参、生黄芪、白芍益气养血，生黄芪兼固表止汗之功，五味子、浮小麦敛汗，五味子酸收，兼止咳之功，瓜蒌、木蝴蝶、枇杷叶、川贝母、百部化痰止咳，枸杞子补肾养血，狗脊、乌药、元胡止痛，土茯苓、白花蛇舌草解毒散结。

服药后胸部疼痛减轻，咳嗽少，虚汗已止，仍感"气虚"，体虚未化疗。治宜滋阴润肺，益气散结。继续补气，化痰止咳治疗，调整体力状态。三诊时症状减轻，一般状态好转，疼痛减轻，气短好转，声嘶好转，汗止。

通过一个多月的中药治疗，诸症减轻，体质有恢复，但患者惧怕副作用，坚持不行术后辅助化疗。故仍以中药治疗为主，加用了平肺口服液、参莲胶囊增强了抗肿瘤治疗之功，预防术后肿瘤的复发转移。

病例4 ×××，女，54岁。

盗汗一年，低热、干咳两个月，X线及CT示右肺下叶肿物，直径3cm，边缘毛刺，穿刺可见腺癌细胞。医院考虑可手术治疗，但患者体弱、乏力、手足心热，午后体温38℃左右，抗炎治疗无效，每用消炎痛可暂时退热，但发生大汗淋漓，沾湿衣被，伴有头晕、腰酸、失眠、厌食、便秘等症。初诊见患者消瘦，萎黄，时有干咳，舌红，苔薄黄燥，脉沉细数。中医诊为"肺积"，肝肾阴虚，兼有阴虚肺燥。

治宜养阴润肺，滋补肝肾。六味地黄汤化裁：

生熟二地各20g	山萸肉15g	山 药10g	泽 泻10g
茯 苓10g	丹 皮15g	百 合20g	浮小麦30g
山海螺15g			

14剂，水煎服，每日1剂，早晚各1次。

二诊述低热、多汗已止，咳嗽好转，咳痰通畅，体力增加，嘱尽快手术。

体会：患者以多汗、烦热、干咳为主诉，且盗汗日久，伴五心烦热、腰酸，符合肾阴虚证，阴虚则热，水亏火炽。《景岳全书·火证》称："阴虚者能发热，此以真阴亏损，水不制火也。"虚火伤金，出现干咳。古人曾以六味地黄丸治疗痰火诸症。方中生熟二地、山萸肉滋补肾水，滋阴养血，用量宜大。丹皮退虚热，加浮小麦益气止汗除热，百合滋阴润肺，山海螺益气养阴、消肿散结，使肺癌患者多汗、虚热之症得解。

第五节　出血

出血是恶性肿瘤常见的临床症状之一，属于中医"血证"的范畴。李教授认为血液生化于脾、藏受于肝、总统于心、输布于肺、化精于肾，流于血脉，濡养全身，由于各种原因导致脉络受损或血液妄行时，就会引起血液溢于脉外而形成血证。以下对肿瘤常见的咯血、吐血、便血、尿血等症状做一介绍，供临床参考。

一、咯血

咯血是指喉部以下的呼吸道出血经口腔排出的临床症状。咯血可能是支气管和喉部疾病的首发症状，如支气管癌有50%～70%以咯血为首发症状，有时又可能是某些疾病的重要诊断线索。

中医学把咯血称为咳血，又称嗽血。指经络损伤，血液妄行，溢于气道，随咳嗽而出的两种证候。李教授认为中晚期肿瘤所致咯血主要由于肺热壅盛、肝火上炎、阴虚火旺或气不摄血等原因所致。肺主气，其性肃降。肺为娇脏，脏腑之华盖，喜润恶燥，喜清恶浊，若肺为病邪所伤，则清肃下降功能失职，肺气上逆而咳。损伤肺络导致咳血；或气虚不能摄血，血无所主而妄行，血溢于肺则致痰中带血或咳纯血。

（一）病因病机

（1）肺热壅盛。肺主气，司呼吸，开窍于鼻，外合皮毛，且为娇脏，故易受外邪侵袭，外邪壅遏于肺，使肺失宣降。郁而化热化火，损伤经络，血溢气道，而为咳血。或因患肿瘤，邪热炽盛，热毒在肺，迫血妄行而致咯血。

（2）肝火犯肺。多由肺气素虚，复因情志不遂，肝郁化火，肝火上逆犯肺，损伤肺络而咯血。或暴怒气逆。致使肝气横逆，气有余便是火，血随火动，肝火上逆犯肺而为咳血。

（3）阴虚火旺。多由素体阴虚，或热盛伤阴，或肺热，肝火炽盛，迫血妄行，反复出血，阴血亏耗。或肿瘤患者，病程日久，毒邪炽盛，灼伤气阴，放疗损伤人体阴液都可致阴虚肺燥，虚火内炽，灼伤肺络而导致咳血。此外，肾脉贯膈入肺，循喉与肺、肾相连。因此，或肺阴亏虚，日久伤肾，或肾水不足，肺失滋润，以致形成肺肾阴虚，肾阴亏则火炎灼金，肺燥络损，故生咯血。

（4）瘀阻肺络。此证多由肿瘤致肺气壅遏所致血行瘀滞，或肺气不足，无力推动血行，或因火热伤津，津亏不能载血运行均易凝结瘀滞。另外，血液一旦咯出，离经之血便是瘀血，瘀血阻滞，血不循经，又可导致或加重出血。

（5）气虚不摄。因患肿瘤，正气已虚；或素体虚弱，患肿瘤后，劳倦与饮食不节，或情志内伤，或外邪不解，耗伤人体正气，以致气虚而无所主，血不循经而错行，肺络溢出而诱发或加重咯血。

概言之，咯血总由外邪袭肺，或肝火犯肺，或阴虚火旺，或瘀血阻滞，致火热伤肺，气逆血瘀，血溢气道而为咯血，咯血后期出现的气虚、阳虚证，常导致气不摄血，也可诱发或加重咯血。

（二）辨证论治

咯血是肺癌常见症状，它属于祖国医学"咳血"范围。除少数肺癌有大量咳血外，一般咯血量较少，如血丝痰、痰血混杂或满口血痰。肺癌咯血常反复出现，常贯穿整个病程。特别是中心型肺癌，发病早期即可有咯血。治疗肺癌咯血虽非治"本"，但颇有临床意义。按照"急则治其标、缓则治其本"的原则，咯血为标证，标证急于本证，当先治其标，及时采取止血等对症处理的办法。待咯血缓解后，再以抗瘤治疗，消除肿瘤在辨证时，把血量的多少、颜色的鲜暗及其兼证作为辨证的主要依据。遇到西药止血无效时，李教授应用"四物汤"加减常能奏效，且作用较为持久。李教授将肺癌咯血分为四型：肺热咯血、瘀血咯血、阴虚咯血、血虚咯血。每型均用四物汤酌加三味理血药，随证增减药量。

1. 肺热咯血

咳嗽声急，身热胸痛，痰黄黏稠，口渴喜冷饮，血痰腥臭，舌红脉数。治宜清肺凉血止血。四物汤加茜草、槐花、白茅根。方中重用生地、白芍，减量用当归、川芎。

> 病例 ×××，男，73岁。

因咳嗽痰血一个月就诊，X线片示：左上肺8cm×8cm密度增高影，痰内见鳞癌细胞。症见胸闷、咳甚、吐黄痰。痰内见血丝，色暗红，舌红略紫，黄厚苔、脉洪数。曾口服安络血、维生素K4等止血药无效。诊为左上肺鳞癌晚期。

病机为血热灼伤肺络，治宜清肺凉血止血。处方：

当　归5g　　川　芎5g　　白　芍20g　　生　地20g

茜　草20g　　槐　花20g　　白茅根20g

服7剂后血痰已明显减少，继续服原方7剂，血痰消失，胸痛得缓，精神气色均见好转，追踪一个月未见咳血。

2. 瘀血咯血

胸肋刺痛，日轻夜重，血痰色紫、面色晦暗、口唇青紫、舌色紫暗、脉细涩。治宜活血止血。四物汤加三七、蒲黄、花蕊石，方中重用当归尾、川芎、白芍及赤芍，熟地改生地。

> 病例 ××，男，51岁。

肺癌术后1年4个月，咳嗽痰血2个月就诊，阵发咳嗽，右胸前针刺样痛，吐血丝样痰，量渐增多，血色紫暗，有时整口血痰，曾肌注安络血等止血药效不显。舌淡紫、薄白苔、脉弦。

病机为血瘀阻肺，治宜化痰通络，活血止血。处方：

当　归20g　　赤　芍20g　　生　地20g　　川　芎10g

蒲　黄10g　　花蕊石20g　　三七粉冲2g

服7剂后痰血明显好转，原方继服7剂，痰血消失，再嘱服7剂巩固疗效。

3. 阴虚咯血

咳痰黏少，咽干声嘶，颧红盗汗，五心烦热，痰血鲜红，舌红少苔，脉细数。治宜滋补肺阴、清热凉血，四物汤加旱莲草、白及、血余炭，重用生地、白芍。

病例 ××，女，54岁。

症见咳嗽、胸痛、痰少难咯、痰中带血，偶有整口血痰，曾静脉点滴6-氨基己酸及止血芳酸等药，不见好转。当地胸片示：左肺中心肺癌，纤维支气管镜取病理为"未分化癌"。放疗 DT6000cGy，化疗两程后胸痛消失，咳嗽好转，但仍有阵发性咳嗽，咯鲜红色血丝痰，午后低热，尿黄便秘。舌红光剥无苔，脉细数。

病机为阴虚内热，灼伤脉络，治宜滋阴润肺，清热止血。处方：

白　芍20g　　生　地20g　　当　归10g　　川　芎5g

白　及20g　　旱莲草20g　　血余炭10g

7剂，水煎服，每日1剂，早晚各1次。半月后家属云，便秘好转，痰血低热消失。患者共服20余剂，咯血未再发。

4. 血虚咯血

喘促气短，体倦声微，面色无华，咳嗽无力，血痰淡红，舌色淡白，脉弱。治宜固涩止血，四物汤加仙鹤草、棕榈炭、藕节炭，方中重用当归身，白芍及生熟二地。

病例 ××，女，68岁。

主诉咳嗽半年，咯血半月。X线胸片示：右上肺致密阴影。断层片示：右上肺支气管开口处狭窄，呈锥形中断，局部肿物 3cm×2cm。诊为右上肺癌，伴阻塞性肺炎。症见面色苍白、语音低微、吐粉红色痰、舌淡红薄白苔、脉细弱。病机为气虚不摄血，血不归经。治宜补气养血，固摄止血。处方：

当　归 20g　　生　地 20g　　白　芍 20g　　川　芎 20g
熟　地 10g　　棕榈炭 10g　　仙鹤草 20g　　藕　节 20g

7剂，水煎服，每日1剂，早晚各1次。咯血得止，以后行化疗5疗程至出院，未再咯血。

体会：四物汤出自中医传统名著《太平惠民和剂局方》，是传统的理血良方。方中地黄养血滋阴，当归和血生血，白芍敛阴养血，川芎调和气血。在血证中以此方为基础加减应用往往能收到较好疗效。

5. 以平肺口服液治疗咯血病案举例

病例1 ×××，女，64岁。

初诊：2009年1月24日

患者于2008年8月开始无明显诱因出现刺激性干咳，并出现2次痰中带血丝，9月初，突发咳嗽咯血加剧，就诊于安贞医院，诊为："右肺中心型鳞癌"，并于2008年10月5日在安贞医院行右肺肿瘤切除术，术后病理：右上肺鳞状细胞癌Ⅰ~Ⅱ期，未行治疗出院。12月初开始出现咳嗽、少痰、痰中带血，复查胸片和胸部CT诊断为右肺癌术后复发。

现症见：咳嗽、咯血加剧伴有心悸气喘，舌红苔少。临床辨为肺气阴两虚，余毒未尽，治宜益气养阴，清热解毒。处方用平肺口服液如下：

百　合 15g　　麦　冬 15g　　五味子 15g　　白　及 15g
鱼腥草 12g　　白花蛇舌草 12g　　黄　芪 20g　　陈　皮 15g
黄　连 10g

水煎服，日1剂，早晚两次温服，连服半月。

二诊：2009 年 2 月 12 日

服药后咳嗽、心悸较前缓解，尚有咳血，余症如前。上方去黄连、黄芪，加酸枣仁 12g、仙鹤草 10g、五味子增至 20g，日 1 剂，连服 15 天。

三诊：2009 年 3 月 3 日

症状较前缓解，诸症缓解，舌脉如前。效不更方，续服 15 剂，同时服用平肺口服液成药共 10 盒，每日 3 次，每次 10mL。

四诊：2009 年 5 月 20 日

其他状况均较前好转，停服草药，同时给予平肺口服液，每日 2 次，每次 10mL。

体会：患者老年女性，年逾七九，形体消瘦，肺肾皆极，气阴两虚，复受手术伤害，气阴更伤，气虚无力布散而成瘀滞，郁积日久化毒发为肺积，肺失肃降，故咳嗽，肺络受损故咳血，治疗当以益气养阴，清热解毒之法，方用平肺口服液加减变化。二诊时加入养心安神之品，收敛止血，去黄连、黄芪。三诊时，各症均有缓解，故更换为成药，服用方便，同时药物作用较为缓慢，守方以善后。

病例 2　××，男，68 岁。

初诊：2009 年 7 月 13 日

左肺癌术后 4 年余，间断咯血 7 月，加重 3 天。初诊：患者 2005 年 2 月出现痰中带血，胸部 CT、支气管镜检查示：左下肺鳞状细胞癌，2008 年 12 月出现间断咯血，颈胸部 CT 扫描提示：肺部肿瘤复发，伴纵隔、锁骨上淋巴结及胸膜转移，2009 年 2 月 12 日出现大咯血，量约 200mL，6 月 20 日凌晨突然咯血，总量约 50mL，7 月 10 日凌晨患者再次出现咯血，色鲜红，总量约 40mL。就诊时患者神清，精神尚可，乏力，头晕，时有暗红色血痰。食纳尚可，睡眠可，大便干，小便调。舌质淡暗，苔白，脉数。

诊其为肺积（左肺癌），证属气虚血瘀。治宜益气养阴、活血祛瘀。拟方平肺口服液。日 1 剂，连服 1 月。

二诊：2009 年 8 月 13 日

仍有咳血，乏力减轻，大便稍润。继服平肺口服液治疗 1 月。

三诊：2009 年 9 月 13 日

咳血减轻、乏力消失、大便通，继服平肺口服液治疗。

体会：患者老年男性，长期吸烟，正气渐亏，气血虚弱，气血运行不利，久而成瘀。痰瘀交结，留于体内，发为积症，气血两亏必致气血运行不畅，瘀血留于脉络，血不归经，血行脉外。肺主气，肺气不足，肺脏的宣发和肃降功能失常，日久成积。肺与大肠相表里，肺气不宣，腑气不降，故见乏力、痰中带血、大便干。本病总为气虚血瘀之证。治宜"益气养阴、活血祛瘀"之法。拟方平肺口服液，益气之中又有养阴之力，使肺气行，瘀血去。

二、消化道出血

消化道出血包括上消化道出血和下消化道出血两种。上消化道出血以吐血为主，而下消化道出血则以便血（便鲜血或黑便）为主要表现，也是恶性肿瘤常见的并发症之一。

（一）吐血

血液由胃或食道而来，经呕吐而出，血色鲜红或紫黯，常夹有食物残渣，称为吐血。原发性肝癌的上消化道出血极为常见，可由并发肝硬化或门脉癌栓，导致门静脉高压，食管、胃底静脉曲张；亦可由于肝脏功能障碍，凝血因子合成减少，凝血功能下降；或由于治疗不当，如化疗剂量过大、中医药活血化瘀药物应用过度，使血小板数量和功能下降等，都可导致吐血。

李教授认为内伤情志，或暴怒伤肝，火动于内，气逆而上，或肝气横逆犯胃，胃络损伤，或由于久病劳累，脾失调摄，气不统血，血溢于外。热郁于经者，火动于胃，或中气虚寒则不能收摄，或阴盛格阳则火不归原而泛滥于上，皆是吐血之因。

辨证论治：吐血的辨证论治要分清虚实寒热，本着虚则补之，实则泻之的原则对证治疗，临床上常将吐血分为以下几型：

1. 胃中积热

主证：胃脘灼热、胀痛，恶心，呕吐紫红色或咖啡色血液，量较多，口干口臭，喜饮冷食，大便如柏油状，舌质红，舌苔黄腻，脉象滑数。

治法：清胃泻火，化瘀止血。

方药：泻心汤加减。大黄10g，丹皮10g，赤芍10g，黄芩10g，乌贼骨10g，牛膝10g，黄连10g，大蓟10g，小蓟10g，侧柏叶10g，三七粉6g（冲服）。

上方以大黄、黄连、黄芩清泻内热；丹皮、赤芍、牛膝活血散瘀；乌贼骨收敛止血；大蓟、小蓟、侧柏叶、三七粉凉血止血。全方合用共奏清胃泻火，化瘀止血之效。

2. 肝火犯胃

主证：呕血鲜红，或紫红，口苦口干，胁痛，心烦不眠，大便干，小便黄，舌质红绛，脉象弦数。

治法：清泻肝火，和胃止血。

方药：丹栀逍遥散加减。大黄10g，丹皮10g，白芍10g，黄芩10g，龙胆草6g，当归10g，柴胡10g，牛膝10g，黄连6g，生地10g，赤芍10g，白及10g，枳壳10g，三七粉6g（冲服）。

上方以大黄、黄芩、龙胆草清泻肝火；白芍、当归养血柔肝；丹皮、生地、赤芍、白及、三七粉、牛膝凉血、止血、散瘀；柴胡引药入肝。全方合用有清泻肝火，和胃止血之效。

3. 脾胃虚热

主证：胸脘痞闷，恶心、呕吐带血，面色无华，柏油样便，舌质淡，舌苔黄腻，脉细数。

治法：和胃降逆，凉血止血。

方药：半夏泻心汤加减。半夏 10g，大黄 10g，丹皮 10g，白芍 10g，黄芩 10g，太子参 15g，当归 10g，牛膝 10g，黄连 10g，白及 10g，枳壳 10g，地榆炭 10g，三七粉 6g（冲服）。

上方以半夏和胃降逆；大黄、黄芩、黄连清泻胃火；丹皮凉血散瘀；太子参益气扶正；当归养血柔肝；牛膝、白及、地榆炭、三七粉散瘀止血；枳壳理气和胃。全方合用有和胃降逆，凉血止血之效。

4. 肝胆湿热

主证：两胁胀痛，腹部胀痛或剧痛拒按，呕吐紫红或鲜红血液，口苦目黄，小便黄赤，大便干结，舌质红绛，舌苔黄腻，脉弦或滑数。

治法：清热利湿，止血。

方药：龙胆泻肝汤加减。龙胆草 10g，黄芩 10g，大黄 10g，丹皮 10g，柴胡 10g，黄连 10g，赤芍 10g，白及 10g，枳壳 10g，三七粉 6g（冲服）。

上方以龙胆草、黄芩、大黄、黄连清泻肝热；丹皮、赤芍、白及、三七粉凉血散瘀止血；柴胡、枳壳疏肝理气。全方合用有清热利湿，止血之效。

5. 脾气虚弱

主证：病情日久，吐血绵绵不断，时轻时重，大便色黑，两胁隐痛，胀痛，倦怠乏力，面色苍白，舌质淡胖，苔薄白，脉濡细。

治法：益气摄血。

方药：归脾汤加减。人参 10g（另煎），黄芪 15g，白术 15g，茯苓 15g，白及 10g，枳壳 10g，地榆炭 10g，三七粉 6g（冲服），阿胶珠 10g，大枣 5 枚，补骨脂 10g，乌药 10g，血余炭 10g，灶心土 30g（另煎）。

上方以人参、黄芪、白术、茯苓、大枣健脾益气；灶心土、白及、地榆炭、三七粉散瘀止血；阿胶珠、血余炭养血止血；枳壳、乌药理气和胃；补骨脂温肾助阳。全方合用有益气摄血之效。

6. 气衰血虚

主证：大量吐血后，血压下降，面色苍白，冷汗淋漓，四肢厥冷，舌淡，脉细或脉细欲绝。

治法：益气固脱。

方药：独参汤或参附汤加减。人参 10g（另煎），附子 10g（先煎），三七粉 6g（冲服）。

上述各型均可采用中成药云南白药，去除胶囊取粉，温水化服。开始服保险子和 3g 粉药，以后每 2～4 小时服 1～2 粒。配伍大黄有止血、解毒、化瘀之效。配伍益气养血等药物对改善肝病消化道出血，预防出血后的并发症发生以及改善预后有一定的疗效。

（二）便血

凡血从肛门排出体外，无论在大便前，或大便后下血，或单纯下血，或与粪便混杂而下，均称为便血。正如《三因极一病证方论·便血证治》说："病者大便下血，或清或浊，或鲜或黑，或在便前，或在便后，或与泄物并下……亦妄行之类，故曰便血。"《金匮要略》有远血、近血之分。《景岳全书·血证》指出："血在便前者，其来近，近者或在广肠，或在肛门，血在便后者，其来远，远者或在小肠，或在于胃。"以血在便前、便后分血来之近远并不可靠，而且在不少情况下，血和大便混杂而下，难于分辨其前后。而便血的颜色，可作为诊断便血部位远近的参考。一般情况下，便血色鲜红者，其来较近；便血色紫黯者，其来较远。古代医家有的又以血色之清浊，而立肠风、脏毒之名。如《济生方·下痢》说："大便下血，血清而色鲜者，肠风也；浊而色黯者，脏毒也。"

辨证论治：便血均由胃肠之脉络受损所致。临床上主要有肠道湿热及脾胃虚寒两类。辨证治疗当分清寒热虚实，属于湿热内阻者多为实证，治以清化为主；脾胃虚寒者多为虚证，治以温中健脾为主。

1. 肠道湿热

主证：便血鲜红，大便不畅或稀溏，或有腹痛，口苦，苔黄腻，脉濡数。

治法：清化湿热，凉血止血。

方药：地榆散合槐角丸加减。地榆 10g，茜草 6g，槐角 10g，栀子 6g，黄芩 10g，黄连 6g，茯苓 15g，防风 10g，枳壳 10g，当归 10g。

方中以地榆、槐角、茜草凉血止血；栀子、黄芩、黄连清热燥湿，泻火解毒；茯苓淡渗利湿；防风、枳壳、当归疏风利气活血。

2. 脾胃虚寒

主证：便血紫黯，甚则黑色，腹部隐痛，喜热饮，面色不华，神倦懒言，便溏，舌质淡，脉细。

治法：健脾温中，养血止血。

方药：黄土汤加减。灶心土 30g（另煎），白术 15g，附子 10g（先煎），甘草 6g，阿胶 10g（烊化），地黄 15g，黄芩 10g。

方中以灶心土温中止血；白术、附子、甘草温中健脾；阿胶、地黄养血止血。黄芩苦寒坚阴，起反佐作用。可加白及 10g、乌贼骨 15g 收敛止血；三七 10g、花蕊石 15g 活血止血。阳虚较甚，畏寒肢冷者，加鹿角霜 10g（烊化）、炮姜 6g、艾叶 10g 等温阳止血。

三、尿血

小便中混有血液甚至血块的病症称为尿血。随出血量多少的不同，而使小便呈淡红色、鲜红色，或茶褐色。尿中有血，分为尿血及血淋两种情况。临床上以排尿不痛或痛不明显者称为尿血；尿血而兼小便滴沥涩痛者称为血淋。如《丹溪心法·尿血》说："尿血，痛者为淋，不痛者为尿血。"血淋在淋证中讲述，本节讲述尿血的辨证论治。尿血的病位在肾及膀胱。其主要的病机是热伤脉络及脾肾不固。

而热伤脉络之中又有实热和虚热之分；脾肾不固之中又有脾虚及肾虚之别。

辨证论治：尿血的辨证治疗也当分清寒热虚实，属于热者，又应分清实热和虚热之不同，属于实热者，治以清化为主；虚热者治以滋阴降火为主。脾肾虚寒者多为虚证，治以温肾健脾为主。

1. 下焦热盛

主证：小便黄赤灼热，尿血鲜红，心烦口渴，面赤口疮，夜寐不安，舌红，脉数。

治法：清热泻火，凉血止血。

方药：小蓟饮子加减。小蓟10g，生地15g，藕节15g，蒲黄10g，栀子10g，木通6g，竹叶10g，滑石30g（包煎），甘草6g，当归10g。

方中以小蓟、生地、藕节、蒲黄凉血止血；栀子、木通、竹叶清热泻火；滑石、甘草利水清热，导热下行；当归养血活血，共奏清热泻火，凉血止血之功。

2. 肾虚火旺

主证：小便短赤带血，头晕耳鸣，神疲，颧红潮热，腰膝酸软，舌质红，脉细数。

治法：滋阴降火，凉血止血。

方药：知柏地黄丸加减。生地15g，泽泻15g，丹皮10g，山药30g，茯苓15g，山茱萸15g，知母10g，黄柏10g。

方中以地黄丸滋补肾阴；知母、黄柏滋阴降火。可加旱莲草15g、大小蓟各30g、藕节15g、蒲黄10g等凉血止血。

3. 脾不统血

主证：久病尿血，面色不华，体倦乏力，气短声低，或兼齿衄，肌衄，舌质淡，脉细弱。

治法：补脾摄血。

方药：归脾汤加减。白术 15g，茯苓 15g，黄芪 30g，龙眼肉 15g，酸枣仁 15g，人参 10g（另煎），木香 6g，当归 10g，远志 10g，炙甘草 6g。

可加熟地 10g、阿胶 10g（烊化）、仙鹤草 15g、槐花 10g 等养血止血。气虚下陷而见小腹坠胀者，可加升麻 6g、柴胡 6g。配合原方中的参、芪、术以起到益气升阳的作用。对于有气虚下陷表现者，亦可采用补中益气汤加减。

4. 肾气不固

主证：久病尿血，色淡红，头晕耳鸣，精神困惫，腰脊酸痛，舌质淡，脉沉弱。

治法：补益肾气，固摄止血。

方药：无比山药丸加减。熟地 10g，山药 30g，山茱萸 10g，淮牛膝 15g，肉苁蓉 15g，菟丝子 15g，杜仲 15g，巴戟天 15g，茯苓 15g，五味子 6g，赤石脂 10g。

方中以熟地、山药、山茱萸、淮牛膝补肾益精；肉苁蓉、菟丝子、杜仲、巴戟天温肾助阳；茯苓健脾；五味子、赤石脂益气固涩。可加仙鹤草 15g、蒲黄 10g、槐花 10g、紫珠草 10g 等止血，必要时再加牡蛎 30g（先下）、金樱子 15g、补骨脂 15g 等固涩止血。腰脊酸痛，畏寒神怯者，可加鹿角片 10g、狗脊 15g 温补督脉。

第六节　胸水

胸水属中医"悬饮"范畴，是恶性肿瘤的常见并发症，几乎所有的恶性肿瘤都可以引起胸水。临床上恶性肿瘤病人一旦出现胸腔积液，即意味着病变已局部转移或全身播散，病变已到晚期，失去了手术治疗的可能性。又因为积液量往往较多，且发生迅速，使肺扩展受到了机械性限制，影响心肺功能，易并发肺不张和反复感染，常常造成病人严重的呼吸困难和循环障碍，极大地影响了患者的生存质量。如不及时治疗，即可危及生命。而目前众多的西医治疗方法，大多各有一定的疗效以及副作用。而中医治疗胸水在消水的同时，兼有止痛的效果，并有提高患者生存质量的作用。

一、病因病机

在正常生理情况下，水液的输布排泄，主要依靠三焦的作用。三焦主持全身的气化，为内脏的外腑，是运行水谷津液的道路，气化则水行。若三焦气化失宣，阳虚水液不运，必致停积为饮。故《圣济总录·痰饮统论》说："三焦者，水谷之道路，气之所终始也。三焦调适，气脉平匀，则能宣通水液，行入于经，化而为血，灌溉周身；若三焦气塞，脉道壅闭，则水饮停积，不得宣行，聚成痰饮。"从三焦分部与所属投影的关系而言，肺居上焦，有通调水液的作用；脾主中焦，有运输水谷精微的功能；肾处下焦，有蒸化水液，分清泌浊的职责。饮食经胃腐熟后，水精通过脾的转输上行，肺的通调下降，肾的蒸化开合，共同完成水液吸收、运行、排泄的整个过程。《素问·经脉别论篇》说："饮入于胃，游溢精气，上输于脾，脾气散精，上归于肺，通调水道，下输膀胱，水精四布，五经并行。"即指出了水液的运行与脾肺肾三脏有关，如三脏功能失调，肺之通调涩滞，脾之转输无权，肾之蒸化失职，则三者互为影响，导致水液停积为饮。三脏之中，脾运失司，首当其要。因脾阳一虚，则上不能输精以养肺，水谷不从正化，反为痰饮而干肺；下不能助肾以制水，水寒之气反伤肾阳。由此必致水液内停中焦，流溢各处，波及五脏。水走皮里膜外，饮留胁下则成胸水。

论其病理性质，则总属阳虚阴盛，输化失调，因虚致实，水液停积为患。虽然间有因时邪与里水相搏，或饮邪久郁化热，表现饮热相杂之候，但究属少数。中阳素虚，脏气不足，实是发病的内在病理基础。因水为阴类，非阳不运，若阳气虚衰，气不化津，则阴邪偏盛，寒饮内停。

总之，胸水的发生多因素体不强，肺部或其他部位恶性肿瘤消耗正气，致肺虚卫弱，时邪外袭，肺失宣通，饮停胸胁，而致络气不和，若饮阻气郁，久则可以化火伤阴，更加耗损肺气。其病机属于本虚标实之证。

二、辨证论治

中药治疗恶性胸水，内服、外敷均有效。对恶性胸水的治疗可参考以下几个证型辨证治疗。

1. 邪犯胸肺

主证：胸水伴有寒热往来，身热起伏，汗少，或发热不恶寒，有汗而热不解，咳嗽，少痰，气急，胸胁刺痛，呼吸、转侧疼痛加重，心下痞硬，干呕，口苦，咽干，舌苔薄白或黄，脉弦数。

治法：和解宣利。

方药：柴枳半夏汤加减。柴胡10g，黄芩10g，瓜蒌15g，半夏10g，枳壳10g，桔梗10g，赤芍10g。

本方功能和解清热，涤痰开结。用于初期寒热往来，胸胁闷痛等证。药用柴胡、黄芩和解清热；瓜蒌、半夏化痰开结；枳壳、桔梗、赤芍理气和络。咳逆气急，胁痛加白芥子10g、桑白皮10g；心下痞硬，口苦，干呕加黄连10g；热盛有汗，咳嗽气粗，去柴胡，合入麻杏石甘汤以清热宣肺化痰。如寒热未罢，胸胁已见停饮，可同时结合饮停胸胁证治疗。

2. 饮停胸胁

主证：咳唾引痛，但胸胁病势较初期减轻，而呼吸困难加重，咳逆气喘，息促不能平卧，或仅能偏卧于停饮的一侧，病侧肋间胀满，甚则可见偏侧胸廓隆起。舌苔薄白腻，脉沉弦或弦滑。

治法：逐水祛饮。

方药：十枣汤或控涎丹。十枣汤：甘遂6g，大戟6g，芫花6g研末，大枣 10 枚煎汤送服。控涎丹：甘遂 10g，大戟 10g，白芥子 10g，研末为丸如梧桐子大，用淡盐汤或姜汤送下，每次 5～10 丸。

二方均为攻逐水饮之剂。前方力峻，体实证实，积饮量多者用之，取甘遂、大戟、芫花研末，大枣煎汤送下，空腹顿服。后方药力较缓，反应较轻，系十枣汤去芫花加白芥子为丸，善祛皮里膜外之痰水，有宣肺理气之功。剂量均宜小量递增，连服 3～5 日，必要时停二三日再服。如呕吐、腹痛、腹泻过剧，应减量或停服，同时服用椒目瓜蒌汤以泻肺祛饮，降气化痰。药用葶苈子、桑白皮泻肺逐饮；苏子、瓜蒌皮、陈皮、半夏降气化痰；椒目、茯苓、生姜皮利水导饮。痰浊偏盛，胸部满闷、舌苔浊腻加薤白 6g、杏仁 10g。如水饮久停难去，胸胁支满，体弱，食少者，加桂枝 10g、白术 15g、甘草 6g 等通阳健脾化饮，不宜再予峻攻。若见络气不和之候，可同时配合理气和络之剂，以冀气行水行。

3. 络气不和

主证：胸水伴胸胁疼痛，胸闷不舒，胸痛如灼，或感刺痛，呼吸不畅，舌苔薄、质黯，脉弦。

治法：理气和络。

方药：香附旋复花汤加减。旋复花 10g（包煎），苏子 10g，杏仁 10g，半夏 10g，薏苡仁 30g，茯苓 15g，香附 10g，陈皮 10g。

本方功能理气化痰和络。药用旋复花、苏子、杏仁、半夏、薏苡仁、茯苓降气化痰；香附、陈皮理气解郁。痰气郁阻，胸闷苔腻加瓜蒌 15g、枳壳 10g；久痛入络，痛势如刺，加当归须 10g、赤芍 10g、桃仁 10g、红花 10g、乳香 10g、没药 10g；水饮不净加通草 6g、路路通 10g、冬瓜皮 15g 等。

4. 阴虚内热

主证：胸水伴呛咳时作，咯吐少量黏痰，口干咽燥，或午后潮热，颧红，心烦，手足心热，盗汗，或伴胸胁闷痛，形体消瘦，舌质偏红，少苔，脉小数。

治法：滋阴清热。

方药：沙参麦冬汤合泻白散加减。沙参 10g，麦冬 15g，玉竹 15g，天花粉 15g，桑白皮 15g，地骨皮 15g，甘草 6g。

前方清肺润燥，养阴生津，用于干咳，痰少，口干，舌质红。后方清肺降火，用于呛咳气逆，肌肤蒸热。药用沙参、麦冬、玉竹、天花粉养阴生津；桑白皮、地骨皮、甘草等清肺降火。潮热加鳖甲 30g（先煎）、功劳叶 15g；咳嗽配百部 10g、川贝母 10g；胸胁闷痛，酌加瓜蒌皮 15g、枳壳 10g、广郁金 10g、丝瓜络 10g；积液未尽，加牡蛎 30g、泽泻 30g。兼有气虚、神疲、气短、易汗、面色苍白者，酌加太子参 15g、黄芪 30g、五味子 10g。

第七节　腹水

一、病因病机

腹水是肝癌、卵巢癌、消化道肿瘤的常见并发症。治疗困难，预后较差。由于腹内压的升高影响静脉回流，导致患者心、肺、肾等脏器功能下降。更严重的是患者机体抵抗力差，极易并发感染，致病情迅速恶化甚至死亡。

腹水属中医臌胀范围。臌胀又称鼓胀（臌通鼓）、单腹胀、蛊胀，因腹部胀大如鼓而得名。以皮色苍黄，腹大如鼓，脉络暴露为特征。多因肿瘤内结，致肝、脾、肾功能相互失调，终致气滞、血瘀、水停腹中。由于肝、脾、肾功能彼此失调，脏腑虚者愈虚，气、血、水壅结腹中，水湿不化，实者愈实，故本虚标实，虚实交错为本病的主要病机特点。

二、辨证论治

治疗腹水要针对病因病机，分清虚实，做到消中有补，补中有消，在祛邪的同时，要照顾正气。临床上将腹水分为实胀、虚胀。一般将腹水分为以下几型：

1. 实胀

主证：肿瘤病人出现腹部胀满，按之如囊裹水，或按之坚满有块，形体尚实，精神尚可，饮食减少，面色萎黄，小便短少，大便溏薄或秘结、舌苔白腻或黄腻、脉濡缓成沉弦。

治法：健脾利水，活血散结，抗癌解毒。

方药：四君子汤合五苓散加减。党参 15g，生黄芪 30g，茯苓 15g，白术 15g，桂枝 10g，猪苓 10g，车前子 10g（包煎），薏苡仁 30g，莪术 10g，龙葵 10g，半枝莲 15g 等。偏热象者可加黄芩 10g，汉防己 10g。

上方以党参、生黄芪、茯苓、白术益气健脾；桂枝温阳化气；猪苓、车前子、薏苡仁、汉防己、龙葵渗湿利水；莪术活血散结；半枝莲抗癌解毒。全方共奏健脾利水、活血散结、抗癌解毒之效。气滞腹胀者加木香 6g、枳壳 10g；恶心呕吐者加半夏 10g、生姜 6g。

2. 虚胀

（1）脾肾阳虚。肿瘤病人腹大胀满不舒，入暮尤甚，面色苍黄，脘闷食欲不振，神疲懒动，肢冷或下被浮肿，小便短少不利，大便溏薄，舌质暗淡，或淡紫胖大，脉沉细无力。

治法：温补脾肾，化气行水。

方药：济生肾气丸加减。附子 10g（先煎），生黄芪 30g，白术 15g，茯苓 15g，熟地 10g，山萸肉 10g，车前子 10g（包煎），陈皮 10g，牛膝 10g，神曲 30g，龙葵 10g，白花蛇舌草 30g。

上方以附子温肾助阳；生黄芪、白术、茯苓益气健脾；陈皮健脾；熟地、山萸肉温肾补血；车前子、龙葵、牛膝利水通淋；白花蛇舌草抗癌解毒。全方共奏温补脾肾，化气行水之效。也可加猪苓 10g、泽泻 30g 以加强利水之力。

（2）肝肾阴亏。肿瘤病人腹大胀满，形消肉脱，食少神疲，心烦口干，小便短少，大便干结，舌质红绛少津，脉沉弦或细数。

治法：滋养肝肾，利水散结。

方药：六味地黄汤加减。熟地 15g，山萸肉 15g，枸杞子 15g，女贞子 15g，北沙参 15g，茯苓 15g，猪苓 15g，陈皮 10g，莱菔子 10g，龙葵 10g，白英 10g。

上方以熟地、山萸肉、枸杞子、女贞子滋养肝肾；北沙参养阴清热；茯苓、猪苓、龙葵健脾利水；陈皮、莱菔子理气散结；白英清热抗癌。全方共奏滋养肝肾，利水散结之效。

三、恶性胸、腹水的外治法

据统计，在腔内形成恶性积液后，有 70% 的患者在 6 个月内死亡，其平均生存期只有 3.3 个月。但是，如果给予适当治疗，可以明显延长生存期，甚至可以获得治愈的机会。因此，有效治疗这些并发症是延长肿瘤患者生命及提高生存质量的关键措施。虽然，现代医学的发展日新月异，各种新方法、新药物不断产生，对恶性积液的治疗也有了较大的进步，但这些治疗措施都存在不同程度的毒副作用，有的甚至加重病情。为了克服这些不足之处，李教授从 20 世纪 80 年代中期开始，根据祖国医学"内病外治"的理论，结合多年肿瘤临床中治疗恶性积液的经验，经临床反复摸索，最终筛选出具有良好临床疗效的实脾消水膏，用于临床治疗恶性胸、腹水患者，取得了很好的效果。

临床上许多癌性腹水、胸水患者多腹胀难耐，呼吸困难，胸闷，食欲不振，稍进食水或输液后则症状加重，口服药多数患者不愿接受。由于腹胀、胸闷，部分患者甚至拒绝输液。鉴于此，我们采用了祖国医学传统的中药外治法，拟实脾消水膏方外敷使用，药物经皮肤吸收而起效，避免了患者服药、输液之苦，病人乐于接受。中药外用，多半是将药物直接接触患部，或最大限度地缩短药物透皮后传递运行的路径，使药物有效成分迅速抵达患病部位，产生即时效应。另外，皮肤给药有利于短时间内在病变部位达到治疗所需的血药浓度，一定程度上避免消化液和肝脏对药物有效成分的破坏，有利于药物治疗作用的充分发挥。

治疗胸水具体药物及方法：生黄芪 60g，牵牛子 20g，桂枝 10g，猪苓 20g，莪术 30g，桃仁 10g，薏苡仁 60g 等。水煮 2 次，浓缩后酌加冰片少许及赋型剂，装入 200mL 瓶内封口，消毒灭菌。使用方法：洗净患侧胸壁，将消水膏涂于胸壁皮肤约 1～2mm 厚，涂药范围大于患侧胸水投影范围 2 cm 左右，覆盖薄塑料纸或纱布，使药膏保持潮湿状态，每日更换 1 次，连用 15 天。

治疗腹水使用方法：洗净患者腹壁，将消水膏涂于腹壁皮肤约 1～2mm 厚，覆盖薄塑料纸或纱布，使药膏保持潮湿状态，涂药范围为上至剑突下，下至脐下 10cm，两侧至腋中线，对肝内有巨大肿块有可能发生破裂者，涂药时应避开相应部位皮肤。外用药膏每日更换 1 次，连用 15 天。

体会：中医外治法历史悠久，内容丰富，用中医外治法治疗"悬饮"，古书中多有记载。中药外敷治疗恶性胸水的机理可能是通过中药化瘀消癥，芳香开窍，攻逐水饮等作用来改善肿瘤引起的血管、淋巴管的压迫情况，使引流通畅，从而有利于胸腔积液的吸收。同时中药外敷对改善肺通气功能有一定作用，如对气急、胸痛的改善等。

用药物外敷通过皮肤吸收来治疗疾病，是祖国医学中药外治法的特色，将药物等施用于人体体表某部或穴位，通过药物透皮吸收或经络的传输、放大作用，直接到达病变处发挥疗效，从而增加了给药途径，扩大了治疗领域。它也同样贯穿着整体观念和辨证论治精神，其理论也是建立在病因病机、四诊八纲、脏腑经络等原则基础之上的，正如清代医家吴尚先所说："外治之理，即内治之理，外治之药，亦即内治之药，所异者法耳。"并载有用牵牛子、猪牙皂、木香、琥珀等调敷脐腹以治水肿的经验。

中医学认为，人体是一个有机的整体，生理上有表里相配，脏腑相属的关系，病理上也有很大的关联，体内有病可以反映到体表，即"有诸内必形诸外"。人体的皮肤腠理与五脏六腑元真相贯通，药物可以通过体表，透过腠理到达脏腑，起到调整机体、抗病祛邪的作用；经络内联脏腑，外络人体百骸，是气血运行的通道。肺在体合皮毛，皮肤给药可以通过"肺朝百脉"和经络的"行气血，营阴阳"作用使药物由体表穴位吸收，继而通过相应的经络，输布于全身，到达病变脏腑，浓聚起效。仲景曾言："腠者，是三焦通会元真之处，为血气所注；理者，是皮肤脏腑之纹理也。"所以用药物通过局部外敷吸收，可以达到整体调节的作用。

不可否认，皮肤对大多数药物形成一道难以渗透的屏障，尤其中药中的有效成分含量低，透皮吸收更加困难。因此，如何提高药物的透皮吸收能力，是内病外治法疗效是否确切的重要环节，中药的性能、气味、厚薄、归经及药理作用，必须考虑。祖国医学认为，芳香性中药具有开发腠理，辛香走窜，开窍醒神，开经络，透肌骨之功。内病外治的药物，常以性味峻烈之品为猛药，或以新鲜采集未加炮制、气味俱厚者为生药，或以气味芳香、性善透窍走窜者为香药，掺入各种外治药物中。所谓"假猛药、生药、香药率领群药，开结行滞，直达病所"，是中药透皮内病外治的理论依据，它能够加强药物的透皮吸收效果，更充分、更快速地发挥群药的药理作用。

实脾消水膏含桂枝、冰片等芳香性中药，而芳香中药的主要成分为挥发油。煎煮受热后易损失，为保留芳香成分，增加药物透皮吸收量，提高疗效，我们对方中含挥发性成分的药物，进行专门提取，收集挥发油和芳香水，最后随冰片一同加入药膏中，取得了较满意的效果。另外，在敷药时采用保鲜膜覆盖，并嘱咐患者用热水袋敷患处，也是促进药物透皮吸收的手段之一，因为保鲜膜覆盖有助于表皮的水合作用和角质软化，可加速药物渗入。研究发现，用膏药贴封，局部形成了一种汗水难以蒸发扩散的密封状态，使角质层含水量由5%～

15%增至50%。角质层经水合作用后臌胀成为多孔状态，有利于药物穿透。此法可使药物透皮速率增加4～5倍。药物与热相结合，可促进皮肤血液循环，通过温热刺激，皮温升高，毛细血管扩张，血液流动加速，药物透皮吸收率提高。

实脾消水膏中黄芪为君药，具有败毒抗癌、补气固摄、利水消痛作用。针对患者脾虚水泛，免疫力低下的虚损状态，配以茯苓、薏苡仁等药起到健脾利湿作用。药理研究表明：黄芪能增强细胞免疫力并能促进巨噬细胞吞噬作用，具有抗癌活性及较强利尿作用。桂枝、车前子温阳利水，莪术、红花活血化瘀，四者共为臣药，解除体内血瘀水停的病理状态，较好针对了积液之病机。其中莪术还有较强的败毒抗癌、破瘀消肿、行滞止痛作用。现在临床广泛使用的抗癌制剂榄香烯，就是从莪术中提取出来的。药理研究表明：提出成分挥发油、莪术醇对移植性肿瘤小鼠肉瘤－37、S180、子宫颈癌U14、艾氏腹水癌等均有抑制作用，有防止肿瘤扩散和转移的作用，抑瘤率平均在52%以上；并能提升淋巴细胞，增强免疫功能。车前子配合生黄芪、薏苡仁以增加健脾利水之效。桂枝具有温阳散寒、振奋阳气作用。如此，则阴寒散、水湿化，积水之症得以缓解。而且桂枝入肺经，可宣肺解表，这也有助于改善或增强"主全身之气机"的肺的通调水道功能。药理研究认为：其挥发性成分中所含的桂皮醛具有抗癌作用，可抑制小鼠肉瘤的生长。冰片作为引经药，性芳香、善走窜，无往不达，有开窍避邪之效，能有通络、促进诸药透皮吸收的作用，常用于肝癌、宫颈癌、直肠癌等肿瘤的外敷治疗中，它可以通经贯络，开结行滞，率领群药直达病所，从而使群药发挥益气抗癌、活血利水作用。不仅如此，冰片本身还具有抗癌解毒、开窍安神、消肿止痛功效。体外实验对移植性小鼠肉瘤S180和人宫颈癌JTC－26癌细胞的抑制率均为50%～90%。实验证明，冰片极易通过血脑屏障，在中枢内浓度最高而持续时间最长。其醇或油溶液在体内能改善患者心肺功能，镇静安神，止痛清热。这对晚期癌性积水患者多脏器衰竭导致的疼痛、烦躁、呼吸困难等症状有缓解作用，所以冰片作为全方的佐使药也有重要功能。总之，实脾消水膏是以标本兼顾，扶正不助邪，祛邪不伤正为原则而为立法依据的。

第八节　便秘

便秘是指各种原因导致大便秘结不通，排便周期延长；或排便周期不长，但粪便干硬，排便艰难；或欲大便而排出不畅的一种病证。患者常有粪便干结、排便困难或不尽感，在不用通便药物时，排便次数明显减少等症状。便秘是临床很常见的一种症状，可出现于各种疾病中，恶性肿瘤患者由于各种原因导致便秘的发生率也很高。

长期的便秘虽然一般不危及生命，但会给患者带来巨大的痛苦，加重患者的思想负担，增添焦虑紧张情绪。同时肠道内宿便的堆积也易产生多种毒素，对人体内环境、内分泌系统均有一定的影响，日久也可能诱发或加重其他疾病（如高血压、冠心病、心力衰竭等），从而影响患者的生活质量。因此了解便秘的病因及治疗方法就显得尤为重要。

一、病因病机

便秘作为肿瘤患者常见的、多发的症状，一般有以下几种病因：

1. 单纯性便秘：① 进食过少或饮食过于精细，纤维素含量不足，对结肠运动的刺激减少；② 由于生活规律被扰乱，周围环境的改变和精神紧张等因素，使排便习惯受到干扰；③ 长期卧床，活动减少，肠蠕动减慢；④ 慢性消耗、营养不良或衰老体弱等导致肌肉萎缩或肌力减退而使排便困难。

2. 继发性便秘：① 肠道内肿瘤致肠道狭窄或梗阻，使达到直肠的粪便很少；② 肠道内或肠道外肿瘤压迫肠道；③ 原发性或转移性肿瘤压迫脊髓、腰丛、骶丛神经引起神经麻痹，不能支配相应的肌肉运动，导致便秘；④ 内分泌病变：如甲状旁腺功能亢进或甲状腺功能减退时肠道肌肉动力减弱；⑤代谢紊乱：如低血钾、高血钙等亦引起便秘；⑥肠道激惹综合征，对其发病机制尚不清楚，便秘是主要临床表现之一，是由胃肠道平滑肌的运动障碍所致。

3. 医源性便秘：①滥用泻药：长期过量服用泻药（常见于刺激性泻药）会引起肠道黏膜的损害、结肠平滑肌萎缩和神经损害，同时使肠道对泻药的敏感性减弱，形成对泻药的依赖性和耐受性，最终可导致严重的便秘；②化疗药物的毒副反应：如长春碱类、鬼臼毒素类等化疗药物的使用，局部放疗等；③阿片类止痛药的使用，通过对胃肠局部和中枢的双重作用，使排便反射刺激的敏感性降低，肠蠕动减弱，引起便秘；④化疗病人为了止吐使用了中枢性止吐剂，如昂丹司琼、托烷司琼等，这类药物抑制胃肠蠕动，产生了便秘；⑤其他药物：如铋剂、制酸剂、抗抑郁药、抗胆碱能药物等；⑥术后并发症：如肠粘连、疤痕狭窄；⑦放射性肠炎。

历代中医文献对便秘有不同的叙述。《黄帝内经》称之为"大便难"；《伤寒论》分为"阳结"、"阴结"和"脾约"；后世又有"风、气、寒、热、湿秘"和"风热燥"等学说；至清代《杂病源流犀烛》才首见"便秘"这一病名。

中医理论认为便秘是由大肠传导糟粕功能失司引起的，"大肠者，传导之官，变化出焉。"大肠为六腑之一，六腑以通为顺，故便秘多责之于大肠，是大肠传导糟粕功能失常所导致。与肺、脾胃、肝、肾等脏腑的关系也极为密切，津液亏损、气滞血瘀是发生便秘的重要病理基础。由脾胃受病、燥热内结、气滞不行、气虚肠道无力、血虚肠道干涩或阴寒内结等病因，从而导致便秘。而肿瘤患者的便秘一般以虚为本，气滞、津亏、热结、血瘀，或单独发病，或互结纠缠，虚实夹杂，各因素相互影响，缠绵难愈。

二、辨证论治

便秘的治疗，西医经常是对症使用酚酞片、乳果糖口服液、开塞露及甘油灌肠剂等通便，通常只能解决一时的问题。或借用中药的大黄、番泻叶等攻下通便。近代药理研究表明，常用大黄、番泻叶会引起大肠黑斑病，日久还易发生恶变，且停药后会出现便秘症状的反弹和加重，不宜长期服用。而中医则可从病因病机分析，通过辨证施治，治疗便秘。

按照病因病机及临床所见一般可分为热秘、气秘、虚秘、冷秘等4种类型进行诊治，各种类型无论从临床表现，还是舌脉特点均有所不同，治则、处方亦不相同。

1. 热秘

主证：大便干结，多日不排便，腹中胀满，口干口臭，面红身热，心烦不安，小便短赤，舌质红，苔黄厚或黄燥，脉滑数。

治法：泄热通便。

方药：承气汤类加减主治。主要用药：大黄、枳实、厚朴、芒硝等。

此类便秘多以素体阳盛，肠胃积热为病因。患者常为阳盛之体，嗜饮酒浆或肥甘厚味，以致胃肠积热，肠道津液耗伤，肠道失润，大便干结，难于排出。积热熏蒸于上，故口干口臭。热盛于内，故身热面赤，热扰心神，故心烦不安。

热秘在肿瘤科多见于使用化疗药物以及肿瘤发生脑转移，或高热神昏的患者。化疗药物多数偏于热性，作用于胃肠道，热邪伤及津液而使胃肠津液枯燥，濡润无源而大便秘结；热毒之邪侵上犯头面而见神昏，循经下注于肠胃，耗津伤液，肠道干涩，则为便秘。

中医多以泄热通便为治则，用大承气汤攻下实热、荡涤燥结；小承气汤泻下荡积、消痞除满；调胃承气汤泻热和胃、润燥软坚；厚朴三物汤理气除满、消痞泻热。可在方中加用黄芪、陈皮等理气，沙参、麦冬、黄精、石斛等滋阴增液，火麻仁、郁李仁润肠通便，以达到泄热通便而不伤津的目的。同时还可使用中药灌肠，直达病所，以达泻下荡积，清热润肠的功效。

在饮食方面，应忌食易使津液亏少的辛辣厚味食物，如辣椒、姜、羊肉、狗肉、鸡、鱼、酒等。宜多用清凉润滑之物，凉能清热，润能通肠，热清肠润则大便通畅，如苹果、梨、黄瓜、苦瓜、萝卜、芹菜、莴苣等都有益于缓解便秘症状。

2. 气秘

主证：胸胁满闷，腹中胀满，感有便意而排便不出，嗳气呃逆，肠鸣，矢气频转，舌淡，苔薄腻，脉弦。

治法：理气行滞。

方药：四磨汤为主加减。主要用药：木香、乌药、槟榔、枳壳等。

气秘多以情志失和，肝气郁滞为病因。此类患者常忧郁思虑过度，情志不舒，气机不能宣达，通降失常，糟粕内停而致便秘。此种便秘在肿瘤科多发生于肝胆、乳腺等肿瘤患者及长期服用止痛药所致便秘患者。

平素易怒易哀之人，脏腑气机失调，腑气不通，胃气不降所致。止痛药物会抑制胃肠道的蠕动，导致胃肠道功能紊乱，脾胃气血运行不畅，津液不布，大肠传送无力，而发为便秘。以四磨汤为基础加减用药，方中槟榔行气利水，枳壳行气除胀，乌药、木香行气止痛，四药合用以达调理肝脾、行气消胀、通便导滞的功效。大便干结较甚可加入火麻仁、郁李仁润肠通便；腹部胀痛明显者可以加入厚朴、莱菔子；郁久化热者可加入栀子、胆草。

在饮食方面，应忌用收敛固涩之品。收敛固涩之品易使气滞不畅，加重便秘，如白果、莲子、芡实、栗子、石榴等皆应少用。而宜食用能行气润肠之物，气行则脏腑气机通达，大便则通，开心果、橘子、香蕉、竹笋等均可多用。

3. 虚秘

主证：头晕乏力，排便无力，少气懒言，面白身倦，舌淡，苔薄，脉细。

治法：补气健脾，润肠通便。

方药：黄芪汤或润肠丸加减。主药包括：黄芪、麻仁、桃仁、陈皮等。

虚秘多以气血不足，下元亏虚为病因。此类患者大多气血双亏，气虚则大肠传送无力，血虚则津枯不能濡润大肠，而使大便秘结不通。临床此种便秘以老年肿瘤患者、术后恢复期患者及化疗后恶心、呕吐、进食较差的患者为多见。年老体衰，手术耗伤气血，气虚排便无力，血虚肠道不润引起排便无力。

中医多以润肠通便为治法，使用麻仁、柏子仁、决明子等药物治疗。其中麻仁有多种成药制剂，如麻仁软胶囊、麻仁润肠丸等，可作为便秘患者的常备药，必要时服用；柏子仁也可研成粉末，直接冲服，同时还能养心安神，对于老年患者效果尤显；决明子通便作用缓和，开水冲泡即可服用，尤其适用于老年体虚之人，但用量过大有兴奋神经的作用，易影响睡眠，故每天 20～30g 即可，不可过服。还可加用党参、太子参、白术等药补益肺脾之气，使肺脾之气得以内充，传送有力，大便通畅；用当归、生地、仙灵脾等药物滋阴养血，气血充盛则大便得行；老年人阴血不足，还可加用熟地、何首乌、桑葚子、旱莲草、肉苁蓉养血滋阴，增液行舟。

在饮食方面，气虚患者不宜服用具有行气功效的食物，如萝卜、芥菜、橘子等；而应常食健脾益气的山药、扁豆、芋头、无花果等。血虚患者则应避免辛辣香燥之品，如辣椒、牛、羊肉，以免其伤阴耗血，加重便秘；宜多食桑葚、蜂蜜、花生、芝麻等物以滋阴养血润燥。

4. 冷秘

主证：喜热怕冷，面色㿠白，四肢不温，腰膝酸冷，小腹冷痛拒按，小便清长，大便困难，舌淡，苔白，脉沉迟。

治法：温阳通便。

方药：济川煎加减。主要用药：肉苁蓉、当归、牛膝、枳壳、泽泻等。

冷秘多以阳虚体弱、阴寒内生为病因。此类患者大多素体阳虚，阴寒内生，留于肠胃，凝阴固结，致使阳气不通，肠道传送艰难，而导致便秘；阳虚生内寒，温煦无力，则喜热怕冷，四末不温。

此种便秘以女性及老年肿瘤患者多见。平素体质偏差，阳气不足，传导缓慢而致便秘。中医多以温阳通便为治则，以肉桂、牛膝、肉苁蓉、附子等药温补肾阳，散寒通便，并同时配合当归、首乌、麻子仁等养血润肠通便。气虚者加黄芪、党参；阴寒积滞、腹中冷痛拘急，还可加用附子理中丸、大黄附子汤等以达温里散寒，通便止痛之功。

在饮食方面，应少食用偏寒的食物，如李子、柚子、梨、竹笋、菠菜等，以免大量服用更伤及阳气；可多食具有温胃散寒作用的枸杞子、姜、坚果等，同时，坚果中所含的油脂成分也能濡润肠道，帮助排便。

另外，中医认为肺与大肠相表里，肺气不通，腑气不降，也可导致便秘的发生，尤其以肺部肿瘤患者多见，在使用通便药物的同时也可配合一些肺经药物，如：瓜蒌、薤白、杏仁、苏子、桑白皮等，宽胸散结宣肺的同时也起到了通腑的作用，无论是对原发病灶还是便秘都有一定效果。

便秘的治疗，除了应用药物外，注重患者的心理和生活习惯也是十分必要的。在心理上对患者进行疏导，消除患者因便秘而造成的紧张情绪，鼓励患者养成良好的排便习惯。多饮水、多食含粗纤维较丰富的食物，加强平时的身体锻炼，经常进行腹部的按摩，都有助于预防和减轻便秘症状。

三、生活及饮食调护

1．调护观点

李教授认为便秘是老年肿瘤患者常见症状，治疗便秘，如河中行船，要船只畅行就要河水充足，否则就要搁浅，养血润肠通便犹如增水行舟。便秘的原因很多，中医常分辨寒热虚实，其中常见的多是老年性便秘，如年高体衰，病后衰弱，阴血不足，肠道失去濡养，蠕动缓慢而致大便干结。久病体弱患者的便秘，多与血虚阴亏有关，阴血不足犹如无水行舟，应关注养血润肠通便。慎用大黄、番泻叶、芒硝等峻下之品。近年发现大肠黑斑病增多，应关注与大黄、番泻叶的应用有关。而且这类峻下之品又常有依赖和"反跳"，用之则通，停药更加便秘。久用又多损元气。故对老年性便秘应关注养血润肠通便的治法，不可贸然攻下。对阴虚肠燥便秘的处方常以增液汤、润肠丸、济川煎为主。药物多以当归、熟地、肉苁蓉、生首乌、火麻仁、郁李仁、阿胶、紫草、芦荟等为主。对这种病人应少用温燥、固涩之品。

2. 疗养及食疗

（1）便秘的病人应注意运动，要记住人不动肠也不动的道理。长久卧床，肠蠕动必然减慢，适当活动养成定时排便的习惯十分重要。腹部按摩也有利于排便。每日可从左上腹到左下腹按摩百余次。

（2）长久便秘的病人要注意定期检查，特别是大便干稀交替、大便带血的患者，应到医院检查除外腹腔肠内肿物的发生。便秘者多与痔疮、肛裂等同时发生，也应及时调治。

（3）有利于通便的食品有：含油脂的食品，如黑芝麻、桃仁、杏仁、松子、香油等可滋润肠道；香蕉、菠菜、萝卜、桑葚、决明子、蜂蜜等可刺激肠蠕动，有利于排便。黄豆等豆类食品可产气促进肠蠕动，也有利于通便。适当进食含纤维素多的食品，如粗粮、芹菜、南瓜、白薯、马铃薯、玉米等。多吃益气养血，滋阴润燥食品，如西洋参、枸杞子、山药等。不利于通便的食物有：柿子、柿饼、石榴、黑枣、乌梅等。西瓜、冬瓜等利水之物，促进水分从小便排出，对治疗便秘不利，应酌情慎用。大红枣益气提升，不是气虚便秘者可少用。

第九节 其他并发症

一、声音嘶哑

声音嘶哑（简称声嘶）是肿瘤患者常见症状，有时还是肺癌、喉癌的首发症状。中医称为"失音"，后世文献也称"喉瘖"、"音瘖"等。病因分为外感和内伤两大类，其中以风寒闭窍、风热壅肺、肺燥津伤等病因论述较多。

现代病理学提示除咽部、喉部肿瘤直接侵犯引起嘶哑外，喉返神经受到肿瘤压迫引起的声嘶是十分常见的现象。喉返神经是迷走神经的重要分支，其走行易受到肿瘤（如鼻咽癌、喉癌、甲状腺癌、食管癌、肺癌及纵隔肿瘤等）直接侵犯和转移性肿大淋巴结的压迫，并且由于喉返神经解剖部位容易变异而在手术中容易受到损伤，也可因放疗后遗症造成声嘶。

放疗引起的声带充血及手术插管引起的声嘶有自愈过程，肿瘤压迫和侵犯引起喉返神经麻痹常使一侧或双侧声带振动减弱或固定而发生声嘶，一般认为祛除病因才是治疗声嘶的根本。可是中晚期肿瘤祛除病因是困难的，并且喉返神经麻痹有一定的不可逆性。西医对症处理应用激素、氢溴酸加兰他敏、硝酸萩碱等。尽管国外曾有对喉返神经实行外科矫正手术的报道，但是一般较难恢复，而应用中药可使相当一部分患者声嘶缓解或消失。

中医药治疗肿瘤患者声嘶遵循辨证和辨病相结合，以喉镜观察声带振动情况作为重要指标。中医治疗有解毒、滋阴、化痰、祛瘀、开窍等诸多利音方法，其中滋阴润肺鸣金方法临床应用较多。鉴于中晚期肿瘤患者阴虚内热证较多，常以少痰、干咳、声嘶见症，放射治疗也增加了热毒伤阴的症状。

李教授曾对 62 例经 X 线、CT、MRI 等影像医学诊断及经病理学确诊为纵隔恶性肿瘤，伴有声音嘶哑，均经纤维内镜检查可见声带麻痹而除外声带、喉的局部病变，单纯用鸣金方（僵蚕 15g，木蝴蝶 10g，蝉蜕 15g，白蒺藜 10g，百合 15g，全瓜蒌 10g，浙贝母 15g，北沙参 15g，麦冬 15g，紫菀 10g，枇杷叶 10g，前胡 10g）治疗，每日 1 剂，分两次服用，共服 6 周。其中痊愈 20 例，好转 5 例，有效例数共 25 例（40.3%）。与单纯放化疗组比较，差异有显著性。

病例 1　×××，男，63 岁。

初诊：2008 年 5 月

2007 年 6 月初出现声音嘶哑，伴左锁骨上淋巴结肿大，当地 X 线及 CT 查为右肺中心型肺癌，纵隔淋巴结转移。五官科查：声带无红肿无赘物，左侧声带振动明显减弱。曾化疗 6 周期、放疗 1 疗程，肿物部分缓解，左锁骨上淋巴结消失，但音哑不见缓解。2008 年 5 月来诊：患者消瘦，述仍有干咳，少痰且痰稠难咯，右胸胀闷不适，声音嘶哑，便秘尿黄，舌红，薄黄燥苔，脉细。

治宜润肺鸣金、祛风散结。处方：

北沙参 15g	麦　冬 15g	紫　菀 10g	百　合 15g
全瓜蒌 10g	浙贝母 15g	木蝴蝶 10g	僵　蚕 15g
蝉　蜕 15g	白蒺藜 10g	枇杷叶 10g	金荞麦 20g
白花蛇舌草 15g			

14 剂，水煎服，每日 1 剂，早晚各 1 次。

二诊患者述音哑明显缓解，干咳好转，痰易咯出，便秘消失，但仍尿黄，舌脉同前。上方加鱼腥草 10g，马勃 15g。14 剂，水煎服，每日 1 剂，早晚各 1 次。嘱读报，练习发音。患者用药 2 个月后来诊，诸症缓解，音哑消失。

体会：本方注重晚期胸部肿瘤阴虚症状较多的特点，以养阴祛风、鸣金散结为治则。方中僵蚕及木蝴蝶为君药，僵蚕熄风止痉、软坚散结，为治疗中风失音、喉疾的传统中药，现代研究其水煎剂有抗瘤、催眠、抗惊厥、恢复脊髓功能等改善神经功能作用。木蝴蝶也为肺经要药，有润肺止咳利咽作用，临床常用于治疗喉痹音哑，现代研究该药含有白杨素，有细胞毒活性抑制肿瘤作用。方中臣药为蝉蜕、白蒺藜、百合、全瓜蒌，以祛风止痉宽胸为主，佐以浙贝母、北沙参、麦冬、紫菀养阴清肺化痰，枇杷叶归肺经可引药上行为使。由于晚期胸部肿瘤喉返神经麻痹，多有口干舌燥、痰黏稠等阴虚症状，加之多存在放、化疗的毒副反应，故本方注重声嘶表现肺阴受损的病机，重用滋阴清燥中药以润肺鸣金。神经麻痹的疾病与中医学"风症"相似，故本方注重祛风通络的用药，如僵蚕、白蒺藜、蝉蜕等，符合古籍中多有散风邪以利咽治喉痹的记载。

病例 2 ××，男，76 岁。

初诊：2009 年 6 月 10 日

吸烟 60 余年，咳嗽，多痰，半年来音哑，口干，低热，午后为重，当地 CT 查右肺上叶肿物，直径约 3cm，有毛刺，痰检查见癌细胞，因年迈体弱，未行手术，放疗 4 周，因发热日重、咽部疼痛等全身不适，未再坚持。

患者 2009 年 6 月 10 日来诊，述音哑，便秘，口干，每日发热 37.5～38℃，口苦咽干，小便短赤。见患者面色晦暗，消瘦，舌红，黄厚燥苔，脉弦数。

辨证为"肺热伤阴"，治以养阴清肺汤化裁：

生 地 15g	麦 冬 10g	生甘草 5g	玄 参 10g
浙贝母 15g	丹 皮 10g	白 芍 10g	枇杷叶 10g
蝉 蜕 10g	霜桑叶 10g	野菊花 10g	野荞麦 20g
山海螺 10g			

7 剂，水煎服，每日 1 剂，早晚各 1 次。

二诊音哑明显好转，干咳便秘得缓，体温下降，全身自觉轻松，舌红、苔燥减轻，脉弦已不数。效不更方，再服 14 剂。家属述：音哑消失，大部分症状已缓解，继续用药。

体会：养阴清肺汤出自《重楼玉钥》，方中重用生地清热凉血、养血；玄参清热解毒养阴；麦冬清热滋阴；白芍养血柔肝；丹皮凉血解毒；贝母苦辛微寒、化痰散结，有利于清咽喉；甘草解毒滋阴清热解毒；加枇杷叶，蝉蜕，霜桑叶，野菊花，野荞麦，山海螺以加强清热润肺散结作用。

病例3 ×××，男，40岁。

初诊：2009年9月9日

2006年9月出现胸痛、咳嗽，胸部CT示：右下肺占位。9月6日行右肺下叶肿物切除，术后病理示：中分化腺癌，淋巴结转移6/11。术后进行NP方案化疗4次。2008年8月骨扫描提示：多发骨转移。间断应用双磷酸盐类抗骨转移并配合局部放疗10次，每次350cGy，疼痛减轻。2009年2月出现声音嘶哑，于我院化疗4周期。就诊时患者乏力，自汗，嗳气，声音嘶哑。舌淡，苔白滑，根部腻，脉弦沉细。

诊其为喑症（声音嘶哑），证属表虚风热，肺金不鸣。

拟方鸣金汤（自拟）加减。处方：

瓜蒌皮20g	浙贝母20g	蝉 蜕10g	淫羊藿10g
牛蒡子10g	鱼腥草10g	竹 茹10g	紫苏子10g
党 参20g	桑白皮10g	茯 苓20g	薏苡仁米30g
蛇 蜕3g	郁 金10g	郁李仁10g	柏子仁10g
焦三仙各30g	白花蛇舌草30g		

15剂，水煎服，每日1剂，早晚各1次。

二诊：2009年9月23日

症状好转，声音明显较前洪亮，继服半月，日1剂，早晚各1次。

三诊：2009年10月6日

声音嘶哑明显减轻，再服前方。

体会：放疗引起的声音嘶哑是肿瘤患者的常见症状，有时还是肺癌、喉癌的首发症状，常由肿瘤压迫或侵犯喉返神经引起声带麻痹，使其振动减弱或固定而发生声嘶。以声音嘶哑为主要临床症状。患者诊断符合以上特征。酒毒之邪损伤脾胃，脾虚则表虚不固，风邪内侵，烟毒之邪蕴结于肺，导致肺气亏虚，肺脏失于宣发肃降，风邪与内生热毒之邪互结，气机不利则金实不鸣，日久而成肺积喑哑之证。故临床多采用"养阴祛风，鸣金散结"法治疗。拟方鸣金汤加减。方中蝉蜕、蛇蜕祛风清热，佐以浙贝母滋阴清燥润肺鸣金，茯苓、党参及薏苡仁健脾化湿，紫苏子、竹茹及牛蒡子降气利咽，全方共奏养阴祛风，鸣金散结之效。所谓效不更方，故二诊继服前药。

二、化疗药外渗局部损伤

化疗药外渗是指化疗药物在输注过程中通过血管壁渗漏溢入周围组织或不慎被注射到组织中。药物外渗发生率介于0.1％～6％之间，轻者发生无菌性炎症，产生剧烈疼痛，重者发生溃疡及坏死并发局部功能障碍。临床上常见外渗引起局部损伤的化疗药为细胞毒药物，可分为刺激剂和发疱剂。刺激剂多见卡铂、顺铂、环磷酰胺、5－氟尿嘧啶、健择、依托泊甙、伊立替康等；发疱剂中多见阿霉素、表阿霉素、长春瑞滨、紫杉醇和多西紫杉醇等。刺激剂可引起注射部位或沿静脉区域的炎性反应、刺痛、肿胀、疼痛或静脉炎，可导致静脉血管硬化、皮肤色素沉着、局部发热、烧灼感、红斑或触痛，症状具有局限性，无长期后遗症。发疱剂引起的局部损伤则较严重，可导致严重的、持续性的组织损伤和坏死。症状可于化疗药外渗后随即出现，也可数天或数周后出现。注射局部出现疼痛或烧灼感、红斑或瘙痒、肿胀，并进行性加重，可出现皮肤变色、硬化、干燥脱屑或水疱，重者可累及皮下组织坏死、形成焦痂、溃疡等，病变局部由于慢性溃疡导致其缺少肉芽组织生长而难以愈合。组织损伤的严重程度取决于外渗的化疗药物的类型、浓度和注射量。

化疗药外渗的临床改变可有水肿、疼痛、溃疡、瘢痕形成4个阶段。发疱剂引起的局部损伤严重时引起溃疡，临床表现为局部皮肤溃烂形成创面，渗液，渗血，局部合并感染时患处还会分泌脓液。由于肿瘤患者原本就免疫功能低下，并且化疗期间多伴有全身和局部的低营养状态和血液循环障碍，不利于肉芽组织和上皮细胞的生长，使得溃疡面难以愈合。应用中药治疗可获得一定疗效。在不同的阶段中，根据临床症状及皮肤表现可按中医辨证分成几个证型，例如皮肤苍白、不红不热的疼痛属于寒痛，局部红肿发热的灼痛属于热痛，皮肤青紫肿胀而伴刺痛者为血瘀，伤口经久不愈且分泌物增多者为湿重。中医治疗可分为口服及外用两种，其中以中药外敷法为主。中药外用根据辨证论治又有诸多的治则，如清热解毒、利水消肿、芳香化湿、散热止痛、去腐生肌、软化瘢痕等等。

化疗药外渗的中药局部外用治疗以浸洗和外敷法为主。浸洗法是用中药的水煎剂过滤，取上清液外洗局部，每日 2～3 次，每次 30 分钟左右，洗过之后最好敞开伤口保持干燥。外敷法是用消毒纱布浸透中药药液局部湿敷的方法，外敷药每日更换一次，一次所煎的中药也能应用多次，但应注意药液的消毒以免引起患部感染。许多中药经皮肤吸收良好，可透皮吸收后直达病所。其中清热解毒、活血化瘀类的中药可较快地被皮肤吸收，透皮剂如氮酮等会明显促进中药的皮肤吸收，从而提高疗效。

临床应用外用中药治疗该类溃疡时应运用中医的整体观念，对患者整体调理，遣方用药时注重：① 治疗溃疡的外用药以水煎剂湿敷为主。水煎剂既能充分利用中医药辨证施治的灵活性和个性化，又能使有效成分与创面直接接触，便于药物的吸收，可最大程度地发挥药效。水煎剂湿敷时尽量少加或不加赋形剂以便减少赋形剂对药物的阻隔和保持患处的分泌物引流通畅。② 应选用那些水煎后能提出有效成分且易于被局部吸收的中药。中药外用应比内服更为精良，辨证施治及选药组方要针对患处的生理病理特点，充分考虑各方面有利于创面愈合的因素，使药力直达病所而取效。常采用清热解毒、生肌燥湿、凉血止血、抗癌止痛等大法，根据患者的个体情况辨证施治，选药组方，临床上取得了预期的效果。常用药如下：

1. 清热解毒类

这类药以苦寒药居多，根据中医"热者寒之"的原则把清热解毒类中药用于临床，常分为苦寒泻火和清热凉血两类中药。药理学早已证明这类药具有广谱抗菌作用，能有效地预防感染。清热解毒类中药常用的有大黄、黄柏、黄芩、黄连、菊花、山栀、蒲公英、金银花、败酱草、知母、生石膏、硼砂等。

化疗药外渗引起局部皮肤红肿热痛，有时会出现沿血管淋巴管走行方向出现红色条索状改变，并有烧灼样剧痛，有时注射部位以下的肢体也发生水肿。这时若没有明显的全身症状，可以只用清热解毒类中药局部外用。如果病情继续发展，局部破溃、化脓感染，除上述症状外还兼有全身发热、多汗、口渴、外周血象白细胞总数及中性分类升高、淋巴结肿大等，中医称之为"气分有热"。此时除应用抗生素外，尚需要全身治疗，即中药煎汤口服。中药方剂中常用黄芩、知母、石膏等苦寒泻火中药以清泄气分之热。若病情仍未得以控制，全身状况继续恶化，患者可出现高热烦躁、渴不欲饮，并有皮下出血或咯血、呕血、便血等血证表现，需警惕败血症或弥散性血管内凝血发生的可能，李教授认为属"热入血分"。除中药用生地、赤芍、丹皮等以清血分之热外，可用西药以抗感染止血抗休克。

方1：三黄煎或四黄煎，生大黄30g、黄芩30g、黄柏30g（三黄煎），或加川黄连10g（四黄煎）。黄芩、黄柏、黄连均为清热解毒常用药，并有一定的燥湿作用，可明显减少局部泌物。生大黄具有活血化瘀、凉血泻火的作用。这些药水煎或酒精浸泡溶解均可，取水煎液湿敷患部或75%酒精浸泡24小时后外擦患部。

方2：菊花10g、川黄连10g、硼砂5g、冰片3g。前两味药焙干与后两味药共研极细末，以凡士林56g调匀，外涂患部，每日2~3次。此药膏有清热解毒及止痛作用。

方3：双花20g、生大黄10g、黄柏10g、冰片20g。取75%酒精100mL浸泡上4种药24小时以上，过滤取上清液外擦患部。有清热解毒、消肿止痛的功能，可在皮肤无破溃时应用。

方4：生石膏30g、生山栀30g、生大黄30g。研极细末备用，取新鲜鸡蛋清1个，将药末适量调匀，外敷患处，每日一换。鸡蛋清具有清热解毒兼固涩和生肌长肉功效。

2. 生肌敛疮类

化疗药外渗后的局部刺激可引起局部无菌性溃疡，甚难收口，经久不愈。中药外用的作用为生肌长肉，去腐生新、收口敛疮。常用生黄芪、当归、紫草、皂角刺、血竭、珍珠粉、五倍子、儿茶、苦参、蛇床子、猪苓、芫花、重楼、松香、山甲、仙鹤草、白及、荷叶等。

方1：溃疡洗剂：生黄芪10g，生大黄30g，紫草60g，血竭、儿茶各20g。前3味药煎浓汁约30mL，后2味药研极细末兑入混匀，高压消毒后外洗患处或局部湿敷。

方2：生黄芪、当归、生大黄、蜂房各30g，紫草、红花各10g，煎浓汁约30mL局部湿敷。生黄芪、当归、紫草可生肌，生大黄收敛解毒，蜂房抗癌消肿。现代药理学研究结果表明：生黄芪具有明显的增强机体免疫功能，可提高局部的免疫和抗感染的能力，有利于创面愈合；紫草的多种成分可拮抗炎症急性期的血管通透性增加、渗出和水肿，促进局部肉芽组织的生长，加速创面愈合；当归的有效成分能够扩张血管，改善局部微循环，从而增加局部组织的血液供应和营养，利于肉芽生长，促进溃疡愈合。

方3：生肌膏：生黄芪、当归各60g，白芷15g，甘草40g，紫草6g，血竭12g，轻粉12g。煎汁外洗或制成膏剂。

方4：溃疡膏：当归30g、白芷12g、紫草18g、生地12g、象皮9g、轻粉6g、血竭6g、龙骨9g。将前6味药放入500g麻油内文火炸枯，捞出过滤后文火加热，再加入其他药共研细末，取白醋30g兑入和匀后摊于纱布上，外敷创面，每日或隔日一换。

局部溃疡的外用药多不用酒精做溶剂而多用冰片，可防止疼痛。分泌物较多的溃疡不用凡士林或油质做溶剂，多用水煎剂以保持分泌物引流通畅。传统外用中药常用清热解毒中药故不强调消毒灭菌，现代应用中药外用治疗溃疡时应注意消毒。

3. 燥湿敛疮类

该类药的水煎剂对渗出性皮损有很好的燥湿收敛作用，可改善局部微血管的通透性，消除局部肿胀。

常用药：五倍子、车前子、儿茶、芫花、重楼、苦参、蛇床子等。

常用方：生黄芪60g，猪苓、车前子（包煎）、黄柏各20g，煎浓汁约60mL，局部湿敷。

4. 凉血止血类

该类药多用于溃疡有反复渗血、顽固的血性分泌物的患者。

常用药：仙鹤草、荷叶、白及、大蓟、小蓟、侧柏叶等。可选取1~2味药研极细末，高压消毒后撒敷创面以止血。

5. 消肿类

化疗药外渗多以局部水肿为首发症状，常是先肿后痛，水肿程度与外渗液体量关系密切，水肿之处组织吸收较快，以后吸收渐缓，常数日不退，溶药的液体以生理盐水的吸收快于5%葡萄糖。水肿吸收后再度出现水肿多和炎症有关，吸收更慢。中药外用可促进局部水液代谢，加速局部水肿的吸收。

消肿类中药具有除湿、利水、活血、化瘀、散结的作用，如轻粉、血竭、蟾酥、五倍子、马钱子、蚤休、芫花、车前子等。

常用方：

方1：生大黄20g、芫花10g、蛇床子20g、冰片10g。取75%酒精300mL浸泡24小时以上，外擦患处，每日2~3次。

方2：血竭10g、红花20g、芫花10g、蚤休10g。血竭打粗末，与其他药共用75%酒精浸泡24小时以上，外擦患处，每日2~3次。

方3：0.1%利凡诺湿敷，与苦参20g、生大黄10g、地肤子20g、蛇床子20g煎汁湿敷交替使用。

6. 止痛类

止痛类外用中药常用：延胡索、当归、乌药、白屈菜、冰片、蟾酥、血竭、乳香、没药、薄荷油、白薇、罂粟壳等。化疗药外渗后刺激皮下组织，引起局部烧灼样痛或针刺样痛，应立即给予止痛处理。剧烈疼痛过后的缠绵隐痛常影响患者日常生活，可应用行气、活血、解毒类中药止痛。

方1：罂粟壳40g、生大黄40g、红花20g、冰片3g。用75%酒精浸泡48小时后取上清液涂擦局部，每日2~3次。

方2：乳香、没药、当归各20g，红花、生大黄（后下）各10g，煎浓汁约40mL，外涂痛处或纱布浸透药液湿敷痛处，常用于静脉炎所致之疼痛。

方3：中成药如意金黄散以醋调糊，外涂痛处，有止痛消肿作用。

7. 治疗瘢痕疙瘩的外用中药

化疗药外渗后的局部损害可引起局部无菌性创伤即无菌性溃疡，病患处皮肤溃破，渗液，伴不同程度的疼痛，创伤愈合后可形成增生性瘢痕。此为大量的胶原组织牢固地连在一起并生长过度而形成。中药外用治疗瘢痕疙瘩时常用活血化瘀类中药以软化瘢痕：如桃仁、红花、丹参、赤芍等和多带有腐蚀性的中药如鸦胆子、乌梅、硇砂等。

方1：黑布膏：蜈蚣1条，五倍子90g，黑醋500g，蜂蜜20g，前二味研极细末后与醋、蜜共调匀。将瘢痕处洗净后以药涂于瘢痕处，每日一换。

方2：硇砂10g、鸦胆子10g共为细末，加入凡士林60g，透皮剂氮酮2mL，混匀备用，以胶布或伤湿止痛膏1张，按瘢痕大小剪洞，贴于患处，保护正常皮肤（该药有腐蚀性），露出瘢痕，外敷本药，盖薄层纱布，1~2日一换。

方3：苦参子膏：苦参子仁90g研末，加凡士林200g混匀，按病变大小敷贴患处，有轻度腐蚀作用。

另外，在临症拟方时应伍用少量的皮肤引经药，虽皮肤引经药用量少，但指向性很强，可率众药直达病所从而提高疗效。常用的皮肤引经药有：苦参、地肤子和白藓皮。为了使药物更好地被皮肤吸收，还可酌加透皮剂如氮酮、二甲基亚枫等。

三、癌性溃疡

癌性溃疡是恶性肿瘤严重的皮肤表现之一，临床表现为局部皮肤经久不愈的大面积溃烂、渗血、腐臭、流脓。该病多出现于疾病晚期，病人全身情况差，免疫力低下，常易合并感染，存在着局部和全身的低营养状态及循环障碍，不利于肉芽组织和上皮细胞的生长，因此创面很难愈合。

李佩文教授以中药外用治疗恶性溃疡，注重病人整体调理，用药时强调两点：一是治疗癌性溃疡的外用药以水煎湿敷为主，少加或不加赋形剂，以保持分泌物引流通畅。水煎剂不仅可充分利用中医药辨证施治的灵活性，又可使有效成分与创面直接接触，减少赋形剂的阻隔，便于吸收，从而最大程度发挥中药疗效。二是所选的中药要求水煎能提出有效成分，并且易于被局部吸收。李教授强调外用中药比口服中药更要精良，选药组方和辨证施治应针对癌性溃疡愈合的因素，使药力直达病所取效。治疗癌性溃疡的基本方主要由以下几类中药组成。

1. 生肌敛疮类

如紫草、生黄芪、当归、血竭、皂角刺、珍珠粉等。常用方有：

方1：溃疡洗剂：生黄芪10g，生大黄30g，紫草60g，血竭、儿茶各20g。前3味药煎浓汁约30mL，后2味药研极细末兑入混匀，高压消毒后外洗患处或局部湿敷。

方2：生黄芪、当归、生大黄、蜂房各30g，紫草、红花各10g，水煎约30mL，湿敷患处。其中黄芪、当归、紫草生肌，红花活血散瘀，蜂房抗癌消肿，大黄收敛解毒，亦可用于良性溃疡及褥疮。药理学研究表明：紫草多种成分对炎症急性渗出期的血管通透性增强、渗出和水肿均有拮抗作用，能增加局部组织供血和营养，有利于肉芽生长和创伤愈合；黄芪有明显的增强机体免疫力作用，能增强局部免疫和抗感染能力，利于溃疡愈合。

2. 燥湿敛疮类

如五倍子、车前子、芫花、重楼、儿茶、苦参、蛇床子等。这类药的水煎液对渗出性皮损有较好的燥湿收敛作用，可改善微血管通透性，起消肿作用。

常用方：生黄芪60g，猪苓、车前子（包煎）、黄柏各20g。浓煎至50~60mL，湿敷患部。

3. 清热解毒类

常用生大黄、黄连、黄柏、黄芩、败酱草、蒲公英、金银花等。药理学早已证明这类药具有广谱抗菌作用，能有效地预防感染。

方1：黄芩、黄柏、生大黄各30g或加黄连10g。这4味药为常用清热解毒药。并有一定燥湿作用，可明显减少局部炎性渗出。

方2：生石膏、生栀子、生大黄各30g。上药研极细末高压消毒。

4. 止血类

常用仙鹤草、白及、荷叶、大蓟、小蓟、侧柏叶等。这类药主要用于癌性溃疡的反复渗血、顽固的血性分泌物。白及使用时研成细粉，高压消毒后撒敷患处。

5. 止痛类

如延胡索、乌药、白屈菜、没药、乳香、罂粟壳等。这类药通过活血行气、化瘀解毒达到止痛的目的，对癌性疼痛有良好的止痛作用。

常用方：当归、乳香、没药各 20g，红花、生大黄（后下）各 10g，煎汁外敷患处。

6. 抗癌类

如白花蛇舌草、半枝莲、石上柏、龙葵、蜂房等。临床和基础研究均显示这类药的水煎液有较强的抗癌作用。

病例 ××，女，64 岁。

乳腺浸润性导管癌晚期，胸壁侵犯。初诊时右胸皮肤破溃、糜烂，紫红色，创面约 10cm×10cm，分泌物多为脓血性，味恶臭。

处方：

紫　草 20g	生大黄 20g	黄　连 20g	黄　柏 20g
白藓皮 20g	薏苡仁 30g	龙　葵 30g	半枝莲 30g
白花蛇舌草 30g	苦　参 15g	蛇床子 15g	硼　砂 5g

上方煎汁，用消毒纱布 2~3 层浸透药液，稍拧后敷盖于创面。隔数分钟湿敷 1 次，如此连续 30 分钟~1 小时，每天 2~3 次。用药 10 剂后，溃疡面即明显缩小，肉芽组织颜色新鲜，脓性分泌物消失，渗血量减少，臭味亦无。用药 20 剂后，溃疡面已缩小到 4cm×1cm，局部渗血止，病人疼痛等自觉症状明显减轻，精神和体力状态均好转。

四、术后肠麻痹

胃肠动力不足引起腹胀，不排气，肠鸣音消失，肠内容物不能自然排空甚至发生胃瘫是腹部手术后常见并发症。现代医学认为与迷走神经损伤有关，可反馈抑制迷走神经的兴奋性，导致胃肠动力下降，或可使残胃处于无神经支配的低张力状态。此外还与手术损伤程度、机体状况、感染等诸多因素有关。如年龄偏大，消化系统恶性肿瘤，全身状况较差，术前应用阿托品、颠茄等抗胆碱类解痉药，使用吗啡类镇痛药，甚至低血钾症都会对胃肠道蠕动发生抑制。有报道，腹部手术后出现胃瘫时，恢复胃肠动力平均 18 天。术后炎性肠梗阻恢复胃肠动力为平均 11.5 天，国外统计治愈时间平均约 17 天。

李教授认为"六腑以通为用"。腹部大型手术后，病人元气受损，津液耗伤，气机不畅，促进胃肠动力、恢复胃肠蠕动是解决"通"的根本。而肿瘤患者又多为正虚邪实，正气不足，气滞血瘀。气虚则"鼓动无力"，脾失健运，升降失常，"痞塞不开，胀满不行"，加之手术对身体的影响，促使"中焦气机不畅"，运化失职，故造成胃肠蠕动功能减弱或消失。

在全身调理的基础上，中医应用理气、降逆、消导的中药，在禁食水的情况下采用中药外敷的传统给药途径，大腹皮、苏子、厚朴、制半夏各 20g，文火炒微黄，捣粗末，加入冰片 5g，混匀。装入两层纱布缝制的布袋内，约 20cm × 10cm 大小，敷于脐部，避开缝合伤口处，可盖衣被，每隔 2 天更换一次。每日测腹围，并于早、中、晚听肠鸣音及询问排气情况。

病例 ×××，男，60 岁。

患者因胰腺癌行手术，术中见有腹腔淋巴结转移，手术创伤面积较大，伤口愈合良好。术后第四天仍不排气，听诊肠鸣音微弱。家属要求用中药促进排气，现患者仍禁食水及胃肠减压中，消瘦，术前体重不足百斤，述口干，头晕，上腹胀满，脉细弱，舌淡白，苔薄。治以中药外敷：大腹皮、苏子、厚朴、制半夏各 20g，文火炒微黄，捣粗末，加入冰片 5g，混匀。装入两层纱布缝制的布袋内，约 20cm × 10cm 大小，敷于脐部，避开缝合伤口处，可盖衣被，每隔 2 天更换一次。

应用中药外敷后第二天，已排气，上腹胀满消失，并出现饥饿感。

应用中药外敷后第三天，可进流食，口干、头晕症状消失，排便一次，体重上升，伤口如期拆线。

体会：中药外敷可改善自主神经的功能，促进胃肠平滑肌的蠕动功能。方中厚朴、大腹皮、苏子、半夏4味均为入脾胃大肠经的中药，性味辛温，易于辛散走窜，鼓动运化。大腹皮宽中下气，利水消肿，益于手术后吻合口水肿的消退。厚朴行气、消积、燥湿、调和脾胃。《丹溪心法·臌胀》："厚朴治腹胀，因味辛以气聚于下焦故也……"苏子、半夏降气、消痞，冰片辛香开窍，外用透皮，使中药鼓动之力直达病所，共奏促进胃肠蠕动功能的效果。